XINGFU HUAIYUN MEIRI YIDU

幸福怀孕
每日一读

主　编　陈　瑛

编　者（以姓氏笔画为序）

马思涵　王　平　王　辉　王晓楠

刘美云　杨　冬　何永平　苗玉宇

周雨涵　赵淑君　秦薇薇　徐小雨

董　露　鲁秋生　蔡晓玲　蔡海兰

人民军医出版社
PEOPLE'S MILITARY MEDICAL PRESS
北京

图书在版编目(CIP)数据

幸福怀孕每日一读/陈瑛主编.—北京:人民军医出版社,2014.4

ISBN 978-7-5091-7261-2

Ⅰ.①幸… Ⅱ.①陈… Ⅲ.①妊娠期-妇幼保健-基本知识 Ⅳ.①R715.3

中国版本图书馆 CIP 数据核字(2013)第 306492 号

策划编辑:于 哲　文字编辑:汪东军　陈 娟　责任审读:王三荣
出版发行:人民军医出版社　　　　　　　经销:新华书店
通信地址:北京市 100036 信箱 188 分箱　邮编:100036
质量反馈电话:(010)51927290;(010)51927283
邮购电话:(010)51927252
策划编辑电话:(010)51927300-8025
网址:www.pmmp.com.cn

印刷:三河市潮河印业有限公司　装订:京兰装订有限公司
开本:710mm×1010mm　1/16
印张:19.25　字数:340 千字
版、印次:2014 年 4 月第 1 版第 1 次印刷
印数:0001-4500
定价:49.00 元

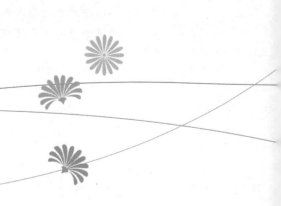

十月怀胎是一个"幸福"的过程，是生命过程中的一段幸福体验。本书以周为单位，从受精卵形成开始，讲述了优生优育的相关知识，胎儿在子宫内的生长发育过程；讲解了有关孕期衣食住行的方方面面以及孕期各项检查；并讲述了产后及坐月子常识和新生儿喂养、护理方面的内容。本书语言精彩、内容全面、贴近实际、图文并茂，既注重以通俗易懂的语言讲解胎儿的发育过程，也注重对实际问题的处理，可作为孕前准备、孕期及产后的指导用书，是准父母、新妈妈以及准妈妈的好帮手。

内容提要

前言

恭喜您，即将度过每一位女人生命中最为期待、最为盼望的幸福时光，将拥有一生中最美丽、最珍贵的孕育旅程。自然赋予女人生命，赋予女人孕育生命的权力，运用这一权力，享受孕育过程，就是在享受幸福。

在您的腹中，即将发生大自然中最为惊天动地的变化，直径0.2毫米的卵细胞和总长度60微米（0.06毫米）的精子不断分化、发育，实施工程，一步步搭建起自己的小家，建构起这世界上最杰出的作品——人体，拥有这一过程是一种幸福。

那个在肚子里一天天长大的小人儿和您有着非同一般的心灵感应和情感的交流。据说，人潜意识里还有关于在羊水里漂浮的记忆，那些梦中在水里的漂浮感正是来源于此。每一次感觉到胎动，每一次听到胎心音，对准妈妈来说，都是一次幸福的经历。

怀孕了，您可以暂时远离繁重的工作，规律起居、注意饮食，同时静下心来，用一种平静、淡定的心态来面对新的生活，这是一种改变，也是一种幸福。

怀孕了，您可以尽情徜徉在高雅艺术的世界里，听一听古典名曲，看一看世界名画，读一读名篇佳作，栽一盆绿植，缝一个娃娃。这是胎教，更是对您精神的熏陶和升华，心灵的安慰和启迪，这难道不是一种幸福吗？

体味幸福、把握现在，迎接宝宝的诞生吧！孩子是大自然赋予您最珍贵的礼物，当孩子长大以后，您会发现，怀孕的这段时间是那么的令人怀恋、回味无穷。让我们一起静下心来，开始这段幸福的生命旅程吧！

第1个月

目录

第3个月

第4个月

第 6 个月

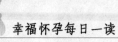

第1个月

关键词

精子释放、卵子成熟、受精、着床、早期安全防范

　　在准父母还一无所知的时候,胎儿已经选好土壤,开始扎根、发芽,此时他的力量还十分微小,容易受到各种伤害

　本月要点
※您是否真的怀孕了
※了解精子、卵子和受精、着床的过程
※如何判断排卵
※注意戒烟、戒酒及孕期各种饮食禁忌
※早孕反应及其应对
※孕早期,不能排除怀孕可能的准妈妈要有安全防护意识

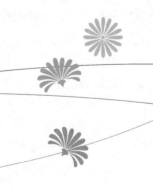

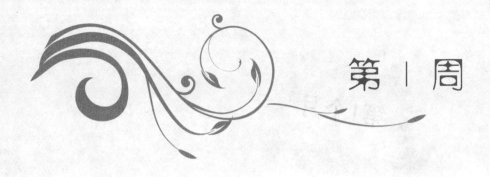

第 1 周

第 1 天 末次月经第一天

如何计算孕龄和胎龄

以 28 天为一个月经周期计算,月经来潮后 14 天左右为排卵期,由于排卵期受孕概率最大,所以认为在这一天精卵结合,胎龄也从这一天算起,也就是末次月经来潮后的 2 周(14 天)。所以,从精卵结合到宝宝娩出,一共是 266 天。但事实上一般人无法确定受精日期,而记得末次月经的日期,因此临床上都以末次月经的日期来估算孕龄和预产期。怀孕月数以 4 周(28 天)为一个月计算,整个孕程是 10 个月,280 天,也就是说,胎龄比孕龄少 14 天(2 周)。预产期的推算方法为:末次月经月份+9(或-3),日期为末次月经日期+7。例如,末次月经为 2011 年 5 月 5 日,则预产期为 2012 年 2 月 12 日。

注意补充叶酸

☆ 孕前 3 个月开始 叶酸是一种水溶性 B 族维生素,参与人体新陈代谢的全过程,是细胞增殖、组织代谢和机体发育的基础元素,是合成 DNA 的必需营养素。孕期缺乏叶酸,容易导致胎儿神经管畸形。但叶酸的补充不能从发现怀孕的时候开始,因为叶酸服用后至少经过 4 周时间才能改善体内的叶酸缺乏状态。因此,专家提议,计划受孕前 3 个月开始补充叶酸。

☆ 每天 0.4 毫克 叶酸增补剂每片含 0.4 毫克叶酸,是国家批准的唯一预防药品(商品名称为"斯利安")。而市场有一种供治疗贫血用的"叶酸片",每片含叶酸 5 毫克,相当于"斯利安"片的 12.5 倍。孕妇在孕早期切忌服用这种大剂量的叶酸片,因为长期大剂量服用叶酸片对孕妇和胎儿会产生不良的影响。

因此,补充叶酸不要过量,最好在医师指导下选择,切忌自己乱买药、滥服药。

☆ 饮食补充　绿色蔬菜(菠菜、小白菜、苋菜、韭菜)、鱼、蛋、谷类、豆制品、坚果等含叶酸丰富。另外,柑橘类水果中叶酸含量也较多,而且食用过程中损失少,是补充叶酸的首选。叶酸对热光线均不稳定,食物中的叶酸烹调后损失率可达50％～90％,所以炒菜时温度不要过高、时间不宜太长。

☆ 同时补锌　长期服用叶酸会干扰体内锌代谢,锌摄入不足也会影响胎儿发育,因此在补充叶酸的同时要注意补锌。

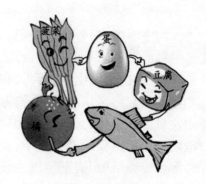

富含叶酸的食物

※ 贴心提醒 ※ 　一些营养补充剂,如善存、玛特纳、施尔康等都含有叶酸,如果您正在服用这类制剂,一定要咨询医生是否需要额外补充叶酸,防止重复服用,导致叶酸过量。

第 2 天　为了宝宝,忍痛割爱吧

戒烟戒酒是首要任务

准爸爸、准妈妈要在孕前3～6个月戒烟、戒酒,并远离吸烟的环境,减少被动吸烟的伤害。准妈妈主动吸烟和被动吸烟危害都是极大的。烟雾通过鼻腔进入肺,其中一部分进入血液循环流向全身,可使子宫和胎盘的小血管收缩,使母体缺氧,导致胎儿缺氧,可引发发育迟缓、流产、早产、胎儿畸形。而且,吸烟的影响是远期的,不是说今天戒烟了,明天体内就清净了。有多年吸烟史的女性即使短期内不吸烟,但那些有毒成分已经留在了身体里,只要环境适合,就会进行"破坏活动"。

酒精损害生殖细胞,加速精子、卵子的老化,损害受精卵的质量,导致胎儿发育迟缓,是先天畸形的重要诱因。国外用"星期天婴儿"来称呼夫妻节假日饮酒后受孕的貌丑低智儿。酒精对胎儿正在发育的神经系统造成的损害是永久性的。因此,凡是含乙醇的酒都不能喝,包括啤酒,啤酒也可能影响男性生育能力。

暂别宠物

将宠物猫、狗暂且送走吧！弓形虫是一种肉眼看不见的小原虫,比细菌大不了多少,这种原虫寄生到人和动物体内就会引起弓形虫病。猫、狗等是弓形虫常见的携带体,又以猫最为突出。未准妈妈如果感染此病又怀孕,就可能将弓形虫传染给胎儿,甚至发生怀孕 3 个月后流产、6 个月致胎儿畸形或死胎等严重后果。因此,至少应在孕前 3 个月不要养猫、狗等宠物。准备怀孕时一旦接触了宠物,要马上洗手,以防感染宠物身上的病原体。

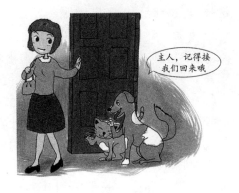

主人,记得接我们回来哦

※贴心提醒※　养过宠物的夫妻应先去医院检查,如果感染了弓形虫应该痊愈再考虑怀孕。

第 3 天 时间、金钱及其他——做好当"孕妈"的心理准备

迎接新生活的信心和姿态

准父母面临着怀孕、分娩、养育孩子等方面的诸多问题,您一定要做好面对这些改变的心理准备,尽早地安排和解决好以下事宜:准妈妈的生活照顾,准爸爸在当然好,如果准爸爸不在身边,应选择亲属还是保姆？选择进行产前检查及分娩的医院;怀孕期及哺乳期的工作安排;月子期间的母婴照顾;谁来带孩子;怀孕及分娩期间也许会有各种身心压力不期而至,您是否做好了准备来应对这些压力。

时间和金钱,缺一不可

除了以上琐碎,还有两样东西是准爸准妈必须要考虑的。

第一,时间。因为忙于工作、忙于玩乐,而将宝宝丢给老人和保姆是极其不负责任的,作为父母,必须抽出时间照顾孩子,陪伴宝宝成长,您可能有"被束

缚"或者有失落的感觉。被奶瓶和尿布包围的您,不再拥有可以从容地逛街、上网的闲暇时光,甚至不能安心享用一顿美餐。对此,您是否做好了充足的心理准备?

第二,金钱。从婴儿期的吃喝拉撒开始,到雇保姆,上幼儿园,到上学、上各种培训班的费用是一笔巨大的开支,你们的收入是否能够负担这些开销?

但是,请您记住:与操劳相伴的是欣慰,与辛苦相伴的是喜悦,每一份努力都会留下印记,看着宝宝一天天长大的欣悦之情是用言语无法表达的,这就是做母亲的意境。

※贴心提醒※ 您不妨利用这几日的闲暇时间,与爱人列一个详细的账单,预计一下家庭的收入和支出,做到有备无患。

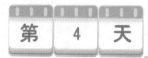 孕前体检、治愈疾病——健康孕育的"双保险"

孕前检查应提早进行

孕前检查即准备怀孕之前进行的全面体检,目的是排除可能影响孕妇和胎儿的疾病,并在医生指导下及时改正不良的生活习惯,如戒烟、戒酒、戒毒及其他一切可能影响妊娠的药物。孕前检查应在准备怀孕前半年到3个月进行。

孕前检查都有哪些项目

☆ 一般体格检查 体温、心率、身高、体重、血压,颈部触诊及甲状腺检查,心肺听诊,乳房、腹部、四肢检查。

☆ 实验室检查 血常规、尿常规、血脂、血糖,肝、肾功能等。

☆ 专科检查 ①生殖器检查:包括生殖器B超检查,阴道分泌物检查和医生物理检查;②TORCH测试:弓形虫、巨细胞病毒、单纯疱疹病毒、风疹病毒四项;③性病筛查:一些医院已经将淋病、艾滋病、梅毒等作为孕前和孕期的常规检查项目。

☆ 常规男性科检查 精液常规检查、男性生殖器检查等。

☆ 宫颈防癌涂片检查(TCT) 筛查阴道及宫颈感染、宫颈病变,可以在妊娠的任何时候检查,但建议最好在妊娠早期(孕12周之前)进行,有助于及早发现问题。

大病小情，积极治愈

如果有以下疾病，您应该及早治愈：泌尿、生殖系统的感染(真菌性阴道炎、滴虫性阴道炎、宫颈炎、盆腔炎、前列腺炎等)；痔、便秘(妊娠期间会加重)；牙龈炎；缺铁性贫血；感冒等。此外，糖尿病、心脏病、高血压、肝炎、肾炎等疾病，应在专科医师指导下进行治疗，待病情控制、医生允许后方可怀孕。

※贴心提醒※　孕前检查可以到综合医院、妇幼保健院、妇产医院等进行。

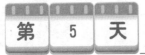 **了解国家对孕妇的保护条例**

对孕妈妈的保护条例

劳动部《女职工禁忌劳动范围规定》第6条规定：怀孕女职工禁忌从事的劳动范围：作业场所空气中铅及其化合物、汞及其化合物、苯、砷、氰化物、氮氧化物、一氧化碳、二硫化碳、苯胺、甲醛等有毒物质浓度超过国家卫生标准的作业；制药行业中从事抗癌药及己烯雌酚生产的作业；伴有全身强烈振动的作业，如锻造、拖拉机驾驶；需要频繁弯腰、攀高、下蹲的作业，如焊接；医疗或工业生产放射室、电离辐射研究、电视机生产等放射性物质超标的作业等。

关于劳动时间的保护条例

国务院《女职工劳动保护规定》第7条规定：怀孕7个月(含7个月)以上的女职工，一般不得安排其从事夜班劳动；在劳动时间内应当安排一定的休息时间。怀孕的女职工，在劳动时间内进行产前检查，应当算作劳动时间。

给未准妈妈的其他建议

如果您的工作环境噪声过大；或高度紧张，没有一点休息时间；或者工作性质需要长时间站立，如售货员；或从事长时间震动的工作，如乘务员；或者接触患者或从事微生物研究等工作；或从事接触动物的工作，您应该保护好自己和即将到来的宝宝，在孕前就要考虑减少工作时间或调换工作。

※贴心提醒※　由于有毒物质可能在体内存留1年之久，因此，在计划怀孕

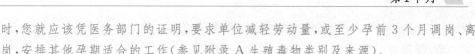

时,您就应该凭医务部门的证明,要求单位减轻劳动量,或至少孕前 3 个月调岗、离岗,安排其他孕期适合的工作(参见附录 A 生殖毒物类别及来源)。

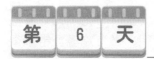

第 6 天　健康怀孕,从生活方式开始

坚持运动,增强体质

在计划怀孕前的一段时间内进行有规律的体育锻炼,可以提高身体素质,确保精子和卵子的质量,并降低怀孕早期流产率;促进胎儿发育,减轻分娩时的难度和痛苦。此外,运动还可消耗体内多余的脂肪,减少孕期并发症。因此,专家建议至少应在怀孕之前 3 个月开始健身,女性宜选择健美操、游泳、慢跑、郊游等对体力要求较低的运动,并有相当的运动强度,能消耗体内过多的脂肪。

值得一提的是瑜伽运动。瑜伽是一种追求和谐与平衡的自然方法,通过练习得来的平衡与和谐使男女双方在性统一方面得到改善。瑜伽通过连续、有节奏的呼吸,能量在穴道间运行,刺激身体的能量穴道,某些瑜伽姿势还可以反复收缩和放松"性核心"(PC 肌群)的肌肉区。长期这样锻炼,有助于拥有和谐的性生活,利于受孕。

起居规律,顺应四时

有规律的作息习惯不但是自身健康的保证,也会影响到胎儿。因此,从准备怀孕开始,您一定要注意生活习惯,避免熬夜、三餐不定时、饥饱不定、睡眠颠倒等不良习惯,保证夜间睡眠时间,午间小睡,坚持运动,三餐定时定量,同时根据季节和气候变化注意养生保健。春季谨避风寒、注意保暖;夏季防暑、避风;秋季防燥、勤补水;冬季注意开窗通风,加强运动,提高抗寒能力。

合理饮食,避免污染

除了烟酒、药物、射线等有毒物质,如今,环境污染、食品污染的问题不容忽视,为了最大限度地避免这些危害,给准父母们的建议如下。

☆ 尽量选择新鲜的天然绿色食品,避

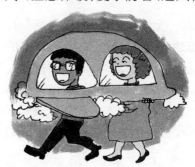

坚持运动,有利于优生优育

免食用或者少食用含有色素、添加剂、防腐剂的食品。

☆ 腌制食品含可以致癌的亚硝胺，不要吃。

☆ 蔬菜要浸泡、洗净，水果削皮后再食用。

☆ 少喝含咖啡因的饮料。

☆ 不要用微波炉加热饭菜，微波炉专用的聚乙烯饭盒中的化学物质会在加热过程中释放出来进入饭菜，用瓷器加热饭菜更不可取，因为瓷器含铅量很高。

☆ 不要用泡沫塑料饭盒盛饭菜，以避免其在加热时产生的有毒物质二恶英。

※贴心提醒※　可以用专门的蔬果清洗剂浸泡、清洗蔬菜和水果，然后再用清水将清洗剂冲洗干净。

第 7 天　需要推迟怀孕的几种情况

照射 X 线、接种疫苗 3 个月后再怀孕

医用 X 线的照射剂量虽然很少，但它却能杀伤人体内的生殖细胞。夫妇双方接受该项检查前一定要确认没有怀孕，接受检查后一定要避孕 3 个月后方可怀孕。

夫妇双方接种疫苗前一定要确认没有怀孕，接种疫苗后一定要避孕 3 个月后方可怀孕。接种乙肝疫苗全程需 6 个月，接种完毕后方可怀孕。

"摘环"、停避孕药后 6 个月再怀孕

无论放环时间长短，避孕环都会对子宫内膜等组织产生一定损害，对胎儿的生长发育不利。故在计划怀孕摘掉避孕环后，应待来过 2～3 次正常月经后，也就是摘掉避孕环 6 个月后再怀孕，其间可采用男用避孕套的方法避孕。

体内残留的避孕药在停药后需经 6 个月才能完全排出体外。停药后的 6 个月内，尽管体内药物浓度已不能产生避孕作用，但对胎儿仍存在不良影响。所以，应该在计划怀孕 6 个月前停止服用避孕药。

早产、流产、宫外孕后 6 个月再怀孕

为了使子宫等各器官组织得到充分休息、恢复应有的功能，早产及流产的

妇女最好过半年后再怀孕。妇女在流产后1个月左右卵巢就会恢复排卵,随后月经来潮。因此,人工流产后只要恢复性生活,就要采取避孕措施,避免在半年内再次怀孕。

至于宫外孕,如果输卵管没有完全疏通,则有可能再次引发宫外孕。发生过宫外孕的女性,在彻底治愈后一定要坚持避孕一段时间,最好在治愈半年后,经过医生检查再怀孕。

剖宫产、子宫肌瘤术后2年再怀孕

剖宫产可以分为子宫体部剖宫产和子宫下段剖宫产,无论哪种剖宫产,再孕时均易发生破裂,造成危险。因此,最好2年之后再怀孕,给子宫充分的愈合时间。子宫肌瘤挖除时损伤了子宫,子宫愈合后会遗留下瘢痕,如在术后短时间之内怀孕,随着妊娠的进展,有可能发生子宫破裂,导致严重后果。因此子宫肌瘤挖除术后,一定要严格避孕2年。即使怀孕,也应在早期进行人工流产术,切不可存有侥幸心理。

长期用药者不宜立即怀孕

初期卵细胞发育为成熟卵子约需14天,此期间卵子易受药物的影响,但有的药物影响时间可能更长些,最好在准备怀孕时向医生咨询,再确定怀孕时间。因此,长期服药后忌急于怀孕。一般说,妇女在停药20天后受孕,就不会影响下一代。

※贴心提醒※ 多次做人工流产、习惯性流产者怀孕需慎重,应向妇产科医师咨询。

第2周

第 8 天　怀孕之前先查牙病

孕期患牙病的主要危害

☆ 患有牙周炎的孕妇,由于其牙周袋内存在细菌所产生的大量内毒素,可激活体内的淋巴细胞分泌众多炎性因子,如这些致病菌进入血液循环,就有可能通过胎盘累及胎儿,造成胎儿脑与脏器的损害,影响其生长发育。

☆ 妊娠期的牙龈炎会引起牙龈经常性出血,如治疗不及时,将因长期失血而导致贫血,对母婴不利。

☆ 孕期急性牙髓炎所引起的剧烈牙痛,有可能诱发流产或早产。

孕期患上述牙病到不得已需要进行治疗时,因在选用药物方面有禁忌,会给治疗造成困难。所以,孕前应到正规的口腔医院,接受一次口腔检查和适当的口腔治疗,使怀孕以后发生口腔问题的可能性降低到最小。

牙龈炎有哪些症状

牙龈炎是一种常见的牙周病。妊娠期雌性激素增加,孕妇免疫力降低,牙菌斑菌落出现生态改变,易造成牙龈发炎。如果仅是牙龈局部少量出血,妊娠期后激素恢复正常一般能好转,注意口腔卫生和多吃果蔬即可。如果孕期的牙龈出血持续加重,出现牙龈水肿、脆软;牙齿之间的龈乳头更明显,呈紫红色突起,轻轻一碰,就会出血等症状,就需要看牙医了,因此,牙龈炎在孕前治疗为佳。

怀孕前如何保持口腔卫生

孕早期和孕晚期是禁止修牙、补牙、拔牙等操作的,因此准妈妈应注意孕前的口腔保健。三餐后半小时用清水漱口,坚持刷牙。正确的刷牙方式为"3＋3＋3＋1"。即为每天饭后刷3次牙,每次在饭后3分钟刷,每次刷牙3分钟。饭后3分钟,齿缝中的细菌开始活动,对牙齿产生危害。最后一个1是指睡前加刷一次牙,防止睡眠期间细菌迅速繁殖。

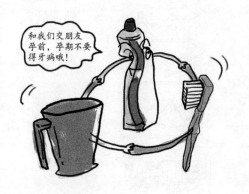

和我们交朋友孕前,孕期不要得牙病哦!

※贴心提醒※　口腔有异味时,可坚持每天早晚用盐水或专业漱口水漱口。

第 9 天　饮食均衡,保证营养

饮食多样化

世上没有十全十美的食物,每种食物都是不完美的,所以,要获得良好的营养,不能依靠某种或某几种食物,而应该依靠多种多样的食物互相搭配,只有食物多样化,才能获得全面而均衡的营养。也就是说,谷类和薯类、蔬菜、水果、畜禽肉类、鱼类和海鲜、蛋类、奶类和奶制品、豆类和豆制品这几大类食物都要吃。

适合于普通人的膳食平衡宝塔

"中国居民平衡膳食宝塔"共分五层,各层位置和面积不同,反映出各类食物在每天膳食中的比重和地位。

第一层:谷类、薯类及豆类,成年人以每天250～400克。最好每天吃50～100克的粗粮或全谷类食物,并注意增加薯类的摄入。第二层:蔬菜、每天吃蔬菜300～500克,最好能有一半是深色蔬菜,水果200～400克。第三层:动物性食物(鱼、禽和瘦肉),鱼虾类50～100克,蛋类25～50克,畜禽肉类50～75克。

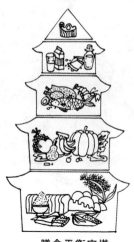

第四层：奶类、大豆类，每天饮 1～2 杯奶（200～400克），大豆 30～50 克。饮奶量较多、有高血脂或超重、肥胖倾向者应选择低脂、脱脂奶及其制品。第五层：食用油。每天烹调用油摄入量不超过 25 克。食盐在每日 6 克以下。

多数人的体重都在标准范围内，可参考膳食平衡宝塔制定饮食方案，体重超出标准范围的，可向营养科医师咨询，适当调整食物的摄入。

※贴心提醒※ 体重指数（BMI）＝体重（kg）/身高（m^2）。数值在 18.5～23.9 为体重适宜；＜18.5 为消瘦；≥24 为超重；≥28 为肥胖。

膳食平衡宝塔

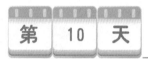

第 10 天　培养优质"小蝌蚪"从孕前3个月开始

精子的产生

精子最初是睾丸曲精小管内的生殖细胞。青春期在垂体促性腺激素的激发下，开始进行活跃的细胞分裂、繁殖增生。第一次分裂是由初级精母细胞分裂为次级精母细胞。初级精母细胞中有 23 对染色体，其中含有 22 对常染色体和 1 对性染色体（X 染色体和 Y 染色体）。当初级精母细胞分裂时，23 对染色体平均分配到两个次级精母细胞内，即次级精母细胞的染色体减少了一半，且一个次级精母细胞内含有 X 染色体，而另一个次级精母细胞内含有 Y 染色体。第二次分裂由次级精母细胞分裂成精子细胞，每个染色体分裂为二后再分配到每个精子细胞内，因此精子细胞内的染色体与次级精母细胞的相同，染色体均为 23 个，其中一半精子细胞含有 Y 染色体，另一半精子细胞含有 X 染色体。最后，精子细胞再经过形态改变成为形如蝌蚪状的精子。

精子的健康受到越来越大的威胁

从精原细胞到分化为精子大概需要 3 个月时间，在此过程中，精子发生受促性腺激素、睾丸和附睾的内分泌活动以及丘脑的调节，如果期间精子受到了药物、工业化学物质、电离辐射和电磁污染、疾病、烟酒等的伤害，而干扰了其中一个环节,都会影响生精过程而导致精子异常。因此,未准爸爸要至少在孕前3个月就要做准备。

未准爸爸如何保护精子

☆ 戒烟戒酒,治愈疾病,避免接触铅、汞等生殖毒性物质参见附录 A 及各种射线。

☆ 远离高温环境。高温可导致精子数量减少、精子畸形、成活率低。为此,您不要常穿紧身裤,不要常洗桑拿浴、热水澡。不要使用电热毯。某些特定职业,如厨师、司机、锅炉工人、炼钢工人、盛夏在户外作业的建筑工人等,要暂时调换一下岗位,或注意采取保健措施。

☆ 不要习惯将手机放在裤袋里。睾丸组织对电离辐射十分敏感,虽然手机的电离辐射量比较小,但是长时间携带手机,其累积效应也有可能伤害精子。

☆ 注意家用电器的电磁辐射。少用电磁炉,经常检查微波炉是否有微波泄漏。微波炉、电磁灶工作时,要距离 2 米以外,停止工作 3～5 分钟后再打开炉门。

※贴心提醒※　将一张薄纸夹在微波炉门缝,轻轻牵拉,如果纸张能够移动,说明微波炉门已经松动,可能有微波泄漏,应及时维修或更换。

第 11 天　从出生起就开始呵护卵子

卵子和孕妈妈年纪一样大

原始卵细胞在胚胎早期就已经存在。胎儿期原始卵细胞数量约 700 万,到出生时减少到大约 200 万。从青春期开始到绝经期 30～40 年的生育期里,每个月经周期(约 28 天)里有一个原始卵泡可以发育为成熟的卵泡。卵子的成熟过程是:卵原细胞－初级卵母细胞－两次成熟分裂－卵细胞＋极体。初级卵母细胞的第一次成熟分裂是在排卵期进行的,第二次成熟分裂在排卵后进行,且必须在精子穿入的刺激下完成。排卵多发生在两次月经中间,一般在下次月经来潮前的 14 天左右。卵子可由两侧卵巢交替排出,也可由一侧卵巢连续排出。排卵时卵泡破裂释放卵子。卵子由输卵管伞端拾获,在输卵管壁及输卵管内膜纤毛活动等的协同作用下进入输卵管,在输卵管壶腹部等待受精。如果 24 小

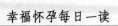

时内见不到精子,那么卵子只能退化。卵子退化后 2 周,子宫内膜剥落,月经来潮。

小心呵护女性生殖系统的健康

正因为卵子在胚胎期就存在了,因此,从女婴出生那一天起,就应注意女性生殖系统的保健,青春期后尤其要注意月经期的保健,以免发生感染等后果,影响生育。

☆ 保持阴部清洁:每天用专用盆和毛巾,用温开水清洗阴部。清洁阴部时,不可坐入盆内浸泡,以免脏水进入阴道。不要长期用抗生素和化学药物冲洗阴道,以防菌群失调引起真菌性阴道炎等。清洗外阴应从前往后洗,一般不用肥皂。

☆ 注意洗澡时的卫生:经期不可洗盆浴或池塘洗浴;不可用热水浸泡下身时间过长,以免盆腔充血,引起月经过多;不要用凉水洗澡或用凉水洗脚,避免雨淋,更不可下水游泳。

☆ 劳逸结合:避免重体力劳动和剧烈体育运动,如赛跑、长途步行都不合适,以免引起经血过多和经期延长。注意休息,保证充足睡眠。

☆ 禁止性交:经期性交可引起盆腔出血加重,月经量过多,并可造成细菌感染,生殖器官发炎,如子宫内膜炎、输卵管炎、盆腔炎等,都会影响身体健康,不利受孕。

※贴心提醒※　对于女性来说,手机和笔记本电脑要远离腹部。

第 12 天　年龄、季节、环境、时间——最佳受孕条件

最佳生育年龄

优生学家认为,女性最佳受孕年龄为 24～35 岁,男性最佳生育年龄为 25～35 岁。此阶段女性身体发育成熟,且最为健壮,生殖器官功能最活跃,排出的生殖细胞(精子、卵子)质量最高;且此阶段双方都有了比较稳定的经济收入,能够充分担任起抚育后代的重任。

最佳受孕季节

理论上讲,没有什么最佳的受孕季节,任何季节里都能够孕育出聪明可爱

的宝宝。但如在 7 月上旬至 9 月上旬受孕,可在敏感的孕早期避开寒冷的冬天,减少孕早期的致畸因素。待孩子出生时,正值第二年 4～5 月份,正是春末夏初,风和日暖,气候适宜,婴儿洗澡不易受凉,居室可以开窗换气。此时新鲜瓜果、蔬菜均已上市,肉、蛋、奶充足,便于哺乳。秋季可多抱宝宝进行户外活动,待寒冬到来之时,宝宝的抵抗力已经加强,有利于度过冬季。

最佳受孕环境和时刻

恶劣的自然环境会给夫妻双方心理带来不利影响,会使精神紧张,也会使身体因寒热而感到不适。我国古时就很重视受孕的客观环境和优生的关系,大风、大雨、大雾、大寒、大暑时不孕,雷电霹雳、日食月食时不孕,甚至阴沉天气也不孕。因此应避开这些不利天气。同时,卧室应安静,室内空气清新,温湿度适宜。在此环境之下,在夫妇双方体力充沛、情绪良好、激情勃发之时的最佳时刻受孕,此时最容易形成优良的受精卵。

※贴心提醒※ 超过最佳生育年龄,并不意味着母婴会发生问题。相反,由于高龄孕妇(大于 35 岁)受到更多的关注和更好的围生期保健,她们常常能顺利分娩出健康的宝宝。

第 13 天　孕前,再唠叨两句

少接触家用洗涤剂

洗涤剂中含有低毒或微毒的有害化学物质,可通过皮肤到达输卵管。当孕妇体内此成分达到一定浓度时,可使刚刚受精的卵细胞变性,导致孕卵死亡。因此,准孕妈妈应在月经周期的后半期尽量少用或不用洗涤剂,以免卵细胞遭到破坏而引起不孕。

注意乳房保健

☆ 至少每个月做一次自检,发现乳房异常肿块,及时到正规医院做乳房造影检查,以确认是否有病变发生。

☆ 选择合适的胸罩。胸罩过松会使乳房组织松弛,影响乳腺发育;过紧又会压迫乳房,使血液循环不畅。

☆ 纠正凹陷乳头。凹陷的乳头会给哺乳造成不便,最好提前加以纠正。用温热的水清洗乳头之后,局部涂抹油脂,用手指轻轻按摩乳头及乳晕,并轻轻向外拉乳头,每天1～2次。

多吃排毒食物

☆ 动物血:猪、鸭、鸡、鹅等动物血液中的血红蛋白被胃液分解后,可与侵入人体的烟尘和重金属发生反应,提高淋巴细胞的吞噬功能,具有排毒作用。孕前准爸妈可每周吃1～2次畜禽血。

☆ 新鲜果蔬汁:鲜果蔬汁所含的生物活性物质能阻断亚硝酸铵对机体的危害,还能调节血液的酸碱度,有利于防病排毒。

☆ 海藻类:海带、紫菜等所含的胶质能促使体内的放射性物质随粪便排出体外,因此,多吃海带、紫菜可减少放射性疾病的发生。

☆ 春韭:韭菜富含挥发油、纤维素等成分,粗纤维可帮助吸烟饮酒者排出毒物。

☆ 豆芽:豆芽含多种维生素,能清除体内致畸物质,促进性激素分泌。

☆ 海鱼:富含多种不饱和脂肪酸,能阻断人体对香烟的吸收,增强身体的免疫力。海鱼有"脑黄金"之称。

※贴心提醒※　豆芽、韭菜等受农药污染较重,可购买有机蔬菜,或用清水充分浸泡后再烹饪;海藻、海鱼类容易受海洋重金属污染,海藻类烹饪前要用清水浸泡2小时以上,吃海鱼时鱼头、鱼皮和鱼子等污染集中的部位应弃掉不用。

第 14 天　中"大奖"概率最高的日子——排卵期

通过基础体温测定推测

卵子正常生命的最佳时期是在排卵后12小时以内,精子进入女性生殖管道也只能成活24～72小时,为了使精子、卵子都在最佳生命时期结合,就要掌握女方的排卵期。在排卵期受孕,使精子能在很短时间内与卵子结合,从而孕育出高质量胚胎。

女性月经周期的长短平均为28天,其中又以排卵日为分隔,分为排卵前的卵泡期和排卵后的黄体期。卵泡期长短不一,但黄体期固定为14±2天。排卵后次日,因卵巢形成黄体,分泌黄体素会使体温上升0.3～0.5℃,而使体温呈现高低两相变化,高温期持续12～16天(平均14天)。若未怀孕,黄体萎缩停止分泌黄体素,体温下降,回到基础体温,月经来潮。若是已经怀孕,因黄体受到胚胎分泌激素的支持,继续分泌黄体素,体温持续高温;若卵巢功能不良,没有排卵也没有黄体形成,体温将持续低温。

因此,排卵时是基础体温最低点,排卵后基础体温升高,一直持续到下次月经来潮前开始下降。如果受孕,月经停止,则继续维持高温相。方法是早晨不起床、不说话、不饮食,先测体温;将体温数标记在基础体温表上,将每日的标点连接成曲线;每自述录,不中断。

根据月经周期推测

从月经来潮的第一天算起倒数(14±2)天就是排卵期。例如,月经周期为28天,下次月经来潮第一天是在6月20日,那么6月的4、5、6、7、8日就是排卵日。这种方法仅适用于月经周期比较规律的女性。

通过阴道黏液变化推测

排卵期阴道分泌物增多、稀薄,像鸡蛋清一样透明、清澈,拉丝状,这样的白带有利于精子的游动,一般持续3～5天,之后阴道分泌物减少,变得浓浊、黏稠。

通过自身感觉推测

有些女性在排卵期会出现小腹坠痛和乳房胀痛感;有的则会出现类似"经前期紧张综合征"的症状,心情低落或脾气暴躁,情绪波动较大。

※贴心提醒※ 排卵期当天及前3天,受孕率较高,受孕率最高的是排卵当天,但并不意味着不是排卵期就不可以受孕,也不意味着排卵期一定会受孕。有时想怀孕却屡屡"失败",一不小心却"中奖"了,您一定要放松心态,顺其自然是最好的选择。

第3周

恭喜你"中奖"了

从射精开始的"游泳大赛"

在本周第一天,精子们的"游泳大赛"开始了。他们穿过附睾、输精管、精囊、射精管、尿道,进入阴道。阴道相当于精子体长的 2000 倍,大多数精子都能通过这条跑道,到达第一关——宫颈口。宫颈口充满了黏液,阻碍精子通过,少数精子能够游过宫颈口,来到子宫腔,接近输卵管。输卵管内壁覆盖着一层细小的纤毛,这些纤毛来回摆动,精子们必须逆流而上,拼命摆动尾巴,最优秀的 300～500 个精子最终能够突破冲出阻碍,来到输卵管壶腹。

命运之神只垂青于一枚精子

卵子由一层致密的透明带包裹,最幸运的一枚精子最先接触到了透明带的

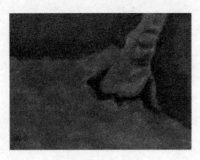

精子穿入卵子

外膜,此时,这枚精子激烈而间断地拍击着尾部,努力地钻入其中。同时,头部释放出顶体酶,破坏透明带的结构,终于在透明带顺利钻出一条小通道,被挤压得扁扁的精子的头部终于挤入卵子。此时,卵子立即启动快速防御机制,阻止其他精子的进入。精子立即释放出了携带遗传物质的雄原核,然后迅速膨大到原来的几十倍甚至上百倍,变成透明的球形,几乎与卵子的雌原核一模一样了。雌、雄原核靠近后巧妙地融合在一起。精子和卵子的染色质重新组合,形成了和体

细胞一样的完整的染色体组,受精卵形成了。

从细胞分裂到申领"居住证"

受精后 24 小时内,受精卵完成了第一次分裂。分裂后的受精卵有 0.2 毫米大小,重 1.505 微克。受精后第 2 天,也就是孕期的第 17 天,受精卵变成了 4 个细胞;第 18 天,成为了 16 个细胞的桑椹胚;第 19 天,桑椹胚开始分化,成为胚泡或囊胚,长约 0.15 毫米。在第 20 天左右,胚泡回到了子宫,它挣脱了透明带的束缚,开始在子宫壁上挖"地基",也就是着床——申请在子宫内的"居住证"。

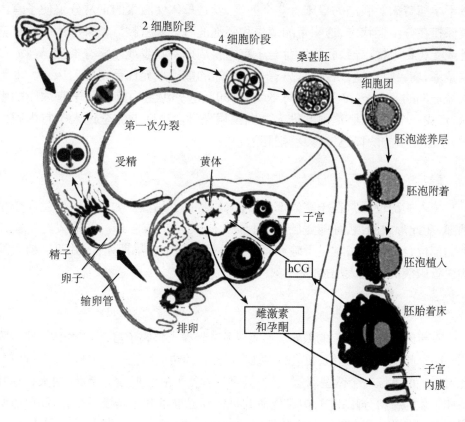

受精卵一边分裂,一边回到子宫

※本周要事※ 不能完全排除怀孕的准妈妈,一定要做好自我保护,避免接触各种毒物;准妈妈应注意休息,避免劳累。

第 16 天　着床过程中的巨变

着床的一个敏感期和 3 个条件

受精卵经过 3～4 天的运动到达子宫腔,透明带逐渐变薄最后溶解消失,胚泡开始与子宫内膜接触。胚泡逐渐埋入子宫的过程称植入或着床。开始于受精后第 6～7 天,第 11～12 天完成。此时的子宫内膜处于分泌期。内膜增厚,适于孕卵着床。胚泡的着床有 3 个前提,就是母体性激素的正常分泌使子宫内膜保持在分泌期状态,透明带的消失和胚泡准时进入宫腔。如果母体内分泌紊乱或受药物干扰,导致胚的发育与子宫内膜周期不同步或内膜有炎症、异物,如避孕环,均可阻止植入。子宫只有一个极短的敏感期允许受精卵着床,为 28 天月经周期的第 16～19 天。此时受精卵,即胚泡分泌蛋白酶分解子宫内膜的组织,形成一个缺口,胚泡由此进入并向里层侵蚀。当胚泡完全进入子宫内膜之后,子宫膜上的缺口迅速修复,把胚泡包围。

着床的部位及宫外孕

植入的部位通常在子宫体部或底部,最常见于后壁。如果植入发生在子宫颈部,在此形成胎盘,称前置胎盘,可导致流产、早产或难产。若植入在子宫以外的部位,称宫外孕,常见于输卵管。宫外孕的胚胎多早期死亡,并可因植入处的血管破裂而发生大出血。

一边着床一边准备生命材料

在着床过程中,胚泡的滋养层形成很多突起深入妈妈子宫,将来和体子宫内膜的一部分形成胎盘等组织,胚泡的内细胞群分化为两层细胞——内胚层和外胚层。此时的胚泡就像一个微型双层汉堡,医学上称作双胚层胚盘。至此,用来构造胚胎和胎盘的材料分化完毕,构建生命的材料都已准备齐全。接下来,这简单的两层构造将有条不紊地按照神奇的遗传指令分化、发育,直到成长为一个婴儿。

※贴心提醒※　从受精卵到胚泡,到胚胎,再到胎儿、新生儿,这期间要经历细胞增殖、细胞决定、细胞分化、形态发生和细胞的迁徙、黏着、类聚、识别等过程,精确而有序,严格遵循发育规律。

第 17 天　如果是双胞胎，此时已经形成

同卵双胞胎和异卵双胞胎

胚胎从透明带中破茧而出是一个关键时期，所谓的"同卵双胞胎"就可能在这个阶段形成。同卵双胞胎的形成有几种形式。第一，在从透明带破出之时，胚胎一分为二，两个胚胎各自发展，植入子宫的不同部位，各自拥有自己的胎盘和膜状囊袋，就像异卵双胞胎一样。第二，囊胚的滋养层外膜保持完整，但内细胞群分裂为二，形成由同一滋养层包裹但独立于充满液体的小囊袋中的胚胎。也就是说分离羊膜，共用绒毛和胎盘。第三种情况和第二种非常相似，但是胚胎分裂发生较晚，所以它们共用所有的膜状系统，也就是共用羊膜、绒毛和胎盘。

双胞胎分为同卵双胞胎和异卵双胞胎，也就是双卵双胞胎。异卵双胞胎大约占双胞胎总数的2/3，是由于女性排卵2次，两个卵子又同时受精所致。两个胚胎各自拥有独立的胎盘、羊膜和绒毛。

双胞胎应该注意什么

同单胎相比，双胎或多胎妊娠更容易发生流产、早产、羊水过多、前置胎盘、妊娠高血压综合征、产程延长、胎位异常、产后出血等危险。因此，孕妈妈要特别注意以下几点。

☆ 加强营养，特别是蛋白质的摄入；出现水肿要适当限制食盐，及早发现妊高征。

☆ 孕妈妈不要过度劳累，注意休息；孕中期后避免房事；提前4周做好分娩的准备工作；时常有腹痛、肚子发紧等不适时，要及时去医院。

☆ 双胎妊娠贫血发生率高于单胎妊娠，应补充叶酸和铁剂。

☆ 双胞胎需要更多的氧气和营养，有呼吸不畅感觉时要向医生咨询是否需要吸氧。

☆ 按时、认真做好产前检查，有特殊情况随时向医生反应。

※贴心提醒※ 多胎妊娠时，流产、早产、羊水过多、前置胎盘、妊高征、产程延长、胎位异常、产后出血的发生率都高于单胎妊娠，因此一定要加以注意，有不适情况及时去医院，建议到产科高危门诊做产前检查。

双胎不同的分化过程

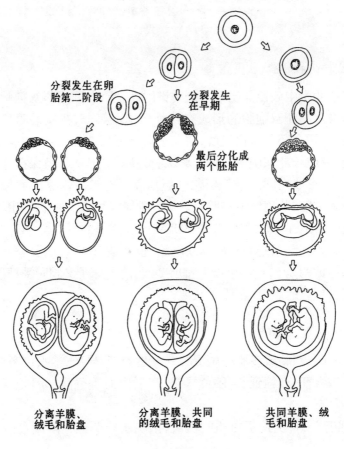

分裂发生在卵胎第二阶段

分裂发生在早期

最后分化成两个胚胎

分离羊膜、绒毛和胎盘

分离羊膜、共同的绒毛和胎盘

共同羊膜、绒毛和胎盘

双胞胎的分化

第 18~19 天　只要有性生活，就假设已经怀孕

在不知不觉中，宝宝悄悄到来

　　宝宝不一定只在排卵期到来，很多时候，在准爸准妈不经意之间，宝宝"悄然入住"了，可此时大多数的妈妈还对此一无所知，因为这一时期尚未有任何症状出现。等妈妈知道怀孕时，往往已经是 1 个月以后了。但受精卵一旦着床，就进入了细胞分化形成组织和器官的时期，胎儿各器官的分化完成就是在这最

初的胚前期(0～4周)和胚胎期(5～10周)完成的,孕10周,90％的器官已经分化完成。由于这一时期胎儿的"默默无闻"造成了大多数准父母没有对胎儿的安全防护意识,因此就有可能对胎儿造成伤害。有时,准妈妈吃了某种药物,或是单位体检照射了X线,或是同学聚会上喝了酒……之后才知道已经怀孕,此时,是打胎还是继续妊娠,夫妇双方往往陷入两难的痛苦之中。

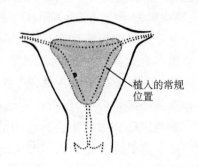

植入的常规位置

您是否能够完全排除妊娠

☆ 因"不舒服""感冒""头痛"(这常常是早孕的感觉),或其他种种原因吃了某种药物。

☆ 吃了某种减肥药物。

☆ 在一些应酬场合饮酒、吸烟(包括被动吸烟)。

☆ 体检照射X线。

☆ 染发、烫发。

☆ 家里或者单位刚刚装修完毕。

以上是较为常见的对胚胎可能有伤害的情况,为了避免事后追悔莫及,如果您不能够完全排除妊娠,遇到这些情况时,就一定要小心;更为安全的方法是,只要你有性生活,那么在验孕证明没有怀孕之前,就将自己当做孕妇看待,这样,在做许多事情之前,你就会多想一想了。

※贴心提醒※ 如果您准备怀孕,同时经常去俱乐部、健身室健身,应向教练咨询,注意锻炼的项目和强度,避免在不知不觉中导致流产。

第 20 天 孕前应该注射的两种疫苗

风疹疫苗

风疹病毒可以以飞沫的方式经呼吸道传播,在出疹前、中、后数天内传染性最强,多在冬、春季节发病。风疹是儿童期常见的病毒性传染病,孕妇也可以感染,风疹病毒是危险的致畸因素。

孕早期感染风疹病毒后流产及胎儿死亡率较正常妊娠高2～4倍。病毒通过胎盘可导致各种先天缺陷,统称为先天性风疹综合征。该病最常见的症状是白内障、耳聋、心血管系统缺陷。感染时间越早,致畸越严重。如果妊娠初期证实存在风疹病毒感染,很可能要选择人工流产来结束妊娠。

避免风疹病毒最重要的办法是预防,在准备妊娠至少3个月前可以选择注射疫苗。这是因为注射人体产生抗体至少需要3个月的时间。具体做法是:想要妊娠前先抽血化验,如果显示风疹抗体阴性,则可以注射风疹疫苗,注射后至少避孕3个月,然后再怀孕即可避免本病。但妊娠期间不能注射风疹疫苗,否则反而会引起宫内感染。

乙肝疫苗

主动免疫(即接种乙肝疫苗)是预防乙型肝炎最有效的手段,预防效果可达90%以上,非HBsAg(乙肝表面抗原)阳性成人按0-1-6方案接种,即首次接种后间隔1个月和6个月分别接种第2针和第3针20微克重组酵母或20微克仓鼠卵母细胞(CHO)乙肝疫苗。4～5年后加强接种1次。夫妇双方接种疫苗前一定要确认没有怀孕,接种疫苗后一定要避孕3个月后方可怀孕。

其他

☆ 丙型肝炎是由丙型肝炎病毒引起的传染性疾病,主要通过输血、血制品、不洁注射、母婴和密切接触等传播,容易与乙肝合并感染。丙肝的预防措施与乙肝相同。由于丙肝病毒的传播以血液途径为主,且目前尚无有效的疫苗预防,因此患有丙肝的准妈妈应该在准备怀孕前6～9个月到专门的传染病医院进行产前检查,减少母婴传播的比例。

☆ 甲型肝炎也是我国常见传染病之一,甲肝病毒可以通过水源、消化道传播。妊娠期间由于内分泌的改变及营养需求的增加,抵抗病毒能力减弱,容易感染,因此建议与甲肝患者密切接触者、经常接触血液的人员、经常接受输血或血液制品者等甲肝高危人群应在孕前进行检查,注射甲肝疫苗。注射时间至少为孕前3个月,免疫实效可达20～30年。

※贴心提醒※　在注射任何疫苗前,都要确认没有怀孕。

第 21 天　锌与生殖功能有关

缺锌可引起生殖功能及胎儿发育异常

锌能够促进性器官的正常发育和维持性功能的正常:缺锌使性成熟延迟,性器官发育不全,性功能降低,精子减少,第二性征发育不全。锌是胎儿发育重要的微量元素,孕妇体内锌通常比非孕妇女多 400 毫克,总量达 1700 毫克,足月胎儿体内可有 60 毫克。从孕早期起胎儿对锌的需求量就迅速增加,胎儿及胎盘平均每天需要锌 0.75～1 毫克。胎儿缺锌可导致体重增长缓慢,严重者可引起胎儿发育停滞或先天畸形,特别是中枢神经系统的损害。

孕早期容易缺锌

孕早期呕吐、食欲缺乏等情况会影响锌的摄入,所以孕妈妈容易缺锌。我国营养学会建议孕期每日锌摄入量为 20 毫克。植物性食品锌的吸收率低,动物性食品是锌的主要来源。含锌丰富的食物有牡蛎、鲜鱼、牛肉、贝类等。豆类食品和坚果类含锌也很多。100 克牡蛎约含 100 毫克锌,100 克鸡、羊、猪、牛瘦肉含 3.0～6.0 克锌、100 克标准粉或玉米面含 2.1～2.4 克锌,100 克芋头含锌量高达 5.6 毫克,100 克萝卜、茄子含锌达 2.8～3.2 毫克。

锌补多了也不好

锌虽是生命不可缺少的元素,但体内实际上只需要微量的锌就足够了。若长期接触或吸入锌盐,可导致湿疹、皮炎,出现寒战、高热等,所以从事颜料、油漆、镀锌、橡胶、干电池等工业生产的准妈妈要小心锌中毒,最好申请调离原岗位。

※贴心提醒※　维生素 E 对防止早期流产有好处。要补充维生素 E,在挑选食用油时,可以选择玉米胚芽油、葵花籽油等,也可常食葵花籽、核桃、鸡蛋等。

第4周

第 22 天　小客人还只是一个闯入子宫的"打工者"

初具雏形

虽然胎宝宝现在只有大约0.23毫米,但已经具备了构建各种组织的能力。他已经有了内外两层胚盘,羊膜腔、卵黄囊、长满"小刺"的绒毛膜以及羊膜,原始脐带开始形成。如今,宝宝就像一粒小小的苹果子,埋藏在子宫的"大地"之中,长约5毫米。

原始心血管系统最先出现

"苹果子"那轻微隆起的腹部是胚胎的原始心脏,在本周,苹果子外面开始形成一团团的细胞团,医学上称之为称血岛。然后,血岛的中间开始出现腔隙,并出现血管内皮细胞。这意味着,胚胎宝宝正着手建立心血管基地的大本营。

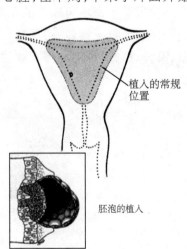

植入的常规位置

胚泡的植入

心血管系统是四通八达的能源管道

心脏和血管系是人体内一套四通八达的密闭系统,由心脏和血管组成,血液在这套系统内往复流动,将养分带到身体各处,以维持各种生命活动。心血管系统相当于人体的能源供给,所以,胚胎优先发育心血管系统是为了给其他系统的发育做好准备。

※本周要事※ 注意调节情绪;避免有可能伤害胚胎的因素;注意宫外孕和早期流产。

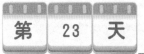

第 23 天　打赢生存保卫战

不能被月经冲刷掉!

虽然这粒小小的苹果子已经在几天内经历了天翻地覆的变化,但他其实还只是闯入子宫的一个"打工者",仍然面临危险。首先,他必须阻止妈妈的月经来潮,于是,早期的胎盘开始分泌绒毛膜促性腺激素(hCG),它的作用就是阻止月经来潮,也是确认怀孕的信号,是胚胎给妈妈发出的一纸通知,告诉妈妈——我来了!

如何隐藏自己

人和动物都具有排斥外来异物的功能,这是一种保护性措施,一旦有外物(比如细菌、病毒、异体的组织和器官)入侵,机体的免疫防御系统就会启动,保护机体免受伤害。如何减少免疫反应的发生,保证移植器官的存活,正是器官移植领域的难题。对于母体而言,胚胎正是这样一个"异物",因此,胚胎必须想办法让妈妈的身体接受他,不被排斥掉,避免被扫地出门的结局。

如何转正

所以,此时的胚胎还只是妈妈体内的一个临时工,一个小客人,他随时有可能被"开除"。为了"转正",胚胎一边制造出 hCG,一边用一种非常巧妙的方法隐藏起了自己的抗原,躲过了母体免疫系统的识别和攻击。接下来,胚胎会制造出结构复杂而精巧的胎盘、脐带等组织,贪婪地侵吞母亲的地盘,反客为主,堂而皇之地享用母体血液中的一切养料。

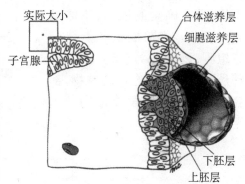

实际大小
合体滋养层
细胞滋养层
子宫腺
下胚层
上胚层

※贴心提醒※　人绒毛绒促性腺激素系由胎盘绒毛膜分泌的一种激素,其作用与黄体生成激素(LH)相似,可刺激和维持黄体功能,促使其分泌雌激素和孕酮,以维持子宫内膜增生和形成蜕膜变化,阻止子宫内膜脱落,有利于受精卵生长。

第 24 天　胎儿性别在受精时已经决定

精子的染色体决定胎儿性别

胎儿的性别是在受精的一瞬间就决定了的。每一个精子都随机含有一条 X 或 Y 染色体,如果是带有 X 染色体的精子同卵子结合,就是女孩;带有 Y 染色体的精子同卵子结合,就是男孩。

不要轻信一些预测胎儿性别的说法

民间有一些生男生女的方法,如下。

☆ 有人认为同房时女方达到性高潮较可能生男孩,因为女方性高潮时阴道内碱性分泌物较多,适合 Y 精子活动;而避免女方性高潮则易生女孩。

☆ 有人认为同房时尽量接近排卵期,或在排卵前 3 天用苏打水冲洗阴道,增强阴道内的碱性环境,较易生男孩。

☆ 有人认为同房时男性生殖器尽量接近宫颈口等较易生男孩。

☆ 有人认为同房次数多,使精子减少较易生女孩等。

此外还有一些通过孕妈妈相貌改变、妊娠线长短等预测胎儿性别的方法。实际上,这些方法或经验是不可靠的,没有确实的依据,不能够完全相信。未来的爸爸妈妈应该想到,无论是男孩还是女孩,都是大自然带给你们的礼物,都会在将来的日子里给你们带来无限的快乐。

※贴心提醒※　如果性别选择是为了避免某些性别相关的遗传病,那么应该请产科专家来帮助。

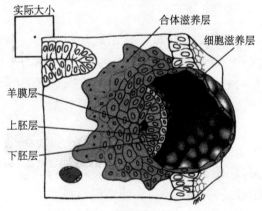

第 24 天羊膜腔出现

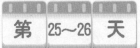

第 25~26 天 宝宝找错"家"了——宫外孕

宫外孕属于妇科急症

正常情况下,受精卵应着床在子宫腔内,如果受精卵着床于子宫腔以外并开始发育,就是宫外孕。宫外孕又叫异位妊娠,由于没有子宫内膜的环境,受精卵无法发育成熟,可发生破裂,并可导致腹腔内大出血,发病迅速,大多发生于曾经生育过或者做过人工流产的年轻女性。

输卵管妊娠有哪些症状

宫外孕的种类很多,其中最常见的是输卵管妊娠,占宫外孕的 95%~98%。输卵管妊娠最典型的症状是腹痛,伴有或不伴有阴道不规则出血。输卵管未破裂时表现为一侧腹部隐痛或坠痛。若腹痛伴有阴道出血,常为胚胎受损迹象;只有腹痛而无出血,多为胚胎继续存活,有发生输卵管破裂的可能。已发生流产或破裂

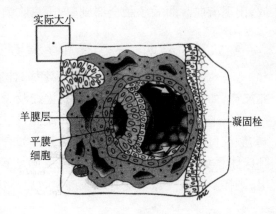

实际大小

羊膜层
平膜细胞
凝固栓

羊膜腔不断扩大植入完成

时,为一侧下腹部突然出现的绞痛或撕裂样痛,随着腹腔内出血的增多,可出现面色苍白、烦躁、皮肤湿冷、脉搏加快、血压下降等失血性休克症状。

妊娠试验可以为阳性

异位妊娠虽然发生在子宫外,但其妊娠试验也可呈阳性,可有停经、恶心、呕吐等妊娠反应,还会出现少量阴道出血,易与先兆流产相混淆。因此,凡早孕出现阴道流血、腹痛症状时应及时去医院检查以排除宫外孕,不可盲目保胎。

※贴心提醒※ 宫外孕的治疗一般采取清除病灶、保留生育能力的方法,或切开输卵管,或将胚胎等组织取出,发生急性破裂时切除该侧输卵管。

第 27 天　小心早期流产

早期流产可在不经意间发生

在妊娠早期，由于胚胎刚刚植入到子宫内膜，与妈妈的连接还不是太紧密，一旦受到干扰，就有流产的可能。尤其当妈妈还不知道怀孕的时候，可能做些剧烈的运动或性生活，或搬运较重的物品等，这些都可能成为流产的因素。孕早期流产表现为阴道流血后腹痛。这是因为流产时绒毛和蜕膜分离，血窦开放，出现流血。而后胚胎全部剥离，子宫收缩，出现腹痛。

两大常见表现——腹痛和阴道流血

☆ 腹痛　如果是阵发性下腹部疼痛，伴有见红（阴道少量出血），可能是先兆流产；如果是单侧下腹剧痛，伴有见红及晕厥，则可能是宫外孕。

☆ 阴道流血　少量断断续续的流血，根据流血量和积聚在阴道内时间的不同，颜色可以为鲜红色、粉红色或褐色。如有见红但无腹痛或腹痛轻微，可以先卧床休息。如休息后见红仍不止或反而增多，或出血量超过月经，有组织物排出，则怀疑为流产。发现有这些迹象时应尽快到医院检查，而不应盲目保胎。

如何保胎

在医生排除了宫外孕，经妊娠反应实验、体温及 B 超检查确认适合保胎时，

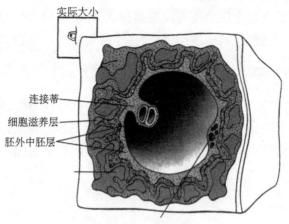

实际大小

连接蒂

细胞滋养层

胚外中胚层

第 1 个月末，胚胎像子宫里的一粒微型"汉堡"

应按医嘱进行保胎治疗。保胎时要特别注意孕期的生活习惯和情绪变化;注意阴道出血量、颜色和性质,随时观察排出物中是否有组织物,必要时保留24小时卫生护垫供医生观察。保胎期间禁止同房,避免不必要的妇科检查。如下腹痛加剧而出血量不多,应区别是否有其他并发症;或出血量、组织排出物增多,应带排出物就诊;若有阵发性下腹痛加剧伴出血增多,也应及时就诊。

※贴心提醒※　由精子或卵子的缺陷而造成的胚胎异常是早期流产的主要原因之一,这种异常胚胎在子宫内不能发育成熟,大多数在早期死亡流产,这种流产是一种自然淘汰,避免了异常胎儿的出生,不必惋惜。因此,发生早期流产后是否应该保胎应该听从医生的建议。

第 28 天　略施小计,化解工作压力

学会安排工作

☆ 将手头的工作按轻重缓急分门别类进行整理,这样就不会因杂乱无章而使工作量看起来巨大无比。

☆ 将近期的工作记在笔记本上,每做完一件工作,就在旁边画一个对勾,这样会减轻你的心理压力。

☆ 在精力充沛时抓紧时间多做一些工作;情绪低落时可不必强求自己,放慢工作节奏。

☆ 不要苛求自己做好每一件事,任何人都不能将任何一件事都做得完美。

到室外活动一下

除了午休,可以在上午和下午各抽出10分钟的时间到室外走动一下,做做深呼吸,呼吸一下新鲜空气,活动活动四肢。如果没有这个条件,哪怕能在办公室里走两圈也好,短暂的休息是为了更有效率地工作。

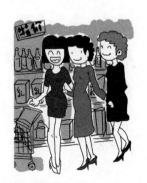

逛街也是减压的好方法

疏泄法释放心理压力

☆ 您可以尝试用听音乐、写日记、看杂志、看电影等方法,转移注意力,及时将不良情绪释放出去。

☆ 向亲朋好友倾诉,不要管自己说得对不对,哪怕是大哭一场,都会释放一部分积聚的压力。但是这种方法不可以经常用,否则别人也会厌烦。作为成年人,还是要学会自己调节情绪。

☆ 散步或疾走,置身于广阔的自然天地中,会使你心情开阔。

做自己喜欢的事

抽出时间,做做平时没时间做的事,保养一下头发,换个发型,做个皮肤美容,再不就买一件心仪的衣服、小饰物,这些都是减压好方法。

※贴心提醒※ 应寻求积极的方式减压,而不是狂吃零食、赖床不起、暴饮暴食等消极的减压方式。

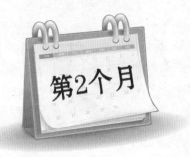

第2个月

关键词

器官分化的敏感期、胎心搏动出现

在这个月胎儿形成三个胚层,上层形成皮肤,下层形成肠道内壁,中层形成其他全部。神经系统最先发育,大脑皮质清晰可见。原始的心血管系统开始形成,消化系统、泌尿系统、生殖系统都开始动工,到月末胎儿变成了许多书中所描述的小海马。

要点提示

※早孕诊断,确定妊娠,注意早孕试纸的使用。
※了解推算预产期的几种方法。
※多休息,避免剧烈运动,避免早期流产。
※预防感冒,不要乱吃药。
※避免各种有毒物质。
※摄入足量叶酸。
※早孕反应的应对。

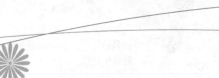
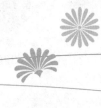

第 29 天　从"绿豆"变成小海马

3 层汉堡包——"面胚子"准备好了

这周,胚胎的两层胚盘之间又长出了一层胚盘——中胚层,于是胚胎成了三层的夹心汉堡。可别小瞧这 3 层的面胚子,巨大的改变即将发生:上面的外胚层将形成胎儿的表面——皮肤,下面的内胚层将形成肠道的内壁,夹在中间的中胚层将形成其余所有的部分。

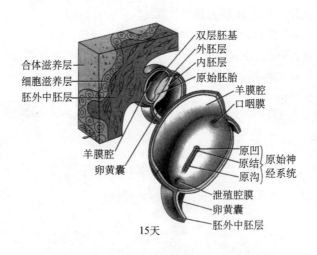

合体滋养层
细胞滋养层
胚外中胚层

双层胚基
外胚层
内胚层
原始胚胎

羊膜腔
口咽膜

羊膜腔
卵黄囊

原凹
原结　原始神
原沟　经系统

泄殖腔膜
卵黄囊
胚外中胚层

15天

变成三层汉堡

神经和心血管系统最先开工

3层面胚子的外层分化形成一块厚厚的"板子"——神经板,这是神经系统的基础。将由它形成神经管(脊髓的原形)、松果体腺、神经垂体和视网膜。同时,神经系统诱导中胚层细胞开始沿身体在两侧形成一连串块状构造,人们称为体节,体节将发育为真皮、肌肉和骨骼。在本周,第一对体节出现了。

原始的心血管系统开始形成,筒状物的心脏已经略见雏形,心脏成为了左、右两条心管,并渐渐融合,血液循环正式开始。

胚胎共有3根管子

胚胎的消化系统也还是一根中空管子,由头部直通肛门。在接下来数周,它将会扭曲成复杂的消化系统。

现在,胚胎已经有了3条管子,分别是心脏、消化系统和神经系统。第5周末,胚胎已经有6毫米长,像很多书上描绘的小海马了。

※本周要点※ 停经是胎儿到来的信号;早早孕试验是确定怀孕的方法;如何缓解孕吐。

第 30 天　有哪些征兆预示怀孕

停经——胎儿到来的信号

对于准妈妈来说,停经可能是觉察到怀孕的第一个信号。停经是育龄女性怀疑妊娠最早且最重要的症状。月经过期10天以上,应疑为妊娠,若超过8周则可能性极大。但停经不一定就肯定为妊娠。哺乳期女性月经未恢复,仍可妊娠。要注意的是"妊娠月经"。

早孕反应——恶心、呕吐

许多孕妇从这个月开始会感到恶心、多发生在晨起的呕吐、食欲缺乏等现象。hCG的大量增加可能是原因之一,也有人认为是胎儿为了保护自己不断提醒妈妈已经怀孕。此外还有头晕、乏力、嗜睡、容易疲劳、焦虑不安等,这些早孕反应一般于12周左右自行消失。除以上早孕反应之外还可有尿频,乳房肿胀、乳头敏感,心跳加速,白带增多,唾液增多等症状。

妊娠实验——确定怀孕

早早孕试验是确定怀孕简便易行的方法。留取一点晨起后的尿液,用试纸浸一浸,如果出现两条红线,就是怀孕了。如果只有一条红线,就说明没有怀孕。这对于确诊妊娠意义重大。可以自行购买市售早早孕试纸来做试验,一般停经 37 天就可以出现阳性结果,但也存在个体差异。此试验阳性准确率可达 90%以上,假阳性现象非常少。要注意不要使用过期或者受潮的试纸,影响检测结果。

※贴心提醒※ 有的孕妇停经不满 30 天妊娠试验即可出现阳性,有的在停经 40 天后仍为阴性,少数还可以有假阴性或假阳性结果;早孕反应也并不是每个人都有,有的孕妇就没有早孕反应。

第 31 天 妊娠呕吐会影响宝宝发育吗

一般妊娠呕吐都比较轻微

妊娠呕吐是妊娠早期征象之一,多发生在孕 2～3 个月,一般 3～4 周后消失。大多数的妊娠反应都是比较轻的,有时候即使每顿都呕吐,也不是把所有的饭菜都吐出来,营养丢失并不严重。孕早期胚胎对营养的需求不是很大,孕妈妈的基础代谢也不会增长很多,因此,此时的孕吐不会影响胚胎发育,准妈妈不必担心。

从精神方面纠正

保持精神愉快,解除思想顾虑。妊娠呕吐不是"病",而是自然给母亲的一份特殊经历,很快就会过去。不要因为担心宝宝发育受到影响而神经质地担心或焦虑,此时的胚胎正在进行组织和器官分化,一旦受到外界不良因素影响,或者自身遗传密码出错,都会出现身体构建上的差错,准妈妈要调整心情,只要避免对胎儿有害的因素就可以了。

从饮食方面纠正

☆ 食物外观:要能吸引人的视觉器官,同时还要清淡可口、富含营养。可选择色彩鲜艳的瓜果,如黄瓜、番茄、香菇、芹菜等。

☆ 食物要易消化吸收,同时能减轻呕吐:如烤面包、饼干,大米或者小米稀饭。干食能减轻恶心、呕吐,稀饭能补充呕吐丢失的水分。

☆ 烹调多样化,尽量减少营养的流失:如淘米次数不宜过多,不能先切后泡、洗;不能用热水淘米;蔬菜应急火快炒,与动物性食物混合烹调时应加少量淀粉,因淀粉中有还原型谷胱甘肽,对维生素 C 有保护作用。

☆ 根据准妈妈口味加工食物:如准妈妈嗜酸、嗜辣,可用醋、柠檬汁,少量香辛料,如姜、辣椒等烹调食物。冷食能减轻食物对胃黏膜的刺激作用,可食用凉拌菜、少量冰激凌、冰糕等。

从其他方面纠正

孕妇居室应整洁、安静、舒适,避免异味刺激。呕吐后应立即清除呕吐物,避免恶性刺激,并用温开水漱口,保持口腔清洁。

※贴心提醒※ 有的书上认为,孕妇吃冷食对胎儿发育有害,这种说法没有根据。怀孕期间可以吃少量冷食。

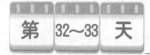 **第 32~33 天 如何应对严重的妊娠呕吐**

饮食应对方法

有少数孕妇妊娠呕吐比较厉害,进食不进食都发生呕吐,而且次数较多,将吃进去的饭菜甚至胃液、胆汁都吐出来,这种程度的呕吐会使孕妇丢失较多的水分和电解质,消耗自身营养以补充丢失的营养而体重减轻,这不仅会影响孕妇的健康,还会影响胚胎发育。此时就不能等闲视之,要请医生纠正水电解质紊乱和酸碱平衡。

在饮食上,要多吃清淡,少油腻,少吃辛辣和过甜的食物;如果早晨起床就开始恶心,就不必急于穿衣服,可先吃些固体食物,饼干、面包等,等感觉好些了再起床。同时,不要担心呕吐,只要能吃下去就大胆吃,吐了再吃总比一点不吃要好,要想到这是胎儿的需要。孕吐症状减轻,精神好转,食欲增加后,可适当吃些瘦肉、鱼虾、乳类、动物肝脏及豆制品等富含优质蛋白质的食物,同时要尽量供给充足的糖类、维生素以保证孕妇和胎儿的需要。

可以缓解孕吐又有营养的食物

☆ 奶类：鲜奶、酸奶、奶酪、奶片、优酪乳等。

☆ 谷类食物：麦片、玉米、玉米粥、玉米饼、面包等。

☆ 肉蛋类：以清蒸、清炖、水煮、水煎为主要烹饪方法，尽量不用油煎、油炸、红烧等方法。如清蒸鱼、水煎蛋、糖醋里脊、南瓜蒸肉、猪肉丸子等。

☆ 蔬菜水果类：可以凉拌、素炒、烩炒、醋熘、清炖各种新鲜的蔬菜；各种新鲜水果或水果沙拉。

☆ 饮料：柠檬汁、苏打水、自制的各种纯果汁等。

避免饮食不当而引发呕吐

即使没有妊娠反应的孕妇，不注意饮食卫生也会发生呕吐。频繁呕吐会影响胎儿健康，也会给孕妇带来痛苦。所以，在整个妊娠期间，都要注意饮食卫生，避免胃肠道疾病。

☆ 即使没有妊娠反应，饮食上也不能无所顾忌。不要暴饮暴食或多吃不易消化的食物，不吃不洁净的食物。

☆ 减少在饭店就餐次数。偶尔去饭店，也不要一次吃的食物种类过多。

☆ 不吃油腻的食物，不过多饮用冰镇饮料，不同时喝多种饮料。

※贴心提醒※　不要为了胎儿勉强吃下自己非常不想吃的食物，这样反而可能导致胃肠道反应，事与愿违。

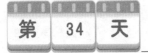

第 34 天　哪些食物可以缓解孕期呕吐

姜

姜性温，味辛，温中、止呕、化痰。《药性论》言其"止呕吐不下食"。可以将其切成薄片，加糖、盐稍微腌渍一下，恶心呕吐时含或嚼食一片。或用如下汤汁茶饮：

[橘皮生姜茶]　生姜 10 克，橘皮 10 克。该两味加红糖调味，煮成糖水做茶饮。可缓解妊娠呕吐。

[生姜苏叶茶]　紫苏叶 4 克，生姜汁数滴。将苏叶揉碎，与生姜汁混合后

用沸水冲泡。代茶饮。功效:理气和胃,安胎,适用于妊娠呕吐较轻者。

[苏姜陈皮茶] 苏梗6克,陈皮3克,生姜2片,红茶1克。将前3味剪碎与红茶共与沸水闷泡10分钟,或水煎10分钟。每剂可冲泡2～3次,每日1剂,代茶饮。功效:理气和胃,降逆安胎,适用于妊娠恶心呕吐,头晕厌食。

[姜汁牛奶] 鲜牛奶200毫升,生姜汁10毫升,白糖20克。上物混匀,煮沸即可。温服,每日2次。功效:降逆止呕,适用于妊娠呕吐不能进食者。

[姜汁米汤] 生姜汁5～7滴加入米汤内,饮用。

橘皮

橘皮味辛、苦,性温。可理气健胃,燥痰化湿。《本草纲目》中言其"疗呕逆反胃嘈杂,时吐清水。"妊娠恶阻、恶心呕吐、舌苔浊腻者,最宜用橘皮泡茶饮。此外柚子也适合于妊娠恶阻者用。

[橘皮竹茹茶] 橘皮5克,竹茹10克。两味切碎后用沸水冲泡,代茶饮。功效:和胃止呕,清热理气,适用于妊娠胃气上逆之呕吐。

甘蔗

甘蔗性寒,味甘,有止呕作用。

[甘蔗生姜汁] 甘蔗、生姜适量。将甘蔗绞汁,加生姜汁少许,隔水烫温,做茶饮。每次30毫升,每日3次。功效:清热和胃,润燥生津,可治疗孕妇口干、心烦、呕吐等。喜食酸甜的孕妇最适合,但不宜过多饮用,防止过多糖分刺激胃酸过多分泌。

紫苏叶

紫苏叶性温,味辛。对胃寒及痰浊型妊娠恶阻最为适宜。《本草汇言》中言其能"散寒气、安胎气、化痰气,乃治气之神药也。"可用鲜紫苏叶2～3片泡茶饮,也可以在烹调鱼、虾、肉时加入紫苏叶4～5片,古人称它为"杀一切鱼肉毒之要药"。

柠檬

柠檬味极酸,妊娠恶阻和胎动不安者宜食之。《食物考》中有记载:"柠檬,孕妇宜食,能安胎。"《粤语》中指出:"柠檬,宜母子,味极酸,孕妇肝虚嗜之,故曰宜母。"在广西民间,柠檬又叫做"宜母果"。

[柠檬姜汁] 一片姜、半杯柠檬汁和一茶匙蜂蜜混合后用开水冲调后服用。每日清晨空腹饮用,可止晨吐。

萝卜

萝卜性凉,味甘辛,清热、化痰、下气。李时珍认为萝卜"主吞酸"。《普济方》言其:"治翻胃吐食:萝卜锤碎,蜜煎,细细嚼咽。"对于妊娠初期,胃热呕吐,恶心泛酸者,生嚼萝卜数片适量即可。

※贴心提醒※　将一个橙子带皮切成 4 瓣,加蜂蜜少许,煎汤代茶饮;或将一个大雪梨切薄片,水煮片刻后频饮,对缓解妊娠呕吐也有好处。

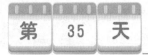

第 35 天　孕早期营养需求

全面而合理的营养

避免偏食,摄取胚胎各器官、组织的形成需要的各种营养素,包括蛋白质、脂肪、糖类、矿物质、维生素和水。

保证优质蛋白质的摄取

蛋白质是构成人体最重要的物质,对母儿健康都有重要作用。早期胚胎不能自身合成需要的氨基酸,要由母体供给。缺乏蛋白质会影响胎儿中枢神经系统的发育,即使出生后再补充足够的蛋白也不能恢复。因此肉类、蛋类、奶类、鱼类要在饮食中占一定比例。

适当增加热能摄入

孕早期胚胎生长发育速度缓慢,胎盘及母体有关组织增长不明显,母体和胚胎对各种营养素的需求比妊娠中、晚期相对少,因此热能的摄入量只要比未孕时略有增加就可以满足需要。热能主要来源于脂肪和糖类。脂肪主要来源于动物油和植物油。植物油中如花生油、大豆油、芝麻油、玉米油等既能够提供热能,又能满足母儿对脂肪酸的需要,是理想的烹调用油;糖类主要来源于面粉、大米、小米、红薯、白薯、玉米等,因此准妈妈应注意主食应多样化。

确保维生素、矿物质的摄取

胚胎正处于细胞组织分化增殖及主要器官形成阶段,维生素和矿物质对保证

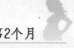

孕早期胚胎器官的形成发育有重要作用。孕9周至孕10周,胚胎骨骼开始骨化,应摄入足够的钙和磷;精制食品摄入过多会使铁的摄入不足,是造成妊娠中、后期贫血的主要原因。此外,锌对胚胎脑的发育有重要作用。因此,孕妈妈应摄取富含钙、铁、锌、磷的食物以及维生素 B_1、维生素 B_2、维生素 B_6 的补充,参见附录B。

　　※贴心提醒※　不要片面夸大某一种食物的作用,过来人的经验不都是好的经验,在孕期吃过的食物和营养品不一定适合你,在孕期,贯穿始终的是健康饮食理念,通过饮食多样化和膳食结构的合理(可参见孕前饮食部分)来保证母儿营养。

第 36 天　细胞数已是受精时的10万倍

消化、呼吸系统的发育

在本周,从十二指肠上长出了两个小囊。较小的囊向下生长,将形成胰;较大的囊向上生长,将形成肝脏。食管前端伸出一个重要的囊袋,它将形成支气管和肺。背部左右两侧的中胚层细胞与体节分离,生成了两条"生肾索",它将各自再分化为生殖系统和泌尿系统。

血液循环贯通

4个最初的心室开始形成,心脏开始非常协调地一舒一缩,血液开始单向流动。早期的血液循环开始了,此时胚胎有胚体循环、卵黄囊循环和脐循环三个循环系统。"肢芽"形成。

像一个"C"字形

到第6周末,胚胎已经形成一个中空的球体,外层是皮肤,内层是肠道,皮肤与肠道之间填满了中胚层。脊索贯穿身体前后,肠道前端是口腔板,后端是肛板,胚胎已经有了几分动物的模样,蜷缩着像一个"C"字形,从头顶到尾部约有6.4毫米长,细胞数已是受精时的10万倍!

※本周要点※　注意哪些食物孕期应少吃或不吃;注意铅和铝;继续注意缓解孕吐;了解孕期如何煲汤。

第 37 天　　两种生活中常见的有毒金属元素

铅对胎儿神经系统损害严重

铅是一种具有神经毒性的重金属元素,进入血液后,可引起机体代谢过程的障碍,对全身各组织器官都有损害,尤以神经系统的损害最为严重,是目前公认的影响中枢神经系统发育的环境毒素之一。积聚在孕妇骨骼中的铅会进入血液,并通过胎盘血液循环系统影响胎儿的大脑和牙胚发育,生后易患龋齿。

在日常生活中避免铅污染

目前,铅污染的范围很广,如电池、油漆、汽车尾气、化妆品、餐饮容器、化工产污染等。因此孕妈妈要避免铅污染,应做到:不用含铅超标的化妆品;不吃含铅高的食品,如爆米花、膨化食品;不用印刷品直接包裹食物,尤其是报纸;不用带漆的筷子和内壁颜色鲜艳的陶瓷餐具;尽量少到马路边上,特别是上下班高峰时间,减少吸入汽车尾气。

铝可影响胎儿发育

铝是一种低毒金属元素,它并非人体需要的微量元素,不会导致急性中毒,但食品中含有的铝超过国家标准;就会对人体造成危害。人体摄入铝后仅有10%～15%能排泄到体外,大部分会在体内蓄积,长期摄入会损伤大脑,导致痴呆,还可能出现贫血、骨质疏松等疾病,孕妇摄入会影响胎儿发育。

从饮食方面避免摄入铝

油条是许多人常吃的一种食品,它在制作过程中,常加入明矾和苏打,使其含铝量较高。粉丝、凉粉、油饼、薯条、用含铝的发酵粉非自然发酵法制作的馒头、面包都含铝。建议孕妈妈不吃此类食品。

铝锅、铝壶、铝盆等铝或铝合金制品,也都是铝元素进入人体的来源。孕妈妈在日常生活中应尽量避免用铝锅烹饪食物,或者用铝制的容器盛放醋、果汁等酸性物质。

罐装饮料铝的含量比瓶装饮料要高3～5倍,孕妈妈不要喝过多的易拉罐饮料,不要经常吃膨化食品。

※贴心提醒※ 如果避免不了在高峰时间上下班,准妈妈可以戴一个口罩,减少汽车尾气的吸入。

第 38 天 煲一锅孕期好汤

汤水养人

在中国人的饮食观念里,汤是能滋养身体的好东西。一锅长时间煲煮的汤水不但味美,而且富有营养。很多汤即使不放味精,也比清蒸白烧的菜肴味道鲜美,尤其是荤汤。这是因为,禽肉类经过长时间的烧煮,其中的蛋白质成分会分解成短肽、多肽,这些物质有增强人体免疫力的作用;还有一些蛋白质能部分溶解在汤里,一些蛋白质成分分解成氨基酸,与盐中的钠结合,成为氨基酸钠,增加了成品的鲜度;软骨、皮、肥肉、筋等里面的胶原蛋白也会溶解在汤里,增加汤的黏稠度,适用于保养皮肤;原料中的脂溶性维生素大部分会溶到汤里,如维生素 A、维生素 D、维生素 E 等,但水溶性维生素 C、B 族维生素、叶酸等,大部分就会被高温破坏。

选择煲汤原料

虽然汤水养人,但也要讲究方法,不是随便用什么材料煲出来的汤对身体都有益。首先,要用新鲜优质的原料。腐败变质的鱼虾类会产生腐胺、尸胺等有毒物质,这些物质烧制再长时间也不能清除。禽类、蟹类如果近期用过抗生素,则肉中抗生素也易超标。肉骨汤选料时,如果是在污染环境中长大的猪牛羊等,骨髓中的铅、砷、汞等重金属会超标,烧制时间越长,汤里的毒素就越多。所以要尽量选购绿色禽肉、有机禽肉。

少用猪大骨、蹄髈等含油脂过高的原料,可以常喝虾皮紫菜汤、萝卜丸子汤、冬瓜汤等,维生素丰富。

选择煲汤配料

由于孕妈妈大多体质偏热,所以汤中不宜加人参、当归等热性药食补品。内火大者,可以用苦瓜、黄瓜、银耳等清热解毒的原料;食欲差者可加点鸡内金、山药等养胃食材。

汤中的蔬菜要后下。蔬菜不宜烧太长时间,烧得越久,维生素保留越少。

如果是绿叶菜,入锅后就不宜再加锅盖焖烧了,烫熟后就可以出锅。

盐要后加,过早加盐,一些肉类容易烧不烂,营养成分不宜析出。

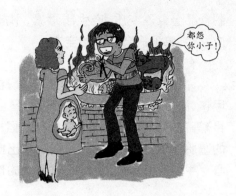

注意饮汤方法

喝汤不要过烫,超过60℃有可能烫伤口腔黏膜。温热的汤味道较重,在早孕期更容易引起妊娠反应,可以放凉一点再喝。

喝汤要连汤中的"渣"一起吃掉。烧制时间再长的汤,荤料中的蛋白质最多也只有20%能溶解在汤里,其他的还在肉里,所以要连汤带肉一起食用。

※贴心提醒※ 味精的成分99%是谷氨酸钠,属于钠盐的一种,食用过多可引起血压升高,为避免妊高征的危险,准妈妈应习惯煲汤时不用味精,尽量品尝食物本身的鲜味,况且鱼、鸡、牛、虾、蘑菇等本身已有鲜味,更不必添加味精。

第 39~40 天 这些食物,就远离了吧

油炸烧烤食品

在烧烤和油炸过程中,肉类的蛋白质、氨基酸、维生素成分都会被严重破坏,并且会发生梅拉德反应,产生致癌物3,4-苯并芘,这是非常有害的。此外,在加工油条时,需添加一定量的明矾,明矾属于含铝的无机物,铝元素可影响脑细胞的代谢。

加工食品

现在加工食品种类繁多,购买也很方便,可它并不比天然食物营养价值高,而且在加工过程中要添加各种食用色素、各种香精和香料、防腐剂等,这对于母体和胎儿的危害是不言而喻的。

腌制食品

腌制食品含有大量的糖、盐,含有致癌物亚硝酸盐,有些发酵腌制食品还可能会含有黄曲霉素,这是一种强致癌物。此外,如果质量有问题或保存不当,腌

制食品会霉烂变质,产生肠毒素,引起急性胃肠炎,严重者可引起全身中毒反应,孕妈妈患病会殃及胎宝宝。

有堕胎作用的水产品

许多水产品有活血软坚的功效,食后会对妊娠早期造成不良影响,如螃蟹、甲鱼、海带等。大闸蟹味道鲜美,蛋白质和维生素 A 含量丰富,但据《本草纲目》等古书记载,螃蟹性寒凉,有活血祛瘀、清热散结之功,尤其是蟹爪,有明显的堕胎作用,孕早期食用可能造成出血,甚至流产,平素体质虚寒的孕妇更应小心。甲鱼有较强的通血络、散瘀块的作用,也有堕胎之弊。

寒性滑利之品

寒性滑利之品如荸荠、马齿苋、薏苡仁等对妊娠早期有一定影响。如药理实验证明,薏苡仁对子宫有兴奋作用,能促使子宫收缩,有诱发流产的可能。山楂性温,味甘,可消食化积、活血化瘀,具有健胃、活血的功效。但其活血化瘀作用可能会刺激一些孕妇出血,对于保胎孕妇更为不利。若孕期大量食用山楂及其制品,如山楂糕、山楂片等,会刺激子宫收缩,所以孕妇不宜多吃山楂。

热性食物

根据产前宜清的药食原则,孕期妇女应避免食用热性食物,如桂圆、杏仁、荔枝、麻雀、狗肉、鹿肉等,这些热性食物可以使人体内热加重,有碍机体聚血养胎。桂圆性温,味甘,有补心安神、养血健脾的功效,一些地区将桂圆当做传统的孕期养血安胎的补品,在临产前还有吃桂圆汤补气增加力气的说法。但内热的孕妇多食桂圆,会有大便干燥、口干现象,不仅不能保胎,反而易出现腹痛、见红等先兆流产症状。

杏仁中含有一种毒物,叫氢氰酸,可通过胎盘屏障影响胎儿,孕妈妈应忌食。

香料及一些调味品,如八角茴香、小茴香、花椒、辣椒粉、桂皮、五香粉等,都是热性食物,孕期应少用或不用。例如中医著作中有云:"桂皮:性大热,味辛甘。能补中温火,但有破血动胎之弊。"

含酒精饮料

除了酒以外,一些含酒精的饮料和醉鸡、醉虾等浸在酒里的菜肴都应尽量少吃。不过,在烧菜时放少许黄酒还是可以的,在加热过程中,酒精会挥发掉,只有极少量会留在菜肴里。

咖啡因及饮料

茶、咖啡和一些饮料中含有咖啡因,咖啡因会使人神经兴奋、血压增高、心率加快。孕妈妈喝了这种饮料,会使睡眠减少、失眠或早醒。充足的睡眠不仅对孕妈妈的健康有益,也是胎儿正常生长发育的保证。咖啡因的这种作用还可以通过胎盘作用于胎儿,使胎儿受到刺激而兴奋。过量咖啡因则可使胎盘绒毛膜血管血流显著减少,影响胎儿发育。此外咖啡因对钙等维生素的吸收也有一定抑制作用。建议孕妈妈不喝咖啡、可乐型饮料、茶饮料等,如果实在想喝茶,可以在早餐、中餐之间喝少许淡茶水。

鱼肝油(包括药字号的和保健品)

鱼肝油的主要有效成分是维生素 A 和维生素 D。维生素 A 对胎儿眼的发育很重要,维生素 D 可以促进钙的吸收,但这两种维生素在体内有蓄积作用,过量食用会逐渐在体内积累到有毒剂量。相对其他维生素来说,两者的治疗剂量和中毒剂量相当接近,不小心就可能过量。一般会有发热、头晕、头痛等症状。因此孕期如需补充维生素 A、维生素 D,可以通过食补,或者用孕妇奶粉、复合维生素片,切勿自行乱补鱼肝油制剂。

※贴心提醒※ 冷食和辣食在孕期可少量食用,食用过多可刺激肠胃,引起胃肠下泻。

第 41 天 解读电磁辐射

电磁辐射在生活中无处不在

电磁波包括 X 线、紫外线、可见光、红外线,超短波和长波无线电波等,它们在空间传播时会发出电磁辐射。其实,电磁辐射在生活中是无处不见的。大到雷达、电视和广播发射系统、通信发射台站、大型电力发电站、高压及超高压输电线、地铁列车及电气火车,小至大多数家用电器等都可以产生不同强度的电磁辐射。电磁能量超过一定限度确实会造成污染,给人体带来危害,而且,随着科技的发展,有越来越多家用电器进入人们的生活,电磁污染已经成为继水污染、大气污染、噪声污染之后的第四大污染。因此,我们应知道如何在生活中减少这种危害,特别是准妈妈。

过量电磁辐射对人体的危害

世界卫生组织曾列出电磁辐射对人体的五大影响(1998 年):①电磁辐射

是心血管病、糖尿病、癌突变的主要诱因；②对人体生殖系统、神经系统、免疫系统造成伤害；③导致孕妇流产、不育、畸胎的诱发因素；④直接影响儿童发育；⑤导致人体生理功能下降，内分泌紊乱。当然，以上危害皆源于电磁过量的污染，而非正常生存的"磁效应"。

孕早期胚胎容易受电磁辐射的影响

长时间从事电磁辐射相关作业的女性，易发生月经不调，如果长期接受超强度的电磁辐射，则流产率升高，胚胎发育不良，畸胎发生率升高。特别是在妊娠前3个月，胚胎容易受到外界不良因素的影响，一旦构建出现问题，就可能导致器官或组织发育的畸形。在男性则会引起精子活性降低，数量减少。电磁辐射还会导致头痛、失眠、心律失常等神经衰弱症状。因此，孕妇，包括在怀孕之前3个月，应该做不接触电磁辐射的相关工作。

※贴心提醒※　此为辐射源警示标志，如果在某种场合看到此标志，请你赶紧离开！

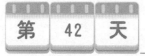

第 42 天　家用电器电磁辐射指数大PK

微波炉、电磁炉、电火锅

辐射指数：★★★★★
电磁炉和微波炉是目前家用电器中产生电磁波最强，电火锅相对较小。应选购品牌可靠的微波炉，经常检查炉门和门框，以免有松动而导致微波泄露。微波炉启动时辐射最大，因此不要过于靠近。最好的办法是不用这三种电器，或者不由孕妈妈来亲自操作。

电热毯

辐射指数：★★★★★。 电热毯的辐射较大，建议孕妈妈不用。

电吹风

辐射指数：★★★★☆。 辐射较大，孕妈妈要少用。

电视机

传统显像管电视辐射指数:★★★☆☆;液晶显示器辐射指数:★☆☆☆☆

液晶显示屏辐射很小,传统显示器略大,但都在安全范围。眼睛离电视荧光屏的距离,一般为荧光屏宽度的 5 倍左右,连续看电视不要超过 2 小时。

电脑

台式电脑主机辐射指数:★★★☆☆。笔记本电脑辐射指数:★☆☆☆☆

主机后面、侧面辐射较大,应避免直对人体,与自己的电脑保持一臂距离,与他人电脑保持两臂距离;使用电脑每 0.5～1 小时应起身活动;在屏幕前加上安全防护网或防护屏可吸收一部分可能泄露的辐射。笔记本电脑的辐射集中在键盘上方,因此使用时身体应与之保持一定距离。

手机

辐射指数:★★☆☆☆

手机在拨出但未接通时辐射最强,此时应尽量远离身体。接通手机应尽量佩戴耳机,并尽快说完。建议孕早期不适用手机,可改用小灵通或座机。

复印机、打印机

辐射指数:★☆☆☆☆

使用复印机时要至少保持 30 厘米以上的距离。

其他电器

家用空调、电冰箱、电饭煲、普通键盘、普通鼠标、数码相机,辐射都不大,可放心使用。

电饼铛、抽油烟机辐射次之,注意使用时不要靠得太近。

家用小电暖气、暖风机、电熨斗、吸尘器、无线键盘、无线鼠标辐射稍大,使用时应保持距离。

此外,电源接线板在使用状态下也有一定辐射,因此不要放于床头。

※贴心提醒※　无论采用何种方法,都不能完全防止辐射,最有效的防辐射办法还是尽量远离辐射源。

第 43 天　变成一条小鱼

一条正在"进化"的小鱼

在本周,胚胎的生殖腺开始分化。大脑两个半球之间的分界线也已经很明显,大脑皮质清晰可见。

此时,胚胎的眼睛就像两个明显的黑点,位于头部两侧;鼻孔开大着;耳朵有些凹陷;手和脚就像小短桨;40 对体节沿神经管两侧分布。从外貌上看,胚胎就像一条小鱼。当然,胚胎不是鱼,只是遗留了与鱼相似的痕迹。肾脏形成,它位于骨盆的下方,开始排出尿液。

孕妈妈难过的日子开始了

在本周,早孕反应使孕妈妈难过的日子开始了,除了恶心、呕吐外,乏力的感觉也会非常明显。一些孕妈妈情绪上的波动会比较大,有时会很烦躁。要注意的是,孕 6~10 周是胚胎腭部发育的重要时期,如果孕妈妈情绪过分不安,会影响胚胎的发育导致腭裂或唇裂(俗称狼咽和兔唇)。

这是胚胎的自我保护措施

这种异常的疲倦感通常会在第 3 个月后逐渐消失。一方面,这是大自然的巧妙安排,疲倦感会让妊娠早期的孕妈妈不愿活动,这对在子宫内扎根还不牢固的早期胚胎是有利的;另一方面,这种疲倦感也是身体发出的警示灯,它在告诉孕妈妈:要好好休养,不要急。随着胚胎的稳定,这种反应也会渐渐减弱,孕妈妈就会恢复正常的精力。

※本周要点※　购买质量可靠的防辐射服；注意饮食，避免妊娠剧吐。

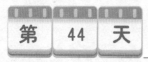

第 44 天　日常防辐射小常识

科学使用家电

☆ 不要将家电摆放的过于集中，以免使自己暴露在超剂量辐射的危险中，特别是不要将电视、电脑、电冰箱集中摆放在卧室。

☆ 当电器暂停使用时，应完全关闭，而不要使其处于待机状态，因为此时也可以产生较为微弱的电磁场，长时间也会产生辐射积累。

☆ 各种家用电器、办公设备、手机等都要避免长时间操作，或者每小时离开一次。

☆ 使用电脑后，用温水加洁面液彻底清洗面部，可去除辐射产生的静电。

饮食防辐射

多食用一些胡萝卜、豆芽、西红柿、油菜、海带、卷心菜、瘦肉、动物肝脏等富含维生素 A、维生素 C 和蛋白质的食物，以利于调节人体电磁场紊乱状态，加强机体抵抗电磁辐射的能力。其中，油菜、芥菜等十字花科类蔬菜还具有防辐射损伤的功能。

菊花茶和绿茶可以减少显示器的辐射危害，孕妈妈可以饮用这两种淡茶。

运动防辐射

体育锻炼可以增强人体对辐射的抵抗力，建议孕妈妈结合自身情况，坚持有氧运动。

※贴心提醒※　可以买一些小的仙人掌放在辐射源旁边，帮助吸收一部分辐射。

第 45 天　如何挑选防辐射服

防辐射材料面料选择

☆ 金属丝面料　优点:手感和透气性较好,可以轻柔水洗。缺点:金属丝易折断,影响屏蔽效果。因为是金属丝,多数都是采用不锈钢,对于孕妇敏感的肚子来说是不适合的(有可能会引起肚皮过敏)。

☆ 涂层面料　优点:屏蔽效果好(手机基本上是包的住),但是手感硬,透气不好,不能水洗,最大缺点是镀在表面的金属物容易脱落而变成粉末状,若被孕妇不慎吸入,则会影响胎儿的健康。

☆ 纤维镀银　优点:屏蔽值效高,同时具备杀菌、透气功能。缺点:容易氧化和变色。

☆ 离子银面料　优点:柔软、透气、轻薄,具有抗菌、抑污的功效,效果持久,并且可以水洗,即使长期穿着也不会氧化、变色,是一种安全无毒绿色产品布料,不会对人体有副作用。缺点:价格较贵,一般在几百元左右。

购买防辐射服,最重要的是效果和安全性,所以一定要选择知名厂家质量可靠的产品,以免对人体产生其他损害。

检测方法

☆ 测衣服的导电性　防辐射面料和普通面料有本质区别,有良好的导电性能,用户可以把衣服拿到家电维修部,让师傅用万能表检测衣服的导电性,普通衣服是没有导电性能的。

☆ 燃烧面料的方法　一般防辐射衣服的包装袋内均附有一小块面料供用户检测,用户可以用火烧的方法检测。防辐射面料用火烧后成金属网状结构。

☆ 电脑手机检测　在电脑屏幕前使用手机,会干扰电脑正常使用,电脑屏幕闪烁振动,用防辐射服挡住手机,干扰迅速消失。

需要说明的是,用包裹手机检测屏蔽的方法并不科学,因为此方法受到手机信号、手机型号、包裹时间长短、包裹材料、测试地点距离手机信号发射站远近等的影响。而且手机接收的是高频微波信号,而我们日常生活中需防的是电脑和家用电器产生的低频辐射。

科学穿着防辐射服

☆ 尽早穿　防辐射孕妇装对准妈妈,特别是从事电脑工作的孕妇和接触电磁辐射比较多的准妈妈,是不可少的,应该尽早穿。

☆ 不必每时每刻都穿　穿上防辐射服,胎儿就像被关在了没有窗户的黑屋子里,时间久了并不利于胎儿发育,因此,当脱离辐射环境后,你应该脱下辐射服,让胎儿"透透气"。

☆ 防辐射服并不能完全屏蔽辐射　防辐射服装确实具有一定的防护能力,但这种屏蔽能力和本人所处的辐射环境以及服装的孔洞具有很大的关系,即使穿了防辐射服,辐射仍然可以从衣领、袖口进入,所以,再贵的防辐射服的防护能力都是有限的,最好的办法是尽量少在辐射源处逗留。

※贴心提醒※　在你常常散步的地方,注意留心周围是否有发射塔,也不要在高压线下长期逗留。

第 46～47 天　怀孕了，常喝酸奶吧

活性益生菌——默默无闻的健康伴侣

酸奶不但保留了牛奶的营养优点,还因为含有活菌(发酵或添加益生菌)而具有一定的保健作用,益生菌,包括双歧杆菌、干酪乳杆菌、保加利亚乳杆菌、嗜热链球菌等,堪称人体健康的守护神,它们在肠道里同各种寄宿在肠道的"坏菌"以及各种外来细菌、病毒作斗争,将其消灭,保护人体健康,适合所有人饮用,尤其适合便秘者、消化不良者、老人和儿童食用。对孕妈妈来说,经常饮用酸奶可以预防便秘、促进钙的吸收。

将酸奶与含乳饮料区分开来

除酸奶外,目前市场上还有一些含乳酸菌的饮料。酸奶属于纯牛奶的一种,其蛋白质含量≥2.9%,调味酸牛奶蛋白质含量标准略低,为≥2.3%。含乳饮料只含有1/3的牛奶,配以水、甜味剂、果味剂等,蛋白质含量通常只有1%左右。成品中蛋白质含量不低于1%的成为乳饮料;蛋白质含量不低于0.7%的称为乳酸菌饮料。这些乳酸菌饮料虽然也含有活的乳酸菌,但其营养价值与酸

奶不可同日而语,因此不能用乳酸菌饮料代替酸奶或牛奶饮用,您在购买时应注意识别。当然,乳酸菌饮料含有活性乳酸菌,作为饮料饮用还是可以的,对便秘者仍然是有益的。

如何挑选好酸奶

①在卖场一定要冷藏保存。②益生菌酸奶的关键在于"活",也就是从生产、制作到销售过程中都要保持冷藏保存,在保质期内要保持一定的活菌数,才称得上是可以增进肠道健康的好酸奶。这就要看包装上是否标出所含乳酸菌的名称和总菌数;活菌数是否符合国际标准:每克 1000 万以上。③蛋白质含量是否在国家标准的 2.3% 以上。

如何正确喝酸奶

①买回家后必须冷藏;②如不想喝冷酸奶,可以泡在不超过 35℃ 的温水中短暂加热;③打开后要尽快喝完,不要长期放在高温环境里,否则其大量活菌会被杀死,口味和口感都会消失;④每人每天 1～2 瓶,250～500 克为好;⑤最好饭后 2 小时左右饮用,因为空腹时胃酸较高,会杀死乳酸菌;而用餐后酸度较低,乳酸菌能够活着通过胃部,到达肠道。

※贴心提醒※　有一些成年人因为肠道内缺乏消化乳糖的乳糖酶,导致无法消化普通牛奶中天然存在的乳糖,喝奶后产生腹胀、不适、腹痛或腹泻等症状。这种现象称为"乳糖不耐受"。乳糖不耐受者应饮用酸奶,酸奶在发酵过程中乳糖被分解成乳酸,故而酸奶中不含乳糖(或含量极低)不会发生不耐受的问题。

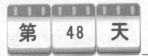

第 48 天　怎样选购孕妇奶粉

孕妇奶粉的作用

孕妇奶粉是在一般奶粉的基础上根据孕妇的营养需求而配置的。孕妇奶粉中适当地减少脂肪含量,按比例添加孕妇所需的营养素、矿物质和多不饱和脂肪酸,如 DHA、叶酸、钙等,成分齐全,能全面满足孕期的营养需要。而牛奶营养丰富,其中含有大量的优质蛋白,但鲜牛奶的营养成分并不均衡,比如含铁和叶酸较少。因此孕妇奶粉更适合准妈妈饮用。

根据体质选择孕妇奶粉

在选择孕妇奶粉时,应考虑到本身的体质、饮食结构和营养状况。东方人吃鱼比较多,而海鱼较其他食物含有更多量的DHA,而西方人吃肉较多,体内积存的AA较多。营养学家建议,奶粉中的DHA以每100克奶粉含30毫克左右DHA为合适。从奶粉营养成分的选择来看,不要盲目追求某种营养素的超高,除非特别需要。要全面了解自身的营养状况,可以到营养门诊做一个专门的检查,看是否缺乏某种或某些微量元素或矿物质,并请医生帮助选择奶粉。

特殊奶粉的选择

对于一些特色奶粉,在选择时应该根据个人体质进行选择,营养学家的建议如下。

①一切正常的孕妈妈,根据口味选择奶粉就可以,有些品牌的奶粉在奶味的基础上增加了不同口味以提高甜度,或者加入天然香草精华增加清香味。注意不要过量食用。

②消瘦、营养状态不佳的孕妈妈,选择能量较高的奶粉,适当增加食用量。

③体重超标的孕妈妈,宜选总能量较低的奶粉。

④血糖偏高的孕妈妈,宜选不含蔗糖、葡萄糖及蜂蜜的奶粉,或选择添加了低聚糖的奶粉,低聚糖的甜度只有砂糖、葡萄糖的一半,但营养含量不低。

⑤便秘的孕妈妈宜选添加了纤维素的奶粉,纤维素可以促进胃肠蠕动,缓解便秘。

⑥血脂高的孕妈妈,宜选低脂配方奶粉。

⑦孕吐严重时,可少量多饮,或选择饮用量少但保证营养的奶粉。

孕妇奶粉的选购和冲调

除了营养成分外,选择奶粉还要看质量。一般而言,国际知名品牌、大品牌、历史悠久的老品牌奶粉质量可靠一些。对于进口奶粉,还要注意进出口检疫标志。

奶粉的包装以听装为好,保质期更长,不宜污染,维生素等营养素氧化速度较慢,营养成分保存更好。打开奶粉包装时,应看一看有没有结块现象,再闻一闻是否有奶粉的清香。

孕妇奶粉的正确食用方法是用50℃以下的温开水冲服,先放奶粉后放水。食用量每日2杯左右。食用孕妇奶粉的同时无须再饮用牛奶或普通奶粉,以及过多的多元维生素片。

※贴心提醒※ 除了牛奶、酸奶,奶制品还有奶粉、炼乳、酸奶、奶油、奶酪等。其中,奶油也称黄油,其主要成分就是奶中的脂肪。奶油以饱和脂肪酸为主,营养价值很低,完全不同于牛奶,多吃不利于健康。

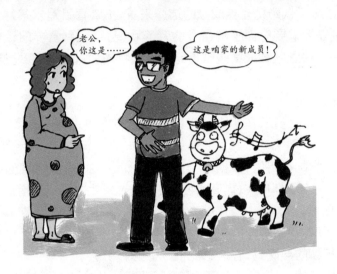

第 49 天 环境激素——躲不开的化学物质

环境激素比比皆是

环境激素是人类在生产、生活过程中释放到环境中的某一类化学物质。它们一旦进入人体,即使是微量,哪怕只有 10 亿分之几,也会发挥雌激素作用,扰乱体内激素的正常分泌,导致生殖、免疫系统发生障碍。例如精子质量下降,女性生殖器官肿瘤风险增加,胎儿畸形等。环境激素被称为"外源性干扰内分泌紊乱的化学物质",简单而言就是存在于环境(空气、土壤、水、食品等)中类似激素的物质。

在日常生活中,含有环境激素的物质俯仰皆是,如农药、洗涤剂、塑料制品、某些食品添加剂、汽车尾气等。人体除了直接接触环境激素外,还可以通过食入摄入了环境激素的动物而受到危害。目前发现的环境激素有约 1 万种,而且每年还以 1000 种的速度增加。

如何减少环境激素的危害

☆ 不要用泡沫塑料为餐盒冲泡食物,这种容器与开水接触后会释放出具有环境激素作用的苯乙烯。

☆ 用聚碳酸酯制作的容器与开水接触后会释放出双酚 A,它也具有环境激素的作用,因此最好不用不知道是何种原料制作的塑料制品为食品容器。

☆ 不要用聚氯乙烯容器盛装食物在微波炉中加热或烧烤,微波高热会使这种容器释放出环境激素。

☆ 不吃或少吃近海的鱼虾蟹贝。

☆ 小米、糙米、萝卜、白菜、菠菜可以清除体内的环境激素,适当食用有助于排出体内的环境激素。

※贴心提醒※ 孕妈妈不是生活在真空里,要完全避免这些不利因素不太可能,但是孕妈妈完全可以增强自我保护的意识,注意生活中的点点滴滴,尽量减少环境激素的危害。

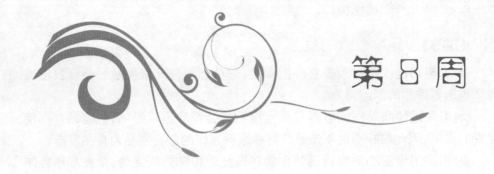

第8周

胎宝宝——一粒跳动的蚕豆

腹腔里很热闹

胎宝宝的手板和足板形成,就像婴儿手套一样没有分叉。8颗乳牙的胚基形成。腹腔里的横膈开始形成,它的作用是分隔胸腔和腹腔,还是胎儿出生后呼吸运动时的重要肌肉。腹腔里,肝脏日夜不停地制造红细胞,直到骨髓来接替它的工作。血液的清道夫——脾脏开始发育了。到本周末,胚胎有1厘米多长了,有如蚕豆那么大,从外形上看像小海马。大约4克重。

生殖细胞的发育——不会湮没的传奇

经过了一周多的长途跋涉,原始生殖细胞终于如期抵达了卵巢。立刻,它们丧失了变形虫般的爬行能力,开始增殖、分化,制造数以千计的原始卵细胞。而卵细胞一旦生成,就会静止不动,经过漫长的等待,到青春期时才会被唤醒。

与此同时,为了欢迎生殖细胞的到来,滤泡及卵丘细胞开始生成。这些卵泡细胞是卵细胞的贴身侍从,负责保护珍贵的卵子。在成熟卵泡的形成过程中,它们将形成卵丘、放射冠,并分泌糖蛋白,形成透明带,同时给卵母细胞运送营养物质。此时,这些富有奉献精神的卵泡细胞正热切地等待着卵子的降生。

生殖细胞已经就位,正在准备接受遗传指令。胚胎已经在为它的后代做打算了。

子宫有拳头大了

子宫已经快从鸡蛋大增长到拳头大了,但孕妈妈的体型仍然不会有改变。

觉得腰围变粗了、体重增加了都是心理上的感觉。有的准妈妈会感到腹部紧绷绷的,有一种收缩的感觉,这一现象是正常的。

※本周要点※ 第一次产前B超检查;学会看懂B超检查数据;防止早期流产。

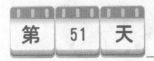 **孕期应该坚持锻炼**

孕期锻炼应遵循哪些原则

(1)参加运动的种类、速度、强度、时间要因人而异,不勉强。

(2)运动简单有效,有规律性,还要循序渐进,速度开始缓慢,以后快慢适中,运动量以中等强度为宜。

(3)避免身体接触性、腹部运动、快速爆发性、跳跃性、缺氧性等运动方式。

(4)孕妇平衡性较差,运动时预防跌伤;不要下坡跑步,下坡跑步比上坡跑步对关节和肌肉的伤害更大。

(5)孕妇关节韧带松弛,注意运动时牵拉、伸展的速度和限度。

(6)运动进行中不宜大量出汗,不宜太疲劳,以边运动边说话而不喘息为宜,运动后勿着凉,注意保暖。

(7)运动前、中、后注意热量的摄入,水分的及时补充。最好在锻炼前半小时喝水,锻炼开始后半小时再喝水,以后还要喝水,每次喝水不少于200毫升。

孕期禁忌哪些运动方式

应避免剧烈活动和运动,不要参加比赛,不宜跳高、跳远和进行其他腹部活动。孕妇应避免参加打篮球、羽毛球、乒乓球、踢足球等活动。还应避免仰卧位及要求平衡的运动,以防子宫压迫下腔静脉,使回心血量受阻,以及体位不当影响平衡而致跌倒受伤。

不宜肩挑重担,不要提举重物和长时间蹲着、站着或弯腰劳动,这样过重的活动会压迫腹部或引起过度劳累,导致胎儿不适,造成流产或早产。

孕期锻炼有何要求

☆ 妊娠早期 在怀孕早期,可选择散步、太极拳、短途骑女士自行车、打台球、跳交际舞等活动，还可做一些轻微的家务劳动。如果以往有流产或习惯性流产史，那么在妊娠早期应尽量多休息，必要时可住院治疗。一般在妊娠3个月以后，胎儿就比较稳定了，可以适当进行活动。

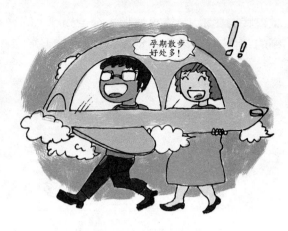

准爸爸要陪准妈妈一起运动

☆ 妊娠中期　可选择一些节奏缓慢的运动项目，如打太极拳、散步、做操等。

☆ 妊娠晚期　怀孕7个月后容易发生早产，在运动上不可过于剧烈，有些活动不宜参加，如弯腰、仰身以及蹲起等，以防导致早产。应尽量减少体力劳动，不宜干重活，只能做一些力所能及的轻活。在家务劳动中，要注意不做活动量大的活，更不要劳动时间过长，使身体过于疲劳。

※贴心提醒※　适当运动能锻炼孕妇骨盆底肌肉及关节，有利于顺利分娩；加速血液及羊水循环，刺激胎儿的大脑、感觉器官、平衡器官、循环和呼吸功能的发育，对母儿都有益。

第 52 天　如何预防感冒

开窗通风，保持空气新鲜及室内湿度

冬季至少在早晨、午睡后和晚间睡前开窗换气，夏季不能只开空调而门窗紧闭，更要注意换气各一次。如果室外空气不好可利用空气清新器。干燥的空气有利于病毒在呼吸道内聚集和生长。冬季空气湿度本来就低，再加上暖气，使得空气更加干燥，可用加湿器保持室内湿度。

避开人多场所

尽量不去或少去人群密集的地方；上下班尽量避开高峰；少逛百货商场，尽量在人少的时候去超市购物，时间要短；少接触公共场所的物品，饭前、便后用

流水洗手。

坚持锻炼,冷水洗脸,多喝水

提高身体抵抗力是防感冒的有效途径,晨起用冷水洗脸也可增强抗感冒的能力。多喝水对预防感冒和咽炎有良好的效果,每天保证喝 800 毫升白开水。有专家建议孕妈妈每天清晨洗漱后用盐水漱口,再喝半杯白开水,这样不但可以预防感冒,对齿龈也有好处。孕期牙龈充血,易患牙龈炎。

多吃葱、蒜

俗话说,"大蒜是个宝,治病不可少"。大蒜性温,可杀虫解毒,降脂抗癌,是天然的维生素补充剂和天然的抗生素。口含 2 瓣生大蒜,可防流行性感冒。葱,性温,有发汗解表、散寒通阴的作用。常吃大蒜、生葱是预防感冒的好办法。

补充锌和维生素 C

人体缺锌,呼吸道防御功能就会下降。维生素 C 可以提高呼吸道纤毛摆动能力和防御功能,同时也是体内有害的过氧化物的清除剂。孕妈妈应多吃富锌食品,如瘦肉、瓜子、豆类等。多吃富含维生素 C 的食品,如西红柿、草莓、青椒、猕猴桃、西瓜等。维生素 C 在加热过程中会大量流失,所以烹饪时要注意保护。

※贴心提醒※ 冬季气温低,孕妈妈应该购买保暖效果好,轻便舒适的内衣和棉衣,根据温度的变化随时增减衣物。活动前或预感到热了就应该提前将衣服脱掉,已经出汗时不能马上脱衣服,否则很容易感冒。

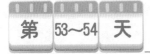

不小心感冒了怎么办

感冒的一般处理

如果不慎受凉或感冒了,除了注意以上几点之外,孕妈妈可以喝上一碗热红糖姜水,然后美美地睡一觉。感冒之后最重要的就是睡眠、休息、多喝水。

食疗治感冒

头痛、鼻塞、恶寒发热时,可用大蒜、葱白、生姜等各等份,煎汤温服,出汗即痊愈。也可根据情况选用便捷的食疗方剂。

·萝卜汤:白萝卜 150 克切片,加水 900 毫升,煎汁 600 毫升,加白糖 5 克,趁热服一杯,半小时后再服一杯。

·米醋萝卜:萝卜片用米醋浸泡 1 小时,当菜下饭。

·橘皮姜片茶:橘皮、生姜各 10 克,水煎,饮时加红糖 10 克。

·葱姜饮:葱白 3 段,姜片 15 克,加水 50 克煮沸后加红糖。

·葱豉汤:连须葱白 30 克、淡豆豉 10 克、姜 3 片,加水 500 克煮沸,再加黄酒 30 克,趁热服,盖被取汗。

·橘皮水:鲜橘皮 30 克,加水 3 杯,煎汁 2 杯,加白糖,趁热饮。

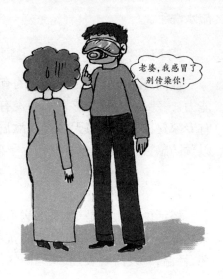

老婆,我感冒了,别传染你!

不能乱用药物

感冒一般都是病毒引起的,有自限性,7 天可自愈。但如果症状严重或者是流行性感冒,就应该去医院就医,不要自行服用药物。

※贴心提醒※ 治疗感冒的中药冲剂也应在医师指导下服用。

第 55 天 剩菜剩饭,少吃吧

少吃剩菜剩饭的理由

剩菜指未吃完的蔬菜类菜肴,少吃剩菜剩饭的理由如下。

☆ 细菌繁殖 蔬菜烹调之后,本身的酶被杀灭了,但细菌随之大量繁殖,产生有毒物质。即使放在冰箱里也不保险,因为许多病菌在低温下照样繁殖,例如耶尔菌、李斯特菌等在 4～6℃ 的冷藏柜里照样"繁殖后代"。据门诊统计资料,由于吃剩菜剩饭而导致胃肠道疾病发作,轻则头晕、心慌,重则呕吐、腹泻,有的还会因此而引发别的疾病。

☆ 亚硝酸盐增加 很多细菌都能够产生硝酸盐还原酶,从而把硝酸盐转化为亚硝酸盐,使得剩菜中亚硝酸盐含量大增。过夜后经一夜盐渍,亚硝酸盐含量也会增加,加热后毒性增强,因此蔬菜更是不可以隔夜吃的。

超过 4～6 小时的剩饭菜就不要吃了

保存剩饭,应将剩饭松散开,放在通风、阴凉和干净的地方,避免污染。等剩饭温度降至室温时,放入冰箱冷藏。剩饭的保存时间,以不隔餐为宜,早剩午吃,午剩晚吃,相隔时间尽量缩短在 5～6 小时。不要用热水或菜汤泡剩饭吃,不能把剩饭倒在新饭中,以免加热不彻底。在做饭时,也可把剩饭与生米一起下锅。

彻底加热后再吃

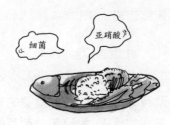

剩菜食用前再次加热可以杀死细菌,避免细菌性食物中毒,却仍不能破坏亚硝酸盐。因此,即使放入冰箱冷藏,剩菜保存也不宜超过 4～6 小时。超过该保存时间的剩菜最好不要食用。应当强调指出的是,剩米饭容易引起食物中毒时,大多看上去没有异样,因此,即便剩饭在感官上正常,也必须彻底加热后食用。

※贴心提醒※　孕妈妈要格外注意饮食卫生,特别是在夏季,不要因为怕浪费而吃下不新鲜的肉类、海鲜类剩菜,一旦引起肠炎、痢疾,会给治疗带来困难。而且,腹泻增加早产机会,应该积极预防。

第 56 天　胎儿都有哪些能力

运动能力

B超引导下可以看到胎儿 5 周就有自发的运动,8 周出现了腕、肘、膝关节的简单活动,12 周时胎儿能够活动上下肢的所有关节,14 周是胎儿可以在羊水中翻筋斗、倒立、踏步,像个小舞蹈家。

视觉能力

用灯光照射孕妇的腹部,交替开关,胎儿眨眼。胎儿的睡眠和觉醒遵循昼夜变化规律。

触觉能力

胎儿的小手碰到嘴唇,出现吸吮动作。手脚碰到子宫壁,可以缩回,屈曲手指和脚趾。胎儿2个月就有了触觉能力。

味觉能力

有人向子宫内注入无害的酸性液体,发现胎儿出现皱眉等反应。28周的早产儿在喂甜奶时即会有力地吸吮。喂酸奶时会出现怪相。表示胎儿已有了味觉能力。

听觉能力

将录音装置安放在子宫内可以录制到妈妈的心跳声、血流声、呼吸声、肠蠕动声,说话、咳嗽、打喷嚏的声音以及播放的音乐声。不同的声音可以引起胎儿不同的反应,如胎儿对刺耳的噪声、机器的轰鸣表现出异常和烦躁。

嗅觉能力

胎儿期唯一派不上用场的就是嗅觉,但实际上胎儿的嗅细胞已经发育了,在胎儿出生以后马上就可以用得上了。

※贴心提醒※ 过去认为胎儿生活在子宫里一片黑暗无声的世界里,没有意识、感觉和思想。现代医学已经否定了这一认识,胎儿可以有多种能力,这也是现代胎教的理论基础。

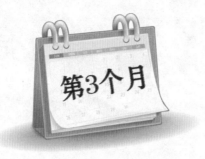

第3个月

关键词

成为胎儿、度过最危险的流产期、开始内部装修

在本月,胎儿从一个小海马发育为一个初具人形的小孩,流产的危险减少。除了性别,全部器官基本形成。男胎和女胎开始出现区别。随着肌肉的生长,胎儿会吸吮、吞咽和踢腿了。胎盘完全形成,带来胎儿需要的一切,并排走废物。

本月要点

※多数孕妇发生了妊娠反应,注意从精神和饮食方面防止孕吐。

※借助多普勒胎心仪可以听到胎心。

※开始做全面的孕前检查。

※阴道分泌物增多,这是正常的,不要随意用药,每天用清水洗,保持外阴清洁是最好的。

※仍需慎重使用药物。

※继续吃好,多饮水,充分休息。

※小心宫外孕。

第9周

像一个小人儿了

全面发展的小人儿

胚胎微小的眼肌已经开始形成,全身的肌肉也处在在制造过程中。胎儿已经有 25 毫米长了,从蚕豆变成了一颗鲜枣,快 8 克重了。胚胎改名为胎儿了。这是因为胚胎内脏器官大都已经形成雏形,有一颗跳动的心脏,肺芽左右大叶、肝、胆、胰、甲状腺已经形成,胸腔、腹腔、横膈、纵隔基本形成,头大而圆,四肢弯曲成形,尾芽消失,生殖器官在生长,外阴可见,骨骼开始发育,一句话——人形初具。

能够做一些动作

胎儿大脑与神经及肌肉之间的联系增强了,能够做一些自发的动作。但孕妈妈还感觉不到,因为现在胚胎的活动能力还非常小,还没有碰触到子宫壁。

终于有了父母的保护

此刻,准父母都已经知道了新来的家庭成员,胎儿不再是悄悄生长了。如果准父母想知道胎儿的情况,可以通过多普勒胎心听诊仪听到胎心跳动。

孕吐最严重的时候

这段时间可能是准妈妈孕吐最为严重的时候,胃肠功能也不好,还会有胸闷的感觉。随着胎儿的成长,孕妈妈的子宫已经有拳头大了,压迫膀胱造成尿频。此外,阴道分泌物增加,容易便秘和腹泻。乳房更加胀大,乳晕和乳头颜色更暗。但准妈妈体型仍然没有什么改变。此时期还是胎儿器官组织的分化期，还不是长肉增重的时候。

※本周要点※　妊娠反应就快过去；可以探测胎儿心跳；第一次全面的产前检查；建立孕妇健康手册；注意营养摄取平衡。

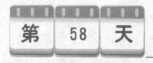

第 58 天　第一次听到胎心

用多普勒胎心听诊仪可以听到胎心

一般妊娠 10 周左右，超声检查可以看到胎心搏动，妊娠 12～13 周，医生可用多普勒胎心监测仪测量胎心。这个阶段胎心位置不固定，有时医生可能需要在准妈妈腹部寻找一会儿。通过胎心仪听到的胎心可能不是"砰砰"的心跳，而是呼呼的水流声，这是脐带血流的声音，准妈妈不要紧张。

多普勒可以将胎心音放大，孕妈妈可以清楚地听到宝宝钟摆一样的心跳。第一次听到宝宝心跳的声音是令人激动的，有些准妈妈甚至会激动得热泪盈眶。这是您第一次体会到自己和胎儿之间的血肉联系，体会到了做妈妈的快乐，体会到生命的宝贵、生活的可爱和人生的意义。尽情向胎儿表达您幸福、喜悦的心情吧，让胎儿感受到您的爱，让丈夫分享孕育胎儿的快乐！

胎心的历史

几百年前，人们并不知道隔着孕妇肚皮能够听到胎儿的心跳声。1650 年，一个法国人提出胎心音的存在。相隔一个半世纪以后，瑞典的外科医生 Mayor 终于用耳朵直接听到了胎心音，人们这才承认胎心的存在。1819 年，法国医生 Laennec 发明了用木材制作的钟式听诊器，2 年后开始用这种听诊器直接通过孕妇的腹部听到了胎心。20 世纪初，Delee-Hillis 胎心音专用听诊器问世。1964 年，多普勒超声可适用于监测胎心。

※贴心提醒※　孕 18～20 周开始，不用仪器，用听诊器就可以听出胎心了，到时准爸妈可以自己学会听胎心。

第 59 天　第一次产前检查

先办准生证

准生证应在妊娠 12 周前进行,办理准生证的具体程序和要求各地会有所差别,所以准父母在办理之前应该先向户口所在居委会或计生办咨询清楚,带好相应证件,免得多次跑腿。办理准生证需要的证件一般包括:准父母的身份证及复印件(正反两面都要复印)、结婚证及复印件、户口本及复印件(需首页和本人页)以及双方的近期免冠一寸照片数张。

建立怀孕档案

在医院建立怀孕档案,第一次全面孕期检查不要超过孕 3 个月半。怀孕档案是孕期状况的跟踪记录,每次产检结果都会记录在案。在建立孕妇档案时,应带好身份证、医保卡,有的医院还要求带准生证。

进行产前检查

产前检查(表 1)是对孕妇进行的定期检查,监护母婴状况,及时发现妊娠合并症和并发症,及时发现胎儿异常,是妊娠期间对孕妇及胎儿的保健措施。

妇产医院、妇幼保健医院、产科专科医院以及大、中规模的综合性医院都可以做产前检查。一些医院设有专门的孕前检查门诊,有些医院将孕前检查设在内科,也有设在妇产科或计划生育科的。未准妈妈在就诊前应该到医院咨询清楚。

※贴心提醒※　选择在哪家医院生产,就应该在哪家医院建立档案,这样能确保信息的全面性和连续性,最好不要中途转院。

第 60~61 天　记住产前检查的时间

表 1　产前检查

项目	时　间	目　的	注意事项	正常范围
体重	每次产检都做	了解孕期体重增长情况	防止孕期过度营养、体重过重、胎儿过大	妊娠期间平均体重增加 12 千克左右
血压	每次产检都做	了解有无妊娠期高血压	测量血压时应放松	小于 140/90 毫米汞柱
血常规	每月 1 次	了解有无贫血、感染及其他血液系统疾病	多饮水,了解孕期贫血和感冒的防治	血红蛋白:110～150克/升;血小板:(100～300)×10⁹/升;白细胞:(4～10)×10⁹/升
尿常规	每月 1 次	了解有无泌尿系统感染和糖尿病、尿蛋白	以晨起第 1 次尿为佳,清洁外阴后留取中断尿,出现尿蛋白则进一步检查	均为阴性
肝肾功能	每月 1 次	了解有无肝肾功能损害	清晨空腹抽血	丙氨酸氨基转氨酶:0～30 单位/升;天冬氨酸转氨酶:0～45 单位/升
微量元素	妊娠初期	有无营养不良及微量元素缺乏	孕期可按日常预防量补充	
血糖	妊娠中期	了解有无糖尿病	检测血糖时应至少空腹 6 小时	3.61～6.11 毫摩尔/升
超声	孕 12 周前,孕 18～20 周,孕 28～30 周,孕 37～40 周	了解胎儿在子宫内生长情况,胎盘状态、有无畸形、胎位、羊水情况	早期可经阴道进行,后期可经腹部,可根据情况随时加做	
胎动计数	孕 33 周开始,最晚孕 35 周	检查胎儿在子宫内的状况	学会判断胎动计数结果	12 小时胎动计数≥30 为正常

（续　表）

项目	时　间	目　的	注意事项	正常范围
胎心监护	孕33周开始，最晚35周	检查胎儿在子宫内的状况	进食30分钟或自觉有胎动时进行，每次检测20分钟左右	正常胎心每分钟120～160次
抗感染筛查	孕期或孕前查1次	了解有无乙肝、丙肝、TORCH	空腹抽血，如出现异常结果，应及时咨询医师	
唐氏筛查	孕14～21周	排除染色体畸形	仔细核对孕周后的结果才有意义。如果唐氏高危，则由医生决定是否进行羊水穿刺	
50克糖筛	孕24～28周	及时发现妊娠期间血糖异常	检查前空腹至少6小时，喝下葡萄糖后1小时取血，异常者需做OGTT	血糖小于7.8毫摩尔/升
凝血功能	妊娠晚期	有无凝血功能问题	抽取静脉血，无须空腹	
血型	随时	结合病史和丈夫血型，排查有无溶血可能	需查ABO和RH两种血型	

第 62 天　有关产前检查的几点提醒

产前检查的次数

孕早期(12周之前)：至少1次产前检查，确诊妊娠。停经12周内应建立孕妇保健手册。

孕中期(13～27周)：每4周一次产前检查，根据医生建议进行相关项目的检查。

孕晚期(28周之后)：孕28～36周，每2周一次检查；孕36周后，每周一次产前检查。

所以,在没有意外的情况下,整个孕期共检查 13 次,条件不允许的至少也应检查 8 次以上。孕 28 周后要加强产前检查,以便及时发现妊娠合并症。定期检查可以确保准妈妈健康地度过孕期,分娩出健康的宝宝。

某些检查需重复进行

有一些检查每次孕检都要做,这些项目是孕期保健的重要检测指标。比如每次查体重,是在通过孕妇的体重增长来间接了解胎儿的生长情况和孕妇水肿的程度;了解孕妇蛋白尿和血压,是为了监测妊娠高血压综合征;尿糖是为了监测糖代谢,及时发现妊娠糖尿病。妊娠糖尿病对母婴健康危害很大,在孕中期还要做糖耐量试验。

怎样对待检测结果

报告单上所附的正常值,其来源是通过对大量正常人的测定统计得到的数据,但并非绝对,存在个体差异,一般正常值的结果不是一个数字,而是一个范围。而且,由于孕期的特殊生理改变,一些化验数值可能与正常值不同,当看到某个数值不在正常范围内时,先不要紧张,应由妇产科医生来判断是否意味着异常。

※贴心提醒※　各医院的正常值或参考值,会存在一些差异。因为每个医院采用的试剂及检测的方法可以不同,其化验结果(正常值)也随之可存在一定的差异。所以,不应把各医院之间的正常值作简单的对照,要依据本院化验参考数据为准。

第 63 天　孕3月,准妈妈可能有哪些变化

基础体温偏高

有些准妈妈的基础体温可能会偏高些,在 37～37.5℃,这时可不要以为自己感冒了就随便吃药。

时常会感到头晕

尤其是体位发生改变时,这是因为妊娠需要更多的血液供应,突然改变姿

势时大脑没有得到足够的血液造成的。如果没有体位改变时也会经常头晕,就要看医生,排除妊高征。

臀部变宽

同时,腰部、腿部、臀部的肌肉增加,脂肪增厚,这是妊娠带来的变化,分娩后,如果注意锻炼和恢复,会很快回到孕前的水平,准妈妈不必为体型的改变而烦恼。

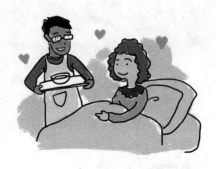

孕早期准妈妈要充分休息

阴道分泌物增多

这是正常的,不要随意用药,每天用清水洗,保持外阴清洁是最好的。

※贴心提醒※ 孕早期准妈妈情绪的变化也很明显,准爸爸要学会安抚准妈妈。

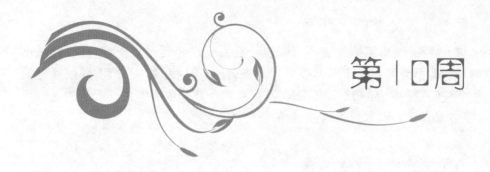

第10周

第 64 天　成为微型婴儿

骨骼开始硬化

最初的骨化从长骨开始,胎儿的骨骼开始逐渐硬实起来。指(趾)间的组织终于消失了,胎儿的手指头和脚趾头分开独立,中间相连的蹼已经没有了。手指甲开始出现。由骨甲分化的上腭开始愈合,这个工作将一直持续到12周末,如果此阶段受到干扰,形成唇腭裂,那就麻烦了。

胎盘成熟了

胎盘功能已经非常成熟,可以分泌雌激素和孕激素了。雌激素和孕激素是支持胎儿成长的两种主要激素。在妊娠10周以前,这两种激素由准妈妈卵巢分泌,随着胎盘的逐渐成熟,它渐渐代替卵巢分泌雌、孕激素。

就像童话世界里的小人儿

到本周末(第70天),胎儿全身各系统、各器官初步形成,90％的器官已经建立。头臀长3.1~4.2厘米,重约8克。中枢神经系统各部分基本结构完成。心脏形成,B超下可见心脏搏动。胃已经被放到正确的位置。两个肺叶长出了许多细支气管。肾和输尿管正在发育,并且有了一点点排泄功能。软骨向骨骼发展,肌肉已经发育。脐带延长。上牙床、上腭、声带、牙根、味觉开始形成,眼睛正在向脸部并拢。颈部肌肉发达起来,已支撑起头部。胎儿已经是一个五官分明、五脏俱全的微型婴儿了。

度过了最危险的流产期

和上周相比,准妈妈改变不太明显。妊娠反应将要过去。有时候,妊娠反应与心理有很大关系。孕妈妈应坚强一点,让自己快乐起来,相信妊娠反应只是整个妊娠过程中的一件小事,下个月反应就会减轻或者消失。严重的妊娠反应,要去看医生。到本周末,最危险的流产期已经度过了。

※本周要点※ 孕早期B超检查;仍需防止早期流产、避免各种有害因素。

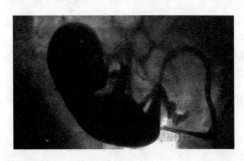

我已经是微型婴儿了,以后的任务就是增重长肉了

第 65 天　看懂B超检查

CRL(胎儿头臀长)

即从胎儿头部到臀部的长度。妊娠8~11周期间,每个胎儿发育状况还没有太大差异,因此往往通过测量CRL来推测预产期。

CS(胎囊大小)

受精卵发育的早期阶段,在超声上观察就像一个毛茸茸的小团。用来观察胎囊大小、位置、形态,核对孕周,了解胎儿发育状况,确定有无流产可能。

BPD(头部双顶径)

即胎儿头部左右两侧之间最长部位的长度。当初期无法通过CRL确定预产期时,往往通过BPD来预测;中期以后在推测胎儿体重时,往往也要测量该数据。

FL(股骨长)

即胎儿大腿骨的长度,是大腿根部到膝部的长度。一般到妊娠 20 周左右通过 FL 来检查胎儿的发育状况。

APTD(腹部前后径)

即胎儿腹部前后的厚度。在检查胎儿腹部的发育状况以及推测体重时需要该数据。

TTD(腹部宽度)

即腹部前后的厚度。在检查胎儿腹部发育状况及推测体重时,需要该数据。

AFI(羊水指数)

孕妇平卧位,经脐横线与腹部正中线为标识点,将腹部分为四部分,测定各象限最大羊水暗区相加而得。<8 厘米为羊水偏少;<5 厘米为羊水过少;>18 厘米为羊水过多。

GP(胎盘分级)

一般分为 0、Ⅰ、Ⅱ、Ⅲ级,有时还有Ⅲ＋级。数值越高,提示胎盘成熟度越高,如妊娠中期即出现Ⅲ级胎盘,需警惕胎盘过度老化的可能。

S/D(脐动脉的收缩压/舒张压)

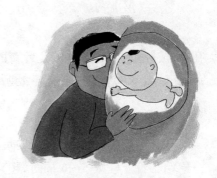
B 超检查可以测量出胎儿的各种数据

为胎儿脐动脉收缩压与舒张压的比值,与胎儿供血情况相关。当胎盘功能不良或脐带异常时,此数值会出现异常。正常妊娠情况下,随孕周增加胎儿需要增加收缩压下降,舒张压升高,比值下降,接近足月时比值小于 3。

※贴心提醒※　B 超检查目的是了解胎儿、胎盘、羊水、脐带情况,核对孕周,帮助选择分娩方式,及时发现孕期各种异常。检查时间为初诊、孕 18～20 周、孕 28～30 周、孕 37～40 周各做一次。

第 66 天　早期妊娠B超表现

子宫增大

早孕时子宫体积超过正常,随着胚胎的发育及子宫肌细胞的肥大等多因素引起子宫形态和体积渐进性增大。

妊娠囊

妊娠囊又称孕囊,是早早孕时宫腔内的囊性结构。在妊娠 6 周时 100％应出现妊娠囊。在妊娠 5～6 周时结合临床资料,经腹超声发现典型孕囊如"双环征"的出现,是确立妊娠有效的依据,可提示早孕可能。

卵黄囊

当妊娠 5～6 周时,在妊娠囊内羊膜与绒毛膜液体之间发现卵黄囊,在妊娠囊内显示圆形水泡样结构形成"囊中囊"现象。卵黄囊大小为 3～5 毫米,一般<8 毫米,直径约为妊娠囊的 1/3,以后其比例逐渐变小而消失。

胚芽(胚胎)

大约妊娠 5 周时,在卵黄囊蒂与妊娠囊壁之间出现一个豆芽状高回声称为胚芽(或胚点)。胚芽是胎儿发育的早期结构,经腹超声约在妊娠 5 周时可见胚点,在妊娠 6 周可见到胚芽。经阴道超声 5 周左右可以显示。

胎心

胚芽内出现的有节律的搏动,称为原始心管搏动。在妊娠 4 周时,形成单一原始心管。妊娠 5～6 周时,超声检查可在胚芽内发现与母体心率不一致的管状样快速节律搏动,表现为胚芽部位出现小棒状搏动,节律整齐,此即胎心。胎心率大于每分钟 100 次,妊娠 6～7 周可大于每分钟 120 次。原始心管搏动是早孕确诊的依据也是活胎证据。

※贴心提醒※　孕妈妈不必过于追究 B 超检查方面的专业知识,了解一下医生会通过 B 超检查得到哪些信息就可以了。如果出现异常,医生一定会与您沟通的。

第 67~68 天　居家环境两要素——健康和舒适

温度、湿度适宜

室内温度夏季以 27~28℃，冬季 20~22℃ 为宜。空气湿度应保持在 40%~50%。在干燥寒冷的冬季，可以采取加湿器加湿、向地板上洒水等方式保湿。但须注意，加湿器应每周清洗一次，否则会导致二次污染。

保证安全

妊娠期间孕妈妈体重增加，腹部隆起，重心前移，不容易平衡，所以需要一个宽敞的空间进行活动。居室内的家具要尽可能靠墙摆放，不要突出太多棱角，尽量增大相对的空间。房间的清洁应保持，注意打扫房间的卫生死角，除螨灭蟑，经常通风换气，保持室内空气新鲜。

不铺地毯

地毯可以保暖并吸收噪声及室内的尘埃，但同时地毯也是一个"蓄污池"。据测定：地毯上储藏有人们从室外带入的铅、镉等可致胚胎发育畸形的有毒物质；地毯对蔬菜和水果上残留的农药及家用防腐剂的吸附力特别大，即使是停用多年的有毒物品，在地毯中仍能找到；地毯中暗藏的细碎颗粒比光面地板高出 100 多倍，且地毯越厚，含藏量越大；螨虫最喜欢温暖舒适的房间，地毯是它们栖身的好地方；而螨虫所排泄的小颗粒衍生物 P1 极容易被孕妇吸入而发生过敏性哮喘。即使用吸尘器或者化学药剂喷洒也不能解决这些问题。因此，孕妈妈家里不应用地毯或暂时拿掉，以确保卫生保健的妊娠环境。

如何对待装修

室内装修污染物主要有甲醛、氨、氡、苯、TVOC（挥发性有机物）五种，这些物质会给人体带来很多危害，因此，在准备怀孕时以及孕期、产后最好不要装修房屋。新居装修应选用环保型的材料，家具应选择原木制品。装修完毕后要空置，通风换气，至少 3 个月以后才能入住。在入住前，最好请居室环境监测的专业人士对居室环境进行检测，进行总体安全的评估。

色彩和谐

和谐宁静的色彩可以使人心情愉快、舒畅，窗帘、床上用品、布艺沙发等家

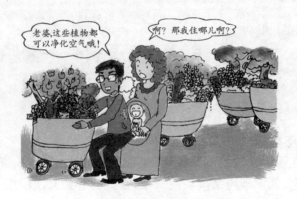

如果有怀孕计划,就应该推迟装修计划

居色调宜统一、柔和,可以选用素雅、明亮的色系,如浅黄、浅蓝、淡绿。

　　※贴心提醒※　目前,市场上还出现了一些空气治理产品,如空气消毒机、空气精华机、空气离子宝,带有除甲醛、空气净化作用的多功能加湿器等,此外还有甲醛清除剂、三苯清除剂等。不过,目前国家尚未制定出室内环境净化治理产品净化效果的检测标准,所以孕妈妈及其家人在选择这些产品时不要轻信厂家的宣传。应该尽量购买正规厂家、有一定销售积累、市场反应较好的大品牌产品,以免造成二次污染。

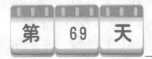数数孕期常见的饮食误区（一）

骨头汤补钙

　　骨头含钙质是很多的,但主要是羟磷酸钙,不能溶于水,所以骨头汤里能被人体吸收的钙很少。另外,如果骨腔里的猪骨髓是红色骨髓,则含有一些铁质和造血细胞,对人体有一定益处。但如果是白色骨髓,则主要是脂肪,胆固醇含量很高,而且容易被人体吸收,所以多吃无益。此外,如果是在城市附近生长的猪,由于环境污染,大多数骨髓中铅、汞等重金属成分超标,这对胎儿发育不利。所以不能靠骨头汤补钙。

　　孕期补钙可以通过食补,可以多吃奶类、奶制品、豆类、豆制品、虾皮等食物,或者在医生指导下服用钙片。

果汁可以代替水果和水

鲜榨果汁的维生素和矿物质含量和水果差不多,但果胶和纤维素则留在了榨汁留下的渣里,所以营养不如水果。而市售的各种果汁饮料,其成分就是以糖水为主了,维生素含量远低于新鲜水果,而糖含量则较高,在10%左右。一杯250克左右的果汁,就含有25克的糖,如果一天喝3～4杯,就摄入了100克糖。所以喝果汁不如吃水果。

果汁也不能代替水,对孕妈妈来说最好的饮料始终是白开水。喜欢喝果汁的孕妈妈可以白开水、果汁、水果搭配,但是不能用果汁代替水或水果。

吃多维元素片有益无害

市售的多维元素片不只含有维生素,还有多种矿物质,是针对未妊娠的成年人配方,其中维生素和矿物质的比例并不适合于孕妇,所以怀孕期间最好停用。准妈妈补充维生素,应选择孕妇专用的配方,或选择孕妇奶粉,用量应咨询医生。

维生素过量也会对人体产生危害。因此在喝孕妇奶粉的阶段,维生素和矿物质药片就应减量。千万不要为了补充营养而同时多量地补充维生素和孕妇奶粉。

孕期饮食与胎儿肤色有关

关于怀孕,民间总是流传着这样那样的说法,比如,有人说孕妇不能吃乌鸡、用酱油烧的菜或深色的中药,否则胎儿皮肤会变黑。这种说法是不正确的。宝宝的肤色主要受遗传的影响,一般来说父母肤色较黑时,宝宝肤色也较黑一些。乌鸡、酱油或中药中的黑色色素并不能够通过孕妇胃肠而吸收到血液中,更别说会通过胎盘进入胎儿体内,影响宝宝的皮肤了。

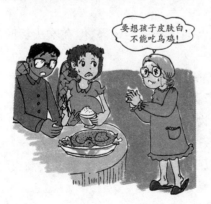

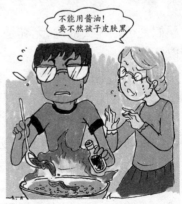

还有人说,孕妈妈多吃水果,宝宝皮肤就会白皙。其实,虽然水果富含具有美白作用的维生素和果酸等成分,但其含有的量并没有大多数人想象的那么多。而且有些水果含糖量很高,过量食用会使孕妇增重。目前还没有证明水果中的维生素和果酸可以影响胎儿皮肤。

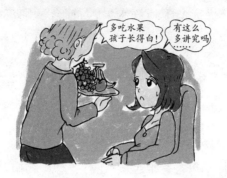

准妈妈不要轻信某种说法,一味地吃或者完全不吃某种食物

※贴心提醒※ 服用维生素片最安全的做法是咨询专业的营养医师,这类产品多为保健品,或者是医院没有的非处方药物,即使是妇产科医生对其中的维生素量也不一定完全清楚。

第 70 天 数数孕期常见的饮食误区(二)

怀孕了,不能吃火锅

孕妇是可以吃火锅的,尤其是在冬季,火锅是不错的选择,但在吃火锅时要注意以下几点。

①涮食物时不能求嫩求鲜,一定要煮熟烫透,防止寄生虫。

②荤素菜的比例要适当,蔬菜至少是荤菜的一倍,并要控制总量。

③少吃粉丝、粉条,质量差的粉丝类食物可能含有铝。

④少用调料,口味不要过重,避免过咸、过辣。

⑤不要搭配含酒精或可乐的饮料,可以喝点果汁,补充维生素C又清火,但也不能无节制地喝,如果口渴,可多喝几杯温开水。

⑥吃适量主食,可以在火锅里下一些水饺、面条做主食。

⑦不要喝火锅汤底,火锅汤底中溶解了各种荤菜的脂肪及胆固醇,脂肪含

量高,而且长时间的烧煮,食物中的可溶性物质在汤里会生成亚硝酸盐等有毒物质。

⑧防止烫伤,不要心急,以免烫伤口腔或手。

味精多吃点没关系

味精的主要成分是谷氨酸钠,一般还含有部分食盐。某些高鲜味精中放核酸作为增鲜剂。这些成分在一定量的范围内是安全的,不必为菜中放了味精而过分紧张。但另一方面,孕期食用味精不宜过量。研究认为,过量的谷氨酸钠可能会减少人体对锌的吸收,而锌是胎儿发育重要的元素之一。因此除了味精之外,含有味精较多的薯片、虾条等膨化食品也要少吃。

煲汤和炒菜时,可以少量放些味精,但没必要每个菜都放,如用高汤煮的菜、鸡汤、海鲜等。碱性较强的海带、海参、鱿鱼、虾仁等菜肴中不必加入味精,因为碱性会破坏味精的成分。酸性菜肴也不宜放味精,因为味精在酸性条件下不易溶解。此外,鸡精、鱼露等增鲜剂中也含有一定量的谷氨酸钠,可以代替味精。

维生素片可以代替蔬果

维生素制剂不等于蔬果。蔬果的成分、营养比维生素制剂更全面。蔬果是多种维生素的集合体,并且还含有维生素以外的其他成分,比如矿物质、纤维素、糖类、微量元素等,而且蔬果中的维生素是按照一定比例存在的天然成分。因此,维生素制剂远不可能代替蔬果,就获得全面均衡的营养而言,吃新鲜的蔬果远比吃维生素制剂重要,尽量从天然的食物中获得所需营养,这对孕妈妈来说更为重要。

蔬果也不能代替维生素制剂。拿维生素C来说,其一,不是所有的蔬果都富含维生素C;其二,洗菜时、高温烹饪时、存放时间过久时,维生素C都会遭到破坏,所以即使精心选择富含维生素C的蔬果,用正确的方法烹饪,也不一定能获得每天所需要的100毫克维生素C(对孕妈妈来说应是130毫克),因此,适量摄入维生素制剂有一定的保健作用,孕期对各种营养物质的需求增多,可以遵医嘱服用营养补充剂。

※贴心提醒※ 味精应在菜肴快熟时放入,温度不宜过高。如温度超过120℃,味精中的谷氨酸钠就会焦化,这不仅没有鲜味,还会产生一定毒性。

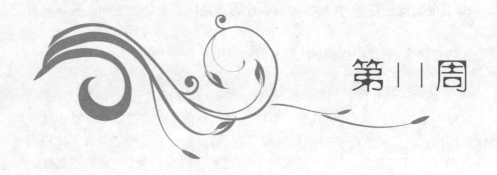

第11周

第 71 天　还是"大头娃娃"

对触摸有了反应

第8～11周,随着肌肉的生长,胎儿会吸吮、吞咽和踢腿了,不但吸入周围越来越多的羊水,高兴的时候还吮吸大拇指,甚至嘬嘬大脚趾、小脚趾。胎儿对触压有了反应,孕妈妈可以轻轻拍打、抚摸腹部,这种刺激可以通过腹壁、子宫壁促进胎儿知觉发育和母子感情交流。

出现指纹

胎儿独一无二的指纹已经出现。指纹在一生中都不会改变,每个人的指纹都是不同的,就像世界上没有一模一样的两片树叶一样,就连双胞胎的指纹也不相同。

生长开始加速

到本周末(第77天),胎儿已经有45～63毫米长,体重14克。短短1周内,胎儿的长度几乎翻了一番,但头部占了整个身体的一半,可以说是大脑袋、小身子的"大头娃娃"。从此时开始,胎儿体重增长速度将加快,骨骼逐渐变硬,对营养的需求量增大,胎盘完全形成,带来胎儿需要的一切,并排走废物。胎儿对外界干扰的抵抗能力也增强了,发生畸形的概率开始下降。

准妈妈的子宫像柚子

子宫在逐渐增大,现在看起来像一个柚子。有的时候孕妇特别渴望吃某种食物。比如有的孕妇嗜酸,喜欢吃山楂、话梅;有的嗜辣,喜欢吃辣椒酱、麻辣烫、辣火锅;有的喜欢吃臭豆腐、巧克力等。这并不是因为孕妇体内缺乏某种营养成分。这种现象在孕3个月之后就会消失。孕期饮食应以胎儿和孕妇健康需要为宗旨,特别是进入孕3个月后,胎儿开始了快速发育,对营养的需要增加,应注意营养的平衡,保证食物多样化,注重食物的质和量。

※本周要点※ 注意均衡饮食;可以轻轻拍打腹部;开始考虑买孕妇装。

第 72 天 孕期体重增长多少合适呢

体重增加的来源

体重测量是每次产检的必测项目,目的有二:一是有助于了解孕期体重增长情况;二是针对体重增长过快或过慢的情况问题给出具体建议。

总的来说,孕期平均体重增长12.5千克。孕1~2周,增加2~3千克;孕13~28周,增加4~5千克;孕29~40周,增加5~5.5千克。孕7个月是体重增加最快的时期。在这些体重里,其中胎儿3千克;胎盘0.75千克;羊水1千克;子宫1千克;乳房1千克;血液增加2千克;体液增加2千克;体内储存的蛋白质、脂肪和其他营养物质3.5千克。当然并不是所有的孕妇都按此比例增重,孕期体重增加存在着个体差异。

结合体重指数考虑

实际上每个人的孕前体重、身高有着很大差异,衡量体重增长时应当适当考虑这些因素。BMI,即体质指数,是国际上最常用来衡量标准体型的指数,计算方法为:

BMI(体重指数)=体重(千克)/身高(米)的平方

体重指数<18,孕期体重增长以15~17.5千克为宜。

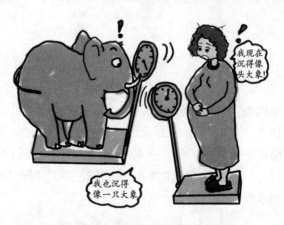

孕期体重增长多少,每个人都不一样

体重指数在 18~24,孕期体重增长以 12.5 千克为宜。

体重指数＞24,孕期体重增长以不超过 12.5 千克为宜。

※贴心提醒※　体重指数（BMI）由世界卫生组织推荐,用于估计成年人的低体重和超重,是目前临床最为常用指标。BMI 数值在 18.5~23.9 即为体重适宜;小于 18.5 为消瘦;达到 24 即为超重（超重是比较轻度的肥胖）;达到 28 为肥胖。

第 73 天　胎儿期是大脑发育的第一个重大时期

大脑最先发育,最后成熟

与其他器官不同,脑是胎儿最先开始发育的器官,也是最后一个成熟的器官。妊娠第 4 周起,胚胎形成三个原始脑泡,以后分别形成大脑、小脑、脑干等,脑部的四个脑室在 49 天左右就开始形成,但脑部所有的连接要到胎儿出生后才完全长成。不像其他器官,在 70 天时已经发育得相当完整,只是体积较小。

在整个怀孕的过程中,脑部结构会变得越来越复杂,细胞数不断增长。到胎儿出生时可达到 140 亿个脑细胞,以后就只增不减。因此,胎儿期是大脑发育的第一个重大时期。第二个时期是从出生到 3 岁,此时期脑细胞之间的连接飞速发展。并且,脑细胞一旦受伤就无法自行恢复。对大脑来说,其发育时期的营养摄取是否充足非常重要。与胎儿大脑发育关系密切的营养素除了蛋白质、铁、锌等微量元素外,另外一种关键物质就是不饱和脂肪酸。

不饱和脂肪酸对健康有益

脂肪酸按其饱和程度可分为饱和脂肪酸和不饱和脂肪酸。饱和脂肪酸最常见的是棕榈酸（又称软脂酸）和硬脂酸,主要来自禽畜肉类、内脏、蛋类、奶类等动物性食物以及猪肉、牛油、奶油等荤油。一些加工食品（如方便面、饼干等）由于含有棕榈油而含有较高比例（41.5%）的饱和脂肪酸。饱和脂肪酸能促进体内胆固醇合成,应该在饮食中加以控制。

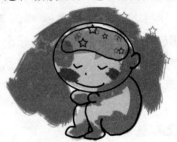

在整个孕期,大脑都在发育

不饱和脂肪酸包括油酸、亚麻酸、亚油酸等,广泛存在于日常油脂（如豆油、花生油、玉米油、色拉油、葵花子油、南瓜子油、米糠油等)和富含油脂的食物(如花生、大豆、葵花子、南瓜子等)中。不饱和脂肪酸可以促进胎儿大脑发育,并具有降低血胆固醇的作用,对健康有益。

※贴心提醒※ 亚油酸和 α-亚麻酸这两种不饱和脂肪酸在人体内不能合成,必须由食物摄入,一旦膳食中缺乏它们,就会出现相应的缺乏病,所以又被称为"必需脂肪酸"。

第 74~75 天 几大营养物质,促进胎儿大脑发育

ā-亚麻酸——大脑发育必不可少

ā-亚麻酸是必需脂肪酸的一种。总的来说,它能够促进脑发育,提高神经系统功能。在体内 ā-亚麻酸能代谢为 DHA(二十二碳六烯酸)和 EPA(二十碳五烯酸),这两者是人脑细胞、视网膜细胞等的重要成分。其中 DHA 是大脑发育、成长的重要物质之一,对大脑细胞的分裂、增殖、神经传导,以及突触、树突的生长有重要作用,是大脑形成和开发智力的必需物质。ā-亚麻酸大多存在于植物种子和胚芽中,核桃等坚果富含 ā-亚麻酸,世界卫生组织建议孕产妇每日适宜补充的量为 1000 毫克。

DHA(二十二碳六烯酸)——脑黄金

DHA(二十二碳六烯酸),俗称脑黄金,它与胆碱、磷脂等同为多不饱和脂肪酸,是构成大脑皮质神经膜的重要物质。大脑皮质神经膜是储存、处理信息的重要结构。DHA 是人脑不可缺少的高度不饱和脂肪酸,能维护大脑细胞膜完整性,促进脑发育、提高记忆力,是胎儿脑神经发育所必需的原料。DHA 在深海鱼中含量较高,坚果类食物富含亚油酸、亚麻酸,在体内酶的作用下也可合成部分 DHA,如核桃、芝麻、花生等。所以吃鱼是补充 DHA 的好办法。

对于饮食结构不合理的孕妈妈,也可以适量服用鱼油或藻油来补充 DHA,但不是所有的鱼油制品都适合孕妇。孕妈妈应选择 DHA 与 EPA 之比在 2.5:1 以上的鱼油制品,因为鱼油中的 EPA 过量对孕妇来说不安全。中国海域鱼油 DHA 含量比大西洋及其他海域的高,所以国产鱼油营养品 DHA 含量多,而 EPA 低,但孕妈妈如果要服用也得先咨询专业医师,注意摄取量,一般鱼油每天服用剂量不超过 1 克。而且孕妈妈在服用鱼油时,也要吃些豆浆、牛奶、鸡

蛋、鱼、豆腐等食品,以利于营养充分吸收。

卵磷脂——参与细胞膜构成

磷脂酰胆碱(卵磷脂)是重要的类脂之一,参与细胞膜的构成及脂肪和胆固醇的代谢,也是促进胎儿大脑发育的重要物质。含卵磷脂比较丰富的食物有蛋黄、瘦肉、肝、脑、肾等动物内脏和大豆。建议选用瘦肉、大豆等补充卵磷脂,尤其是大豆制品。大豆含有丰富的卵磷脂,含量达 1.5%～3%。

胆碱——提升记忆力

胆碱又称为"记忆因子",是母乳的重要营养成分之一。胆碱能合成乙酰胆碱,这是一种非常重要的传递介质,对细胞神经冲动、细胞信号的传导,髓鞘的形成及大脑记忆中心——海马都起着重要作用。所谓的传递介质,是指承载细胞间传递信号的物质,乙酰胆碱就是这种载体,大脑中乙酰胆碱增加,信息传递速度就会加快,思维也更加活跃,记忆力会得到提升。

牛磺酸——参与轴突和树突的形成

牛磺酸属于条件必需氨基酸,以游离形式存在于人体各种组织内。所谓条件必需氨基酸,是指在正常条件下正常成年人可以在体内合成,但胎儿、早产儿或某些疾病时不能合成,所以必须从膳食中获取的氨基酸。

牛磺酸能促进中枢神经系统发育,促进树突分化,促进脑细胞总数的增加,促进神经细胞核酸形成,加速神经细胞间网络的形成,延长神经细胞存活时间。牛磺酸还能增高脑内精氨酸加压素和 a-内啡肽的含量,保护视网膜,改善视功能。

在妊娠后 4 个月,胎儿每日可累积 6～8 毫克牛磺酸,婴儿合成牛磺酸的能力以及吸收牛磺酸的能力较差,主要靠母乳中的牛磺酸来满足需要,如果没有额外供给,有可能发生牛磺酸缺乏。建议孕妇每日补充牛磺酸 20 毫克。

微量元素——促进脑细胞发育

铁,是髓鞘、神经递质形成及能量代谢的重要元素。锌,是体格发育、免疫能力发育的必需元素,补锌能促进宝宝运动能力和神经心理功能的发育。碘,是合成甲状腺素的重要物质,甲状腺素能促进大脑发育。维生素 B_6,是合成神经递质 GABA、5-羟色胺和多巴胺的重要辅酶,是围生期中枢神经系统发育的必需元素。

※贴心提醒※ 除了以上物质,还有蛋白质。蛋白质是生命的物质基础,是细胞增殖、细胞膜、髓鞘、轴突、树突的重要原料,能够促进智力发育。宝宝缺乏蛋白质的直接后果就是出生后智力发育差、视力差。

第 76 天 了解一下ABO血型系统

ABO 血型系统

红细胞血型是1900年一个叫兰德施泰纳的人发现的。他将每个人的红细胞分别与别人的血清交叉混合后,发现有的血液之间发生凝集反应,有的则不发生。他认为这是由于红细胞上有一种抗原,血清中有一种抗体,如果抗原与抗体有相对应的特异关系,则发生凝集反应。如红细胞上有 A 抗原,血清上有 A 抗体,便会发生凝集。如果红细胞缺乏某种抗原,或血清中缺乏与之对应的抗体,就不会发生凝集,以此推断,他发现了人的 ABO 血型(表2)。

表 2　ABO 血型

血型	红细胞上的抗原	血清中的抗体
A 型	A	抗 B
B 型	B	抗 A
AB 型	AB	
O 型	无 A、无 B	抗 A 和抗 B

ABO 血型不合

母儿血型不合有两种类型,ABO 血型不合及 Rh 血型不合。因 ABO 血型不合引起的新生儿溶血病称为"新生儿 ABO 溶血病",是孕妇和胎儿之间血型不合引起的疾病,此时由于胎儿含有或多或少的可溶性 A 或 B 物质,能中和 A 及 B 抗体,而发生溶血。主要表现是程度轻重不一的黄疸,一少部分会发生严重的溶血症。

如何预防新生儿 ABO 溶血病

首先,做产前检查时要检测双方血型,如果准妈妈为 O 型血,准爸爸为 A 型、B 型或 AB 型时,就要进一步检查准妈妈血清抗体含量。如果抗体含量达到一定浓度,就需要采取相应的预防措施,包括给孕妇服用 B 族维生素、维生素 C、维生素 E 等,并在必要时给予葡萄糖、氧气治疗,以保护胎儿红细胞,促进红细胞的增生和修复,降低母血抗体含量,同时增强胎盘屏障,阻止免疫抗体进入胎儿体内。

※ 贴心提醒※ 血型检查的时间为妊娠期间或者准备妊娠时,任何时间均可,不仅要查 ABO 血型系统,还要查 Rh 系统,目的是预防新生儿贫血,并在进行输血或剖宫产时,查找合适的血型配对。

第 77 天　您是Rh（—）血型吗

Rh 血型系统

Rh 是恒河猴(Rhesus Macacus)外文名称的头两个字母。凡是人体血液红细胞上有 Rh 凝集原者,为 Rh 阳性。反之为阴性。这样就使已发现的红细胞 A、B、O 及 AB 四种主要血型的人,又都分别一分为二地被划分为 Rh 阳性和阴性两种。在我国,Rh 阴性血型只占 3‰～4‰。Rh 阴性 A 型、B 型、O 型、AB 型的比例是 3:3:3:1。

Rh 阴性者不能接受 Rh 阳性者血液,因为 Rh 阳性血液中的抗原将刺激 Rh 阴性人体产生 Rh 抗体。如果再次输入 Rh 阳性血液,即可导致溶血性输血反应。但是,Rh 阳性者可以接受 Rh 阴性者的血液。

Rh 溶血症

母亲血型为 Rh 阴性,父亲血型为 Rh 阳性,胎儿也是 Rh 阳性时,可以有少数胎儿红细胞带着 Rh 抗原进入母体,使母亲致敏产生抗体,发生 Rh 血型不合。随着孕程的发展,母体内抗体逐渐增多,抗原抗体反应导致的胎儿贫血会越来越严重。分娩次数越多,发病率越高,溶血严重可导致流产、死产、严重的新生儿溶血性黄疸等。

Rh(-)的准妈妈应该做的

☆ 提前准备 由于 Rh(-)血型者稀少,所以 Rh(-)的准妈妈无论是剖宫产还是顺产,都要到血源充足的大型综合医院定期产检,并提前将 Rh(-)的情况告知医生,以便医生及早同血站联系,组织 Rh(-)血源。

☆ 定期检查 妊娠期间,尤其当您不是第一胎妊娠时(流产史包括在内),一定要进行新生儿溶血病的预测检查,在怀孕 28 周、32 周、36 周分别检查抗体和抗体浓度,如有问题,随时增加检查次数,防止新生儿溶血病的发生。

☆ 处理措施 发生 Rh 溶血的孕妇,如果腹围过大、体重增加超过正常,则怀孕 35 周后应到医院检查羊水,如果羊水中胆红素浓度过高,而胎儿肺脏已经发育成熟,可在 35～38 周引产。出生后用蓝光照射,并在医生指导下使用加速胆红素代谢和排泄的药物,如苯巴比妥、中药、白蛋白等,可使小儿黄疸逐渐减轻。

※贴心提醒※ 新生儿溶血病的症状轻重差异较大,一般 Rh 血型不合者症状重,ABO 血型不合者大多较轻,少数较重,准妈妈要注意与医生沟通,重视产检。

第12周

第 78 天　　忙碌的水上舞蹈家

是个标准的"小人儿"了

到本周末(第84天),妊娠满3个月了。胎儿已有60毫米长,完全具备了人的形态。重20克左右。头部抬起,眼、耳、鼻、颜面初步形成。开始形成眉毛、眼睑和鼻孔,耳郭清晰可见,下颌和双颊开始发育,虽然两只眼睛还是距离比较远,但颜面已经更像人的脸了。

在子宫里连续舞蹈

外生殖器初步形成,并且与肛门分开,男胎和女胎开始出现区别。躯干伸直,上、下肢芽从胎体伸出,逐渐形成四肢。下肢很短,上肢达到最后的相对长度。指(趾)分化清楚,指甲出现。皮肤透明,尾巴消失。四肢开始有活动。对刺激开始有了反应,在羊水中可以自由活动。眨眼、吸吮、张开指(趾)、"蛙泳""走路"等。胎儿时而踢腿,时而伸展,兴奋异常,像一个水上舞蹈家。

开始摆脱早孕反应的困扰

在肚脐和耻骨联合之间已经可以摸到子宫上缘。准妈妈腹部从肚脐到耻骨会出现一条垂直的黑色妊娠线,分娩后会逐渐变淡直至消失。从本周开始准妈妈会逐步摆脱早孕反应的困扰,发生流产的概率大大减少,可以好好地享受一下孕育宝宝的乐趣和幸福了。

※本周要点※　早孕反应就要结束,胃口逐渐变好;第一次全面产检要在本周

前完成；注意私密部位的清洁。

第 79 天　多吃鱼，会吃鱼

注意鱼类海鲜的污染问题

鱼类脂肪多由不饱和脂肪酸组成，如油酸、亚油酸、亚麻酸、二十碳五烯酸（EPA）和二十二碳六烯酸（DHA），可以促进胎儿大脑发育。但是，由于环境污染的日益加重，鱼虾海鲜类食物也面临着受到多种污染的问题。鱼虾污染分两种状况：一是酚污染：主要来源于冶金、煤气、炼焦、石油化工等企业排放含酚废水。当水中含酚量达 0.1～0.2 毫克/升，鱼虾即可有煤油味。水中的其他有害污染物（铅、汞、镉等重金属）也可以随着食物链在水产类动物体内聚集（生物富集作用）。生活在海水底层泥沙中的贝类海鲜，污染可能更为严重。二是农药和抗生素污染。鱼类有惊人的富集农药能力。如鱼体中汞浓度可为水的 800倍。另外，鱼头血管丰富，鱼子在鱼腹中，周围也布满血管，故污染鱼的鱼头、鱼子中，农药残留量高于鱼肉的 5～10 倍。水产养殖业中大量使用抗生素等药物的现象也比较普遍。一些养殖业主为了减少检测时水产品中每种抗生素药物的残留量，采用联合应用多种抗生素的做法，使海鲜中抗生素残留问题更为严重。

控制吃鱼的数量

要控制海鲜类的摄入量，平均每天 50～100 克，最多不超过 150 克。其次，不要吃内脏、鱼头和鱼皮（如果可以去皮的话），因为重金属等污染物主要集中于内脏、头部和皮肤表面。最后，远洋鱼类（如鲅鱼、金枪鱼、沙丁鱼、三文鱼等）一般污染较轻；而近海养殖鱼类，特别是生活在近海岸底层的黄花鱼、比目鱼、偏口鱼等，污染一般较重。在淡水鱼中，黑鱼、鲤鱼、鲫鱼受污染的程度较大，而草鱼、鲢鱼等主要以水生植物为食的鱼种相对安全。

不吃鱼子和鱼腹黑膜

其次，鱼子在鱼腹里，周围也布满了血管，这恰恰是各种残留的农药和有毒化学物质富集区。其头部和卵子中，农药残留量高于鱼身肉的 5～10 倍。所以鱼子也要少吃。

另外，淡水鱼或海鱼腹内壁有一层黑膜，它是鱼腹中保护层。另可起到隔离作用,防止内脏分泌的有毒物经肠壁渗到肌肉,故黑膜也就成了各种有害物质的会合处。它之所以发黑,是因为被细菌、农药、水质中污染物等长期污染的结果。人们吃了鱼腹黑膜,易致反胃、恶心、呕吐、腹泻等中毒症状。所以,鱼腹黑膜不能吃。

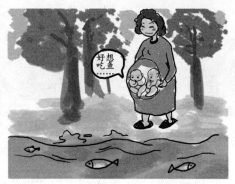

好想吃鱼……

少吃鱼干、鱼丝

鱼干、鱿鱼丝之类的食品也要少吃,因其中含有较多的亚硝胺,它是一种强致癌物,是蛋白质分解产物和亚硝酸盐结合的结果。偶尔少量食用,还不致发生危险,但如果经常大量地吃鱼干,或是加工鱼干的原料不新鲜,就很可能导致亚硝胺摄入过量。

※贴心提醒※ 孕期喜欢吃生鱼片的准妈妈要注意了,如果生鱼肉中有寄生虫或细菌,就可能会影响到胎儿,所以还是忍痛割爱吧!

第 80 天　孕期,如何"知油擅用"

大豆油

最常见的食用油,以多不饱和脂肪酸为主,其中大部分是亚油酸,α-亚麻酸较少,但其比例仍高于花生油。它在高温下不稳定,不太适合用来高温煎炸,故而往往被加工成色拉油等。大豆油富含维生素 E。大豆油还具有驱虫、润肠、解毒、杀虫的功效。

花生油

花生油各类脂肪酸的比例比较合理,但多不饱和脂肪酸中,α-亚麻酸比例很低。花生油的热稳定性比大豆油要好,适合各种日常烹调。花生油也富含维生素 E。花生容易污染黄曲霉,产生强致癌物黄曲霉毒素,所以选购花生油时一定要选择质量最好的一级品。

橄榄油

橄榄油是用初熟或成熟的油橄榄鲜果通过冷压榨工艺提取的。橄榄油以油酸为主要成分,其含量高达 60%。橄榄油被认为是最适合人体营养物质的油脂。橄榄油加热即膨胀,所以用量比其他油少。橄榄油带有橄榄果的清香,特别适合于凉拌,也可用于煎炸烧煮。因其中的果香容易挥发,保存时不要与空气接触,忌高温和光照,不宜久存。橄榄油的缺点是必需脂肪酸(亚油酸和 α-亚麻酸,都是必需脂肪酸)比例较低,维生素 E 含量也偏少。

茶子油

也称茶油或山茶子油,是从山茶科植物油茶或小叶油茶的成熟种子压榨制取的,主要成分也是油酸,含量高达 80%。其健康益处与橄榄油相仿,但因为是国产食品,价格较低,只有橄榄油的一半。

亚麻油

亚麻油也称亚麻仁油,是由亚麻子压榨而来的植物油。α-亚麻酸在体内可转化为 DHA 和 EPA,对维持成年人血脂健康以及促进儿童大脑和视力发育具有重要作用。但 α-亚麻酸属于 ω-3 型多不饱和脂肪酸,不饱和程度较高,故很容易氧化变质,加热时也容易发烟,一般不太适合加热烹调。但是,亚麻油可以用于凉拌,也可(少量)与其他植物油(多量)混合后加热烹调,如温度较低的炒菜等。

紫苏油

又称紫苏子油,也以 ω-3 型多不饱和脂肪酸(α-亚麻酸)为主,且含量更高,超过 60%,其健康益处与亚麻油相仿。

葵花子油

也称向日葵油,含有大量的维生素 E 和抗氧化的绿原酸等成分,对延缓衰老、抗动脉硬化等有益。精炼后的葵花子油发烟点高,可煎、可炒,也可用于凉拌,故适合烹调各种食物。

玉米油

也称粟米油、玉米胚芽油,脂肪酸组成与葵花子油类似,特别富含维生素 E,还含有一定量的抗氧化物质。降低胆固醇的效能优于大豆油、葵花子油等高亚油酸的油脂,也具有一定的保健价值。玉米油可以用于炒菜,也适用于凉拌菜。

如何科学用油

①买来大桶烹调油之后,把它们倒进油壶当中,然后马上把盖子拧严实,重新收起来。不要每次做菜时都直接从大桶里倒油,这会增加油与氧气的接触,加速油品氧化变质。

②小油壶中存油的量应当是一周内吃完的量。不要把油放在敞开口的容器当中。这样也会增加油与氧气的接触,加速油的氧化变质。

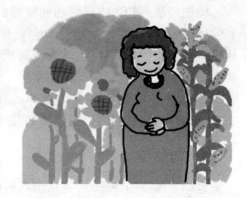

怀孕期间,应多吃富含不饱和脂肪酸的植物油

③无论是油桶还是油壶,都不要放在过热的地方,或阳光直射处。必须放在避光、阴凉的地方,不要放在阳台上、灶台边,以免受到阳光和热气的影响。

※贴心提醒※ 植物油使用应多样化,可以这个月使用这种油,下个月换其他油;也可以将几种植物油按照一定比例混合在油桶中,一起使用。

第 81~82 天　白带增多,小心处理

保持清洁,呵护私密部位

孕期由于激素的作用,子宫腺体增生,阴道分泌物增多,白带分泌增加,此时要注意阴部的清洁,每天应该用温开水清洗阴部。清洗阴部要有专用盆、毛巾。清洁阴部时,不可坐入盆内浸泡,以免脏水进入阴道。洗毕要用干净纱布或毛巾擦拭。不要长期用抗生素和化学药物冲洗阴道,以防菌群失调引起真菌性阴道炎等。

清洗的顺序是先由外向内,再由内向外。即从大阴唇内侧开始,向内清洗小阴唇、阴蒂周围及阴道前庭。注意清洗尿道口、阴道口周围间隙,它们是细菌最常隐藏的地方。然后,清洗大阴唇外侧、阴阜、大腿根部内侧,最后清洗肛门。

勤换内裤

内裤应选择柔软透气的纯棉面料,并经常换洗,洗外阴和内裤都要有专用盆。洗好的内裤应在阳光下暴晒,或每天用开水烫洗消毒。不要放在浴室内阴干。另外,要避免穿太紧的内裤。如果内裤穿得过紧,内裤与外阴和肛门及尿道口频繁地摩擦,肛门处的病原体可以通过内裤污染到外阴、尿道,容易造成泌尿系统或生殖系统的感染。

※贴心提醒※ 从刚出生起,妈妈就应该保护女婴的生殖系统,每天用专用的盆,用温水清洗小屁股,然后用干净柔软的纸巾或毛巾擦干。

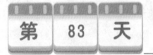

第 83 天 早餐,准妈妈一定要重视

早餐对准妈妈更为重要

早餐作为一天的第一餐,对膳食营养摄入、健康状况和工作或学习效率非常重要。经常或长期不吃早餐不但影响上午的工作效率,还对健康不利,增加患胆结石、低血糖反应、消化道疾病的风险。理想的早晨有两个关键:首先要掌握好进餐时间,一般起床后活动20~30分钟再吃早餐最合适,此时人的食欲较为旺盛;第二要讲究营养搭配和平衡,主副食搭配、干稀搭配,热量、糖类、蛋白质、各种维生素和矿物质、纤维素都要有。

糖类——供给能量

早餐时人完全处于空腹状态,血糖水平很低,而血糖(葡萄糖)几乎是大脑赖以工作的唯一能源,低血糖将影响大脑热量供应,进而影响大脑的状态和思考能力。所以,早餐一定要保证进食足量的淀粉类食物,最好选择适当粗粮、杂粮,再掺和一些坚果或干果制成的食品。这样的食物释放能量比较缓慢,可以延长能量的补充时间,如杂粮粥、玉米粥、馄饨、紫米面馒头、麻酱花卷、玉米发糕、豆包、全麦面包、坚果面包等。早餐所供给的能量应该占全天的30%,而且主要靠主食来供应。

蛋白质——一定要有

含有蛋白质的早餐能够持续释放能量,使人更"经饿",早餐中蛋白质摄取量越高,产生的效率越大,越持久。如果没有一定量的脂肪和蛋白质食物的话,胰岛素会使血糖很快下降,还没等到中午,大概在 10 时左右(假如 7 时吃早餐)血糖水平已经降低,这时就会觉得饿,大脑状态就会受影响。因此,早餐必须由一定量的动物蛋白和植物蛋白,如鸡蛋、咸鸭蛋、牛奶、酸奶、豆浆、肉类、豆制品、花生、大杏仁、腰果、核桃、南瓜子、松子、瓜子仁等。两类食物搭配可以使血糖升高并维持一定浓度到午餐前。蛋炒饭、五谷豆浆、肉夹馍、肉馅饼、蒸饺、肉包子等都是最佳早餐的首选。

维生素——容易被忽视

维生素是早餐中最容易忽视的,其实,早餐中吃些蔬菜和水果,不仅可以补充各种维生素和纤维素,还因蔬果中所含的钙、镁、钾等矿物质属于碱性食物,可以中和肉、蛋、奶等食物在体内氧化后生成的酸根,达到酸碱平衡。蔬菜沙拉、水果沙拉、拌小菜等都是较好的选择。

少吃咸菜、腌菜

小咸菜、腌菜、豆腐乳之类虽然酸咸开胃,但经常食用却不利于健康,只宜偶尔或少量选用。不要选用火腿肠、鱼丸子之类看似是肉类,但其是营养品质很差的加工肉制品。烹制早餐时应尽量避免油炸或油煎,如煎鸡蛋、炸油条、炸肉串、炸鸡翅(或鸡腿)等。

※贴心提醒※　反式脂肪酸主要来自特殊加工的油脂(氢化油),如起酥油、油炸专用油、人造黄油(奶油)等。经常食用反式脂肪对人体有许多危害,包括影响胎儿发育。含反式脂肪的食物有:各类点心、酥饼等烘烤起酥食品;炸薯条、炸鱼、洋葱圈、炸鸡块等快餐食品;巧克力、沙拉酱、咖啡伴侣、膨化食品等,孕妈妈应少吃这类食物。

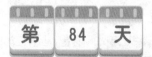 **第 84 天** **自己动手,工作餐(午餐)营养大升级**

午餐要吃饱

午餐"吃饱"的意思是说午餐要摄入充足的热量和丰富的营养素。经过一上午的工作或者学习,体内的热量消耗很大,早餐吃下去的食物已经消耗殆尽,此时补充足够的食物和营养,可以为下午的工作和活动充电。

好午餐的必备要素

☆ 主食(100～150克)　最好有两种谷类食物,一细(如米饭、馒头等)一粗(如全麦、玉米等)搭配食用。除米饭外,每天最好有各种小面点,如发糕、花卷、小饼、蛋糕等。

☆ 肉类(50～100克)　猪瘦肉、牛肉、羊肉、鸡肉、鱼肉或海鲜,每天交替食用。

☆ 蔬菜(150～200克)　至少要有一种绿色蔬菜或红黄颜色蔬菜。

☆ 搭配　搭配一些豆制品或水果,营养会更为均衡。可结合季节特点,如夏季多喝绿豆汤,不宜吃过多的热性食物,冬季多吃热性食物等。切记避免摄入大量食用油。

动脑筋,吃好工作餐

午餐如果能够自己带饭最好,营养与卫生兼备,没有条件的上班族准妈妈一般都是在单位吃工作餐。工作餐的营养搭配并不是专门为孕妇设计的,味道可能千篇一律,影响准妈妈的食欲和营养摄取。建议您可以前一天晚上做一些不加热即可食用的菜肴,如水果蔬菜沙拉、凉拌菜,用密封盒装好,第二天午餐时和工作餐一起吃,这样既满足了食欲,又增加了营养。或者在办公室常备一些零食,如水果、酸奶、坚果等,以补充工作餐的不足。

※贴心提醒※　水果应该在饭前半小时吃,酸奶应该在饭后半小时饮用。

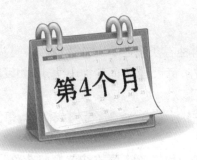

第4个月

关键词

外观上可分辨男女,胎心搏动清晰有力,会吸吮

　　胎儿已经度过了最危险的时期,从临时工"转正"了。对外界的不良刺激,变得越来越皮实了。胎儿的各器官系统开始了"精装修"阶段。心脏像钟摆一样不停跳动,肾脏产尿,肝脏分泌胆汁。

　　本月要点
※孕妈妈的小腹开始隆起,即将有孕妇的体型了。
※流产可能下降,妊娠反应开始消失,孕妈妈食欲良好。
※黄褐斑可能出现,注意从饮食、皮肤护理方面防止。
※避免长时间站立,防止下肢静脉曲张。

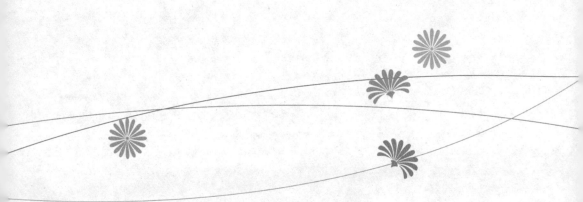

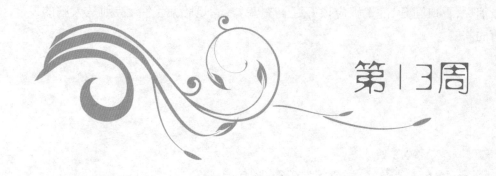

第13周

一只粉红色的小桃子

运动能力增强

在本周,胎儿开始练习握拳,脚趾和脚底也可以弯曲,但眼睛还没有睁开。神经元迅速增多,神经突触形成,条件反射能力增强,这时如果准妈妈用手在腹部轻轻触碰,胎儿就会蠕动起来,但准妈妈仍然感觉不到。

变成半透明了

全部20颗乳牙及牙槽开始出现。皮肤长成3层,胎儿变得半透明,而不是孕70天以前完全透明的状态,因为那时胎儿皮肤只有2层,透过皮肤可以看见里面的内脏和血管。孕150天以后,胎儿皮肤结构会有6层,就和新生儿、成年人一样了。因为最底层长了脂肪层,所以就不再透明了。

抓紧练习消化系统

到本周末(第91天),胎儿大约76毫米,像一只粉红色的小桃子。为了测试消化系统是否能够正常运转,胎儿会喝下一些羊水,一方面帮助消化道管壁肌肉练习将食物从一个部分推送到下一个部分,另一方面帮助羊水快速循环起来,免得羊水变得浑浊。

准妈妈的子宫可以明显触及

在准妈妈耻骨联合处可以明显触及到增大的子宫,有如又滑又软的球。进入孕中期,准妈妈的腹部会渐渐隆起,不久就需要穿孕妇装了。早孕反应正逐步消失,胃口回升,准妈妈应该好好补充营养,满足胎儿发育,特别是大脑的发育的需要。

※每周要事※　孕中期,胎儿对营养要求增加,需注意饮食;注意缺铁性贫血的防治。

第 86 天　孕中期营养要点

增加热量

孕中期也就是怀孕的第 4～7 个月,在这期间,胎儿和母体都发生了巨大的变化。胎儿从怀孕 3 个月末的大约 20 克增长为约 1000 克,各器官系统迅速增殖发育。母体妊娠早期体重仅增加 0.8～1.5 千克,到了中期每周就可增加约 0.4 千克;母体的各系统为适应胎儿也发生了明显的变化。从孕中期开始胎儿对营养和热量需求量增加,准妈妈基础代谢加速,糖利用增加,每日热量需要比妊娠早期增加 30 千卡。

摄入足量蛋白质

这是为了满足胎儿、子宫、胎盘、母血等组织迅速增加的需要,为分娩消耗及产后乳汁分泌进行适当储备。同时,孕中期胎儿脑细胞处于第一个分化、发育的高峰,蛋白质的缺乏可导致脑细胞永久性的减少,所以每日蛋白摄入应比孕早期多 15～20 克,不低于 80～90 克。动物性蛋白、植物性蛋白各占一半。

保证适宜的脂肪供给

脂肪是供能的重要物质。孕中期,脂肪开始在准妈妈腹壁、背部、大腿及乳房沉积,怀孕 24 周时,胎儿也开始储备脂肪。脂肪还是构成脑细胞和神经组织的重要成分,因此脂肪摄入量应占全部热量的 20%～25%。植物油和动物油应有适当的比例,由于动物性食物、肉蛋奶类中已含有较多的动物性脂肪,准妈妈不必再额外摄入动物油,如猪油。烹饪菜肴时,

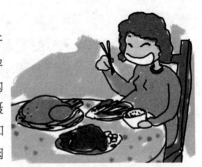

孕中期,准妈妈胃口大开

只有植物油就可以了。

多吃矿物质和微量元素丰富的食物

妊娠中期是孕妇血容量增加最快的时期,血液相对稀释,造成生理性血红蛋白降低,铁储备不足会导致缺铁性贫血,给母婴带来不利影响。妊娠中期开始胎儿的甲状腺功能活跃,元素碘需要量增加,其他矿物质和微量元素钙、锌、镁等,也都随着胎儿和母体的变化需要量增加。因此准妈妈要注意多种营养素的平衡。

※贴心提醒※ 到了孕中期,早孕反应已经过去,胃口大开,准妈妈应充分利用这一时机,全面、均衡地摄取营养。

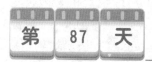 **防治缺铁性贫血**

孕妇易患缺铁性贫血

妊娠期间需要更多的铁(700～850毫克)才能满足母体和胎儿发育的需要。如果孕妇饮食摄入的铁没有相应增加,母体的营养成分都是以"胎儿优先"为原则被选择和吸收的,即胎儿优先使用铁,致使母体缺铁并贫血。需要说明的是,孕妇缺铁性贫血很多时候是"生理性"的:为了供应胎儿的需要,母体的血容量会比正常时增加约35%,其中血浆增加相对比红细胞增加为多,血浆约增加1 000毫升,红细胞增加约500毫升,致使血液稀释,血红蛋白浓度下降,血常规表现为"贫血",但一般没有明显症状。不过,妊娠期贫血并非一定是生理性贫血,也有可能是"病理性贫血"(即缺铁性贫血,常有明显症状),两者之间需要鉴别(比如看红细胞平均血红蛋白浓度)。另外,不管是生理性贫血还是病理性贫血,都要采取积极的措施加以防治。

常见症状

由蹲着的姿势站起来的时候,头会感到晕眩,眼前发黑,要定住站一会儿才能恢复正常的感觉;比起家里其他的人,面色苍白憔悴,甚至指甲和眼底的血色也显得不够饱满足实;而且相当容易疲惫和倦怠;记忆力明显减退,使脑力和体力都下降;头晕目眩还很有可能导致在户外或楼梯上晕倒、摔倒等。

防治措施

(1)早孕反应(恶心、呕吐)比较严重时,进食质量不佳的孕妇要注意口服铁剂补铁,建议服用维生素和矿物质复合制剂,如善存、金施尔康、玛特纳等。

(2)选用质量可靠的猪肝,新鲜猪肝每周吃 1 次或 2 次,共 250~500 克。建议采用熘肝尖、猪肝汤等烹调方法,煮卤猪肝中铁含量较低。注意猪肝不可大量食用,否则会有安全隐患,如猪肝含有丰富的维生素 A,而维生素 A 食用过量有致畸的危险。

(3)日常饮食多选用动物血类、红肉(猪瘦肉、牛瘦肉、羊瘦肉)等。大致数量建议为,早期孕妇(前 3 个月)每天 100 克左右,中后期孕妇每天 150~200 克。

(4)每餐都食用新鲜蔬菜和水果,蔬菜每天 500 克以上,水果 200 克以上。

(5)当日常饮食无法做到以上(2)~(4)项时,建议服用维生素和矿物质复合制剂,如善存、金施尔康、玛特纳等,以补充膳食铁不足。另一个方案是,联合补充铁剂和叶酸以预防缺铁性贫血和巨幼红细胞贫血。妊娠前补充叶酸还可减少神经管畸形的危险性。

(6)烹调食物时,选用加铁酱油;还可选用强化面粉、加铁牛奶或奶粉、孕妇奶粉等强化了铁的食品。

(7)当发现血红蛋白下降,不管是生理性贫血还是病理性贫血,都应该①在每次进餐的同时服用维生素 C 100 毫克;②服用补铁制剂,如蛋白琥珀酸铁(每次 40 毫克,每日 2~3 次,饭后服,8 周为 1 个疗程)、富马酸亚铁(每次 200 毫克,每日 2 次,饭后服,贫血症状纠正后减量,每日 1 次,饭后服)或右旋糖酐铁片(具体剂量请向医生咨询)等。

(8)保证膳食均衡,不要偏食、挑食,更不要只吃素食。

(9)上述各项措施在准备怀孕前即应注意实施,以改善妊娠前铁储备。怀孕前铁储备不足,会造成孕妇贫血。

(10)盲目补钙会干扰铁吸收,加重铁缺乏。

※贴心提醒※ 孕妇贫血不建议服用中药或用药膳、药茶、药酒之类,亦不建议采用刮痧、按摩、针灸等有轻微创伤的养生方法。

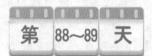

第 88~89 天　需要选择强化食品吗

健康人并不需要强化食品

强化食品是在普通食品原料中加了某种营养物质,如铁、钙、碘、锌等元素,从而使某些营养素在这些食品中得到强化,以更好地满足人们对某些营养素的需求。很多人认为这类食品营养更全面,所以比普通食品好。其实,对健康的人来说,如果并不特别缺少某种营养素,并没有必要再吃强化食品。人体对各种营养素的需求是有一定限度的,当某种营养素补充过量,就不能对人体产生相应的营养保健功效,相反,会对人体产生一定的不良反应。如维生素A、维生素D食用过量,可引起毒性反应,维生素D和钙同时吃,会形成钙的沉积,严重的会造成肾衰竭;氨基酸长期不平衡,会降低人的抵抗力。

准妈妈不要自行吃强化食品

在选择强化食品时,必须有针对性,要清楚所缺的营养素再确定何种营养素的强化食品。而且,缺少某种营养素也并不代表可以一直食用某种营养素的强化食品,这样同样可能导致某些营养素的摄入过量。因此,当经医生诊断确认体内缺乏某种营养素时,才可以适当吃些相关的强化食品。有针对性地选食强化食品,也要适当,并非多多益善。

※贴心提醒※　不提倡准妈妈完全素食,没有任何动物性的食物来源则较难获得优质的蛋白质和矿物质、维生素(如铁、锌、钙、维生素A、维生素B_{12}等),不利于胎儿生长,且长期素食更易患贫血,并影响体内激素分泌。

第 90 天　反季节蔬果能吃吗

反季节蔬菜水果的营养品质偏低

反季节蔬菜水果一方面丰富了餐桌,有利于摄入均衡营养;但另一方面,种植条件欠佳、使用人工催熟剂、储存运输时间较长等因素,影响了反季节蔬菜水果的营养品质,所以与应季蔬菜水果相比,反季节蔬菜水果的营养品质偏低。在优先选择应季水果的前提下,在缺乏应季蔬菜水果的季节里,可以适当选择一些反季节蔬菜水果,以维持营养素的平衡,可以优先选择本地出产的蔬菜水果。本地产品不仅成熟度好,营养素损失小,而且基本不需要用保鲜剂处理,污染较小,运输费用、包装费用、冷藏费用等成本也较低。

注意用激素催熟的反季节蔬果

蔬果、水果受污染可出现畸形。如西红柿、黄瓜等,由于在生长中受某些毒素侵害,其植物细胞出现非正常裂变,故导致形状和色泽异常。另外,菜农对蔬菜喷洒了催大、催肥、催熟的激素之类化合物,食物也可变形。如西红柿表皮光滑、药液可流淌至下端,故出现"尖屁股"的西红柿。

少吃畸形食物

除了蔬果,其他食物也存在类似问题。有的鸡蛋外壳不光滑,有突起小疙瘩,里面有凝聚的蛋白硬块,这是由于受到铬镍等有害物的侵害所致。鱼受污染后,有的下唇很长;有的头大、身瘦、尾尖;有的鱼切开后,发现肝肾肿大和局部畸形,这说明鱼往往含较多的铅、铬等有害物。总之,凡畸形食物,很可能内含有毒物,故不吃为妥。

※贴心提醒※ 水果中烂掉的部分,烧焦的鱼和肉,腐烂的白菜、隔夜的剩菜,这些食物都含有对健康有害的物质,包括致癌物质,准妈妈不要吃。

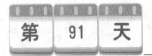

第 91 天　胎教从什么时候开始

给胎儿良好的生长环境就是最好的胎教

真正的胎教不应该是狭义的给胎儿实施各种人为的刺激,而应是孕妈妈除了要重视自身的健康和营养之外,还要重视环境的影响,给尽所能为胎儿提供良好的生长环境,消除不利于胎儿生长的各种因素,让胎儿得到充足、健康的营养和静养生息的环境,与此同时努力培养积极的心理状况和情绪体验,努力提升自己的素质、提升文化品位,给胎儿以潜移默化的影响,让胎儿在胎内环境中即受到良好的感应,使他们出生后健壮又聪明。

胎教可以早于怀孕

如果您是有计划地怀孕,那么在孕前就可以开始胎教了。要记住"胎教不是一门生产技术,而是一种心理准备和生活态度",胎教早于怀孕,一方面是因为良好的心理准备和生活态度不是一朝一夕就可以养成的,积极进行孕期准备,这实际上是胎教最好的开端;另一方面,孕前可以学习各种胎教的方法,充分收集胎教素材,为开始音乐胎教、美术胎教、语言胎教、抚摸胎教等做好准备。这些胎教内容可以在孕前就开始,也可以在孕期任何一个阶段开始,不必纠结于胎教开始的时间。

准爸爸要参与胎教

准爸爸参与胎教可以使胎儿熟悉准爸爸声音的频率,建立起对准爸爸的信任感,胎儿出生后会对准爸爸有亲切感,同时也会让准妈妈感受到重视和疼爱,从而将愉悦的心情传递给胎儿,促进胎儿的生长。准爸爸可以采取和胎儿讲话、聊天,给胎儿讲故事等方式进行胎教。

※贴心提醒※　除了参与胎教,准爸爸协助怀孕的方法还有很多,比如承担日常家务、给准妈妈做饭、陪准妈妈散步等。

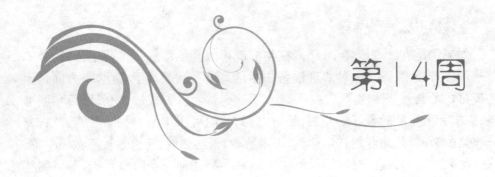

第14周

第 92 天　血液循环系统完全建立

血液循环与母体相连接

胎儿的血液循环系统已经完全建立起来。子宫腺体的分泌被血液循环所代替。不过,胎儿现在的血液循环路径与出生以后不完全相同。这主要是因为胎儿需要借助于母体才能生长。胎儿的循环系统通过脐带和胎盘与妈妈的循环系统联系在一起。

从桃子变成拳头

到本周末(第98天),胎儿身长75～100毫米,重达28克,像个小拳头。胎儿的脸看上去更像成年人了,口、眼、鼻依稀可辨。从性器官看,已经能完全区分男孩和女孩。腹壁开始增厚,以保护内脏。动作开始协调。

准妈妈小腹略微隆起

孕早期的疲倦感、恶心呕吐、尿频都已大为减少,小腹略微可见隆起。由于孕期准妈妈体内雌激素水平的增高和盆腔及阴道的充血,使阴道分泌物增多,它是阴道和宫颈的分泌物,含有乳酸杆菌、白细胞、阴道脱落上皮细胞等,是正常现象。正常的分泌物应是白色、稀薄、无异味。此时应注意保持阴部的清洁,每天换洗内裤,避免碱性强的皂液,避免各种洗液,可用孕妇专用的洗液。如果分泌量多而且颜色、形状有异常,应请医生检查。

※本周要事※　保持阴部清洁;了解胎动;了解妊娠妇女依法享有的权利。

第 93 天　　怀孕了，我都有哪些权益

关于工资和津贴

《中华人民共和国妇女权益保障法》第十二七条规定:任何单位不得因结婚、怀孕、产假、哺乳等情况,降低女职工的工资、辞退女职工,单方解除劳动(聘用)合同或者服务协议。对于参加生育保险的女职工,产假期间的工资、奖金及福利等待遇,由所在单位照发;社保中心按照核定的缴费基数发放生育津贴。

关于劳动时间

《女职工劳动保护规定》第七条:怀孕女职工依照医务部门的要求在劳动时间内进行产前检查,应当算作劳动时间,按出勤对待。

关于加班

《女职工劳动保护规定》第七条:女职工在怀孕期间,所在单位不得安排其从事国家规定的第三级体力劳动强度的劳动和孕期禁忌从事的劳动,不得在正常劳动日以外延长劳动时间;对不能胜任原劳动的,应当根据医务部门的证明,予以减轻劳动量或者安排其他劳动。怀孕七个月以上(含七个月)的女职工,一般不得安排其从事夜班劳动;在劳动时间内应当安排一定的休息时间。

关于产假

《女职工劳动保护规定》第八条:女职工产假为九十天,其中产前休假十五天。难产的,增加产假十五天。多胞胎生育的,每多生育一个婴儿,增加产假十五天。晚婚晚育加一个月。

关于生产费用

根据女职工生育保险条例规定,已经参加生育保险的女职工,分娩前的检查费、接生费、手术费、住院费和医药费以及出院后因生育引起的疾病的医疗费由生育保险基金支付,超出规定的医疗服务费和药费由本人承担。

※贴心提醒※　对于符合计划生育政策,属于计划内怀孕的女性,应携带相关

证件到社保中心申领生育保险。如果所在单位负责交纳生育保险,就无需自己办理了,同相关负责人交涉就可以。

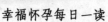 **第 94 天　孕4月,开始注意鼻出血**

孕期鼻出血的原因

妊娠以后,孕激素的增加可导致机体血流量增加,鼻黏膜变得脆弱、肿胀,此时可能孕妈妈不经意地揉鼻子或擦鼻涕时,黏膜血管也会破裂而出血。特别是在气候干燥的冬春季节,室内有取暖设备的北方。

鼻出血的应急处理

一旦发生鼻出血,应立即用冷毛巾敷鼻根部,用手捏住鼻孔,流血会很快止住。

预防鼻出血的方法

用加湿器维护室内适度;用淡盐水或鼻腔清洗液清洗鼻腔;维生素 C 300 毫克,加强毛细血管强度。

※ 贴心提醒 ※　如果鼻出血不能止住,或流血较多,或经常流血,就需要就医。

第 95~96 天　要怀孕,也要美丽——预防妊娠黄褐斑

注意防晒

夏季可以用墨镜、太阳帽、太阳伞和质量高的防晒霜。应注意人们往往忽略秋冬季节的防晒。其实不只是炎热夏季阳光普照时有紫外线,秋冬季节也会有紫外线,特别是初秋,紫外线往往比夏季还要强烈。皮肤长期暴露在阳光下,又不使用防晒霜,会增加皮肤的损害,加重黄褐斑。

注意皮肤保湿

孕妈妈皮肤容易干燥,要注意使用保湿产品补充水分,保持室内外环境的湿度。夜间可以用加湿器保持湿度。

吃西红柿

经常吃西红柿可以减少黄褐斑。这是因为西红柿富含抗氧化的番茄红素和维生素 C,有助于祛斑养颜。

预防黄褐斑的防晒小道具

※贴心提醒※　在使用加湿器加湿时,一定要注意定期清洁加湿器,以免造成室内空气的二次污染。

第 97 天　简单易做的祛斑食谱

西红柿沙拉

西红柿、生菜、沙拉酱适量。将西红柿烫后去皮、切块;生菜洗净,切成小片,与西红柿混合调以沙拉酱即成。

这道菜不仅制作方便,而且最大限度保留了番茄红素和维生素 C,祛斑效力更大。其中的沙拉酱若能用植物油、蛋黄自行调制,食疗效果会更佳。

西红柿蒸蛋

西红柿去皮切成小丁,急火快炒片刻;鸡蛋打散、调味、加水,小火蒸至七成熟时加西红柿丁,继续蒸熟。

番茄蒸水蛋非常滑嫩,酸而不腻。也可以加些肉末,营养更加均衡。

西红柿南米

西红柿 2 只，青蒜、青椒、芝麻适量。将西红柿洗净，用烤箱烤软，去皮，制成番茄酱；芝麻炒香，炒锅内加植物油，葱花爆香，下切碎的青椒和青蒜略炒，加入番茄酱煸炒片刻即成。

西红柿南米是傣语，意为番茄酱。傣家这种做法结合了中西餐的优点，口味好，有助消化。番茄红素可随脂肪被人体充分吸收，同时芝麻、植物油中富含维生素 E，它也是重要的抗氧化营养素。

其他食谱

红枣菊花粥：红枣 50 克，粳米 100 克，菊花 15 克。将上述原料同入锅内，煮至浓稠即可，有补血美颜之功效。

樱桃银耳粥：樱桃 30 克，银耳 50 克，桂花、冰糖适量。银耳泡发后洗净，小火炖 20-30 分钟，加入樱桃、桂花和冰糖即可。这款粥可滋阴润肺，美颜润肤。

美白面膜：薏苡仁 50 克，西红柿 2 个，鸡蛋 1 个，绿豆粉、黄瓜汁、蜂蜜、豆粉。将黄瓜汁、蛋清、薏苡仁粉、绿豆粉加适量水混合搅拌成面膜，或用西红柿榨汁后加入蜂蜜、豆粉敷脸。这款面膜有美白养颜的功效。

※贴心提醒※　孕期出现黄褐斑不要着急，更不要乱用药，黄褐斑在分娩后一般都会逐渐消退，至少会变淡。

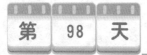 **第 98 天　神奇的番茄红素**

最强抗氧化剂，美容护肤

番茄红素是植物中所含的一种天然色素，主要存在于西红柿的成熟果实中。它是目前自然界中被发现的最强抗氧化剂，其抗氧化作用是 β-胡萝卜素的 2 倍，是维生素 E 的 100 倍。2003 年，美国《时代》杂志把番茄红素列在"对人类健康贡献最大的食品"之首，番茄红素也因此被称为"植物中的黄金"。它能够保护细胞 DNA 免受自由基损害，防止细胞病变、突变、癌变；含强力抗氧化生物活物质，能促使细胞的生长和再生，美容祛皱，延缓衰老，维持皮肤健康。

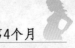

主要从番茄中获得

番茄红素分布于番茄、西瓜、南瓜、李子、柿、桃、木瓜、芒果、番石榴、葡萄、葡萄柚、柑桔等果实和萝卜、胡萝卜、甘蓝等的根部。人们从番茄中获得的番茄红素占其总摄入量的 80％以上。

※贴心提醒※　除了番茄红素，β-胡萝卜素也是一种抗氧化剂，是维护人体健康不可缺少的营养素，β-胡萝卜素最丰富的来源是绿叶蔬菜和黄色的、橘色的水果（如胡萝卜、菠菜、生菜、马铃薯、西兰花、哈密瓜）。所以，准妈妈多吃水果和蔬菜可以保护皮肤哦！

第15周

第 99 天　像一个小皮球

运动能力更加发达

胎儿面部表情更加丰富了,会转头、张嘴,咂咂嘴唇,每天要在羊水里做健身操。除了踢腿、打哈欠,有时也握握拳,扭扭手腕、脚踝,有时动动手指、晃晃脚趾,一刻也不闲着。

到本周末(第105天),胎儿身长10～12厘米,重50克,像个小皮球。

练习"喝水"

为了测试消化系统是否能够正常运转,胎儿会喝下一些羊水,一方面帮助消化道管壁肌肉练习将食物从一个部分推到下一个部分,另一方面帮助羊水快速循环起来,免得羊水变得浑浊。

准妈妈子宫如孩头大

子宫如小孩头部大小,准妈妈在肚脐下方7～10厘米处可以摸到。再过几周,准妈妈就会感觉到胎动了。

※本周要事※　注意鼻出血的防治;注意预防黄褐斑;下肢静脉曲张的应对。

第 100 天　对症下"药"，缓解焦虑

绝大多数妊娠都是正常的

异常妊娠只占很小的比率。如果异常妊娠占了大多数，那人类还如何繁衍、延续呢？孕产科的医学图书上所列举的妊娠疾病，并不会普遍发生；说某种症状"常见"，往往是相对于其他少见的症状而言。即使有极个别的发生了，现代的医疗技术也会给你最大的保证。

对待"忠告"，只当耳旁风

怀孕了，周围的亲友、同事、邻居、甚至小区里散步的人，特别是女士，往往会给你这样那样的"忠告"，或是将自己的经历告诉你，或是她们的见闻，或是某种说法，这些忠告或许会引起你的一些担心，其实这是完全没有必要的。不要将道听途说的放到心里，不要听从非专业人员的建议！做好例行的产前检查，有担忧时向医生咨询比任何忠告都重要。

不要无端担心

身边的朋友、同事流产了，不等于你也会流产。即使是对有过异常妊娠史的妇女，也还是可以成功生育。生活中我们看到很多有过宫外孕，宫内停育和因为各种原因导致中晚期流产、引产的妈妈再次怀孕，成功分娩。也有很多患有妊娠合并症的孕妇经过医院的治疗和护理而生育出了健康的宝宝。

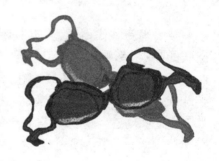

孕妈妈身心都要健康

担心对胚胎的正常发育没有任何好处，反而会起到负面作用。孕妈妈的心理健康对胎儿的正常发育是非常重要的。只有孕妇身心都健康，才能孕育出健康的宝宝。情绪不稳定，心理状况不佳，可导致免疫力下降，诱发疾病。

※贴心提醒※　孕妈妈要学会调整自己，学会倾诉，释放痛苦和压力。怀孕和

分娩之后,妈妈还要担负起养育孩子的重担,所以孕妈妈要以最佳的心态担当起母亲的责任。作为孕妇的你切不可为身体的变化而担忧,切不可为无端的猜想而烦恼。

第 101 天　开始选择乳罩吧

选择孕妇专用乳罩或哺乳乳罩

怀孕时乳房是从下半部向外扩张的,而不是向前突出,增大情形与一般乳罩比例不同,所以应该购买孕妇专用乳罩。这类产品多采用全棉面料,罩杯、肩带都经过特殊设计,不会压迫乳腺和乳头而造成发炎。但是,并非所有孕妇乳罩都是合格的,孕妈妈在挑选时要注意所在商场和乳罩品牌的信誉。

哺乳乳罩具有活动式的罩杯和肩带,哺乳时不用脱下整个乳罩,只需摁一下扣袢,即可将罩杯翻下。哺乳胸罩不仅方便给宝宝喂奶,在怀孕后期同样好用,因而不失为是经济实用的选择。

选择纯棉面料

孕妈妈新陈代谢旺盛,皮肤呼吸很重要,透气性不好的乳罩会影响乳房皮肤的呼吸,影响乳腺发育。孕5个月后会有很少的初乳分泌,乳罩的透气性就更为重要。因此,不要用化纤布、不透气或不吸水的布做的乳罩,防止化学纤维飞毛脱落堵塞乳腺管,应选择透气性好、吸汗性能佳、柔软、质量高的乳罩。购买时应:一看,查看乳罩的面料成分标签,不要购买三无产品;二摸,看罩杯内面料的手感是否柔软细腻;三试,不仅要号码合适,还要试罩杯是否合适。

乳罩大小要合适

乳罩不能过小、过紧,不要用束身衣、腰封,不要使用有药物以及各种填充物挤压造型的丰胸乳罩。上述情况会阻碍血液循环,妨碍乳房发育,还会压迫不断增大的乳头,使其发育受限,不利于宝宝出生后衔住乳头。乳罩不能过大、过松,这样起不到承托乳房的作用。可以选择无钢丝或软钢托的棉质定型乳罩。

准备多件乳罩

准备3~4件乳罩以利于换洗,并可以延长每件乳罩的使用时间。乳罩应勤换洗,但不要放在洗衣桶中与其他异物混洗,应单独手洗。每次更换乳罩前应将内侧绒尘拂尽,防止有细小织物阻塞腺管。晚间睡觉和睡午觉时应脱掉乳罩放松乳房。

※贴心提醒※ 应随着乳房的增大随时更换乳罩,夏季更换质地轻薄透气的薄棉乳罩。

 **第 102~103 天   买件美丽的孕妇装**

孕4~5个月购买就可以

不必急于在孕早期购买孕妇装,孕中期开始的腹部增大也不是很明显,可以尝试宽松休闲的款式,如短款、郁金香款、A形款等,这样孕妈妈在分娩后还可以穿。一般到孕5个月时腹部开始明显隆起,再穿普通款式的裤子会对腹部造成压力,孕妈妈会感到不舒服,这时就可以考虑购买孕妇装了。

孕妇裤子

专门为孕妇设计的裤子,腰部前高后低,腰围还可以调节,既保护了腹部,又避免了掉裤子的危险。这样的一条裤子可以一直穿到分娩。

背带裤是孕妇装的主打款式。穿背带裤既适合于腹部膨隆的变化,又避免勒腰,而且可以掩盖胸腹部、臀部的粗笨体型,给人以宽松自然之感。但是背带裤也有一个不利因素,那就是穿脱不方便,尤其是对于尿频的准妈妈来说。因此购买时应选择较易穿脱的,认真试一试再买,不能只图好看。

裙装

裙子也是一个不错的选择,既漂亮又实用,对腹部也不会造成什么压力。但冬天时就要注意选择质地好的或为孕妇专门设计的袜子,对于腿脚

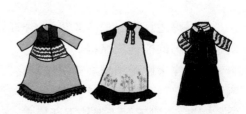

肿的准妈妈来说还是穿裤子好一些,以免袜子勒皮肤。冬季进行户外活动时也要避免裙子造成的不便。

此外,如果是特殊职业的孕妈妈、高级管理者或高级职员等,常常需要参加会谈、晚宴、音乐会、大型公关活动等,那么还需要置备一套孕妇礼服。

面料选择

应选择质地柔软、透气性好的纯棉、亚麻、真丝等面料,可根据季节和个人喜好选择花式,如小碎花、隐花,小格或直条的浅色布以及纯色面料等。

※贴心提醒※ 选择一件颜色素雅的开衫,既可以抵御风寒,方便穿脱,又可以和各种孕妇装相搭配。

第 104 天 内衣、袜子和鞋

内衣

孕妈妈可以选择孕妇专用内裤。这种专用内裤都有活动腰带设计,可以根据腹围变化调整腰围大小,高腰的设计可以将整个腹部加以包裹,穿起来非常舒适,还可以保护肚脐、保暖。妊娠后期可以选择具有托腹作用的内裤,这种前腹部加厚的内裤可以承托明显突出的腹部,托腹部位的材料应富有弹性,不会勒到腹部。

无论哪种内裤,都应选择透气性好、吸水性强的纯棉材质。

应该注意的是,孕妈妈不宜穿着有特殊用途的内衣。比如添加了磁、中草药而有磁疗、药物治疗作用的内衣,也不要穿着具备理疗功能的远红外线内衣等。

鞋袜

孕妈妈适宜穿后跟高2厘米,弹性好,大小适宜的鞋子。不要穿鞋底滑的,或是不跟脚的拖鞋或凉鞋。

不要穿平底无跟鞋。穿平底鞋会使重心更加向后,使人后仰;并且,平底鞋不能维持足弓吸收震荡,行走时可引起肌肉、韧带的劳损,产生足跟痛。更不要穿高跟鞋,否则不利于保持平衡稳定,容易跌倒。

孕妈妈要选择宽松的棉袜,袜口不能太紧,否则会使脚部肿胀更加严重。

※贴心提醒※　夏季穿凉拖既方便又舒适,但是并不适合于孕妈妈,因为凉拖不跟脚,路面不平时容易被绊倒,所以孕妈妈还是暂时收起凉拖为好。

第 105 天　注意姿势和动作,保护自己

做家务,小心谨慎

☆ 不要长时间弯腰或下蹲,如擦地、除草,这会引起骨盆充血,引发流产。妊娠后期应绝对禁止。

☆ 不要搬动沉重的物品,不要踩凳打扫卫生,这些动作十分危险。

☆ 晾晒衣物时,不要一次晾很多衣服,因为这是向上伸腰的动作,肚子要用很大力气。要干一会儿歇一会儿。

☆ 孕晚期不要让灶台压迫突出的腹部。

☆ 冬天不要长时间使用冷水,也不要长时间待在寒冷的地方,比如没有保温系统的阳台上。

☆ 外出购物可以当做散步,选择不太拥挤的时间和路线。必要时,可以分成几次购买。

日常动作,分步进行

☆ 从床上起来时,要先转向侧卧位,然后转向跪姿,用上肢及大腿的力量将身体撑起,使背部挺直。

☆ 由直立位坐下时,要先用手在大腿或扶手上支撑一下,再慢慢坐下。可以先坐在靠边部位,然后向后移动,直到坐稳为止。坐椅子时,要深深坐在椅子上,后背笔直地靠在椅背上。从坐位站起时,手要先扶在大腿上,再慢慢站起。

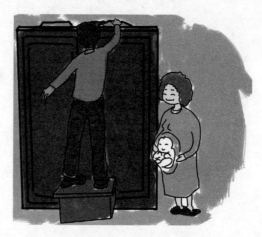

这些危险动作,让准爸爸代劳吧

☆ 站立时背部要舒展、挺直,使子宫重量集中到大腿、臀部、腹部的肌肉,这样能够防止背痛。

☆ 拾取东西时,不要压迫肚子,要先弯曲膝盖再弯腰,蹲好后再拾。

※贴心提醒※ 怀孕后适当做家务能减轻下肢静脉曲张、腰酸背痛等症状,增强腰腹盆底肌肉的柔韧性,有利于自然分娩,所以不必完全禁忌,只要注意做一会儿家务休息一会儿即可。

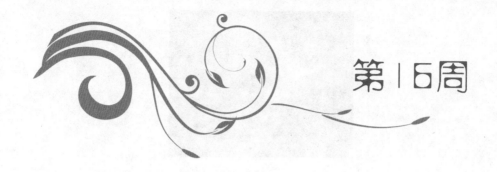

第 106 天　骨化过程加快

会对妈妈的抚摸做出反应了

胎儿软骨骨化过程较快,有了逐渐变硬的骨骼的支撑,头颈渐渐挺直。四肢、脊柱都开始进入骨化阶段,准妈妈要多补充钙。当准妈妈抚摸胎儿的时候,胎儿会做出一些反应。比如,如果准妈妈的手在腹壁触摸到胎儿的脸,胎儿会皱皱眉、眯眯眼;碰到了嘴,胎儿就会张张嘴;碰到脚底,胎儿会动动脚趾,屈屈膝盖。如果准妈妈不小心用劲大了让胎儿觉得不舒服,他会猛烈踢腿表示抗议。

粉红色的小娃娃

到本周末(第112天),妊娠满4个月,此时胎儿身长已经超过12厘米,重150克。全身覆盖着嫩嫩的、粉红的、薄薄的皮肤。前额大而突出,头上还有细小的头发。两只眼睛逐渐靠拢,而不是像青蛙那样长在两侧。有两个大大的鼻孔。有了比较完整的嘴巴形状。耳朵已经从颈部移到头上。腿长超过了胳膊,不再是个"小棒槌",可以分辨出前臂和肘部。手指也长了,不再像几个"小球球"。小胳膊、小腿开始在羊水中划动。敏感的准妈妈可以感到轻微的胎动。

子宫重 250 克

现在,准妈妈子宫已经有250克重了,羊水约250毫升。在肚脐下7.5厘米处很容易摸到子宫。准妈妈的体重可能增加了2～4.5千克。

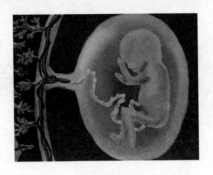

胎儿的头渐渐挺直了

※本周要事※ 在医生指导下坚持科学补钙；了解唐氏筛查；准妈妈腹部日渐膨隆，应注意日常动作、出行交通方式。

第 107 天 胎儿长骨头，妈妈多补钙

孕期如何补钙

成年妇女体内含钙约 1000 克，孕期需要增加储存钙 30 克。这些储存钙几乎均在妊娠最后 3 个月用于胎儿骨骼和牙齿的发育。孕 4～5 个月时，胎儿骨骼和牙齿的钙化就已经开始；孕 8 个月时钙化加速；足月时，20 颗乳牙牙胚都已形成，因此孕妈妈要增加钙的摄入。孕妈妈钙摄入不足，可导致小腿抽筋、骨质疏松、骨质软化症；胎儿可能患先天性佝偻病。

我国营养学会推荐孕妇每天钙供给量孕早期为 800 毫克，孕中期为 1200 毫克，孕晚期为 1200 毫克。胎儿共需要 30 克钙，为妈妈存钙量的 2.5%，妈妈也要储存 30 克钙，以供哺乳时需要。

食疗补钙

我国膳食中乳类食品摄入相对少，膳食中钙的吸收利用率较低，因此钙普遍不足，母体存钙不多。其实，钙广泛存在于食物中。牛奶、虾皮、鱼松、蛋类含钙较多，豆类与豆制品、芝麻酱、海带也是很好的钙源。奶类摄入较少者应在医师指导下增服钙制剂。

如何选择钙剂

关于钙剂,钙尔奇 D 或葡萄糖酸钙都可以,由于钙质的吸收需要维生素 D 的帮助,因而选择含有维生素 D 的复合制剂更为恰当。如果单用钙剂,建议准妈妈每天抽出一定时间进行户外活动,接受阳光照射,有利于钙和维生素 D 的吸收。

补钙不是越多越好

补钙也要适量,应按照说明书上的标准剂量服用。补钙过多,胎儿骨骼发育过于成熟,导致骨骼坚硬不易变形,容易出现难产。成年人补钙过量,容易出现肾结石。

※贴心提醒※ 准妈妈要注意晒太阳的时间不要太长,每天 20～30 分钟为宜,以免晒伤,并要避开 11:00～15:00 紫外线特别强烈的时段。

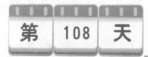 解读唐氏筛查

产前筛查——预测胎儿发生先天畸形危险性的高低

产前筛查是对孕妇进行怀有某些先天性异常胎儿的"危险"程度的筛选,也就是了解胎儿染色体序列,有无先天畸形发生。筛查的目的是进一步对高危人群确诊,并为孕妇提供终止妊娠的方法,预防和减少出生缺陷。目前筛查的两种主要疾病是唐氏综合征(21-三体综合征)和先天性神经管畸形。

产前筛查的时间是妊娠 14～21 周,最晚不超过 22 周。月经不规律或没有核对孕周的准妈妈,需要重新核对孕周后,在确定无误后才能进行该检查。如果孕妈妈年龄较大(>35 岁),或者以前曾经有过分娩畸形儿的病史,则医生往往会推荐进行产前诊断。

唐氏筛查

唐氏筛查目的是及早发现唐氏综合征。唐氏综合征是常染色体疾病,原因是人类共有的 23 对 46 条染色体中其中第 21 号染色体为 3 条,比正常人多出 1 条。结果是胎儿很快发生流产或早产,即使侥幸存活,容貌也会不同,智商、寿命都会受到影响。所以一旦确诊,通常医生会建议孕妇进行选择性流产,但最

终的选择还是由孕妇本人确定。

筛查唐氏综合征和神经管缺血的指标包括甲胎蛋白(AFP)、绒毛膜促性腺激素(HCG)和妊娠相关血浆蛋白(APP-A),90％以上的唐氏综合征有两项以上异常。

先天性神经管畸形筛查

先天性神经管畸形筛查目的是筛查出先天性神经管畸形。神经管是胎儿期的神经系统,在胚胎发育过程中应该完全闭合,如果在闭合过程中出现任何异常,就会出现各种畸形,如无脑儿、脑膨出、隐性脊柱裂、唇裂、腭裂等。

18-三体综合征筛查

18-三体综合征筛查目的是筛查出18-三体综合征。18-三体综合征是仅次于唐氏综合征的第二大常染色体病,发病率与母亲生育年龄增高有关。容易出现胎儿宫内生长迟缓,胎动少等异常,胎儿出生后会有体重低,头面部及手足畸形,骨骼、肌肉发育异常等。智力也有缺陷。

筛查结果分析

这里的筛查其含义是筛选出患某一疾病可能性较大的人,方法是通过年龄、体重、血液和激素水平及其他情况,如是否吸烟或酗酒等,计算出胎儿分别患有以上三种疾病的风险值,依据风险值得出阳性(高位)或阴性(低危)的结果。

唐氏综合征的风险值设定为1/270,如果风险值低于该水平,那么就是筛查低危,但低危不等于零风险。也就是说,低危者也可能生育出唐氏综合征患儿。

※贴心提醒※　随着年龄的增加,怀上先天愚型儿的风险度增大,35岁以上孕妇属于高危人群,一定要重视产前筛查。

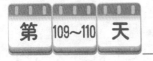 **产前诊断,超过35岁的孕妈妈不应回避**

产前诊断是为了防止出生缺陷

产前诊断是对有高风险的孕妇进行产前诊断,如果确认为正常胎儿,可以继续妊娠至足月生产，如果诊断存在严重遗传病，则应尽早结束妊娠。需要做产前诊断的人群如下。

· 高龄夫妇。男方超过 45 岁，或女方超过 35 岁的。

· 夫妇双方或一方有遗传病或可能携带遗传病基因的。

· 夫妇或家族中有过原因不明的不孕、不育、习惯性流产、早产、死产、死胎史的。

· 近亲结婚的夫妇。

· 曾生育过畸形或有遗传病患儿的。

· 早孕期间接触过致畸因素的。比如病毒感染、弓形体感染、接受大剂量放射线照射、接触有毒农药或化学物质、长期服药等。

· 产前筛查血清标志物异常，属于高风险的孕妇。

产前诊断的方法

产前诊断的方法有羊膜腔穿刺、绒毛膜取样、B 超扫描、脐带血穿刺、X 线检查、胎儿镜检查。其中，应用较多的是羊膜腔穿刺、超声检查和脐带血穿刺。这三项检查里，超声检查是无创检查，羊膜腔穿刺和脐带血穿刺都是有创检查，即有可能对孕妇或者胎儿造成损伤，需要医生和孕妇之间充分沟通，并签订协议后才能进行。

羊膜腔穿刺

羊膜腔穿刺术即羊水穿刺，是指在超声波引导下，医生用一根针穿过腹壁、子宫肌层及羊膜，刺入羊膜腔，收集 28 克羊水，然后在实验室里从羊水中分离出胎儿的细胞，进行染色体核型分析，最终确定胎儿是否具有染色体异常。

在正式抽取羊水前，医生会嘱孕妇喝下至少 1000 毫升的水，目的是使膀胱足够膨隆，可以透过膀胱清晰地观察到胎儿的形态、位置。如果超声下就可以发现问题的话，就不用做羊水穿刺了。超声检查的另一目的是核对孕周。做该项检查时，应在怀孕 14 周以上。

羊膜腔穿刺适用于 35 岁以上，妊娠 14～22 周有遗传病或染色体异常等家族病史的准妈妈，以及超声发现异常的准妈妈。在顺利的情况下手术一般只需要几分钟的时间，接受了羊水穿刺的准妈妈在医院观察半小时至一小时才可以离开。

很多准妈妈对羊水穿刺心存顾虑，害怕损伤胎儿，引起早产或者晚期流产，这就需要与医生进行充分沟通。其实，在技术条件成熟的大医院，这项操作已经非常成熟，并发症很少。据估计，每年全球约有 10 万个以上的孕妇接受过这种检查,所以其安全性已经过严格的验证。

羊膜腔穿刺后的三天里,准妈妈应多休息,避免大量运动,避免搬运重物,一旦出现阴道出血、有水状液体流出或高热,应及时就医。

※贴心提醒※ 如果准妈妈有风疹病毒感染,可检测羊水中的一种球蛋白,如果相关因子的浓度升高,则可能存在宫内感染,这种感染会导致流产或早产。

第 111 天 私家车、公交,还是自行车

自己开车

不建议准妈妈自己开车,如果避免不了,起码在孕早期和孕晚期不要开车,而且无论何时都应该注意避免急刹车时摇晃到腹部,还应该注意不要让安全带紧紧勒在腹部。避免长时间开车,开车时处于单一姿势,时间过久会使腰部承受太大压力,导致腹压过大,可能引起流产,此外长时间的震动和摇晃也可能引起胎动异常。所以,每开一段时间车就要下车活动一下。

由丈夫开车或乘出租车上下班听起来最好不过了。省力、省时间,尤其是在怀孕前 3 个月,可以避免剧烈的动作,安全系数较高。此时准妈妈最好不要坐在前排副驾驶的位置上,驾驶员后面和后排的座位才是最安全的选择。

乘坐公交

对于乘坐公交的准妈妈,要注意:每天上班前要留出足够的时间,如果时间不充足,情急之下准妈妈可能会像其他上班族一样一溜小跑奔向车站,甚至追赶即将发动的汽车,这样很危险;上下班最好避开高峰期,要注意脚下的台阶,不要与他人争抢车门、座位,特别是在孕早期,准妈妈体型变化不大,别人无法看出你的不同。

不要长时间坐车,特别是长途汽车。这是因为孕妈妈生理变化大,环境适应能力降低,长时间坐车给其带来不便;下肢静脉回流不畅可造成或加剧下肢水肿;汽油味可使孕妈妈恶心、呕吐;孕晚期腹部膨隆,坐姿挤压胎儿,易引发流产、早产。

骑自行车

骑自行车上下班的准妈妈要注意:要骑女式车,适当调节车座的坡度,使车

座后面略高,坐垫要柔软,可以在车座上套一个海绵座,以缓冲车座对会阴部的压力。

骑车速度不要太快,防止下肢劳累、盆腔充血而引起不良后果。

准妈妈因体态的关系,上下车子不方便,所以不要在车座后驮带重物。

不要骑车长途行驶,不要勉强通过上下陡坡或不太平坦的道路,剧烈震动和过度用力会引起会阴损伤。

准妈妈在妊娠后期体型、体重有很大变化,为防止羊水早破出现意外,就不要骑车了。

徒步

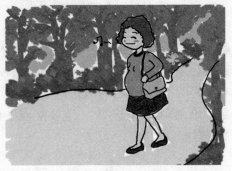

步行上班,一举两得

如果距离许可,那么散步或者步行上班对孕妈妈来说是最为适宜的方式,是最常用而又易于实行的锻炼方法。孕妈妈应尽量选择清晨或傍晚空气较好时步行上下班,如果无法避免上下班高峰时期的尾气污染,应注意防护,比如尽量离马路远点,或者佩戴口罩等。

※贴心提醒※ 准妈妈开车时应在脚下铺一块柔软的脚垫,同时准备一些舒适的靠垫放在后背。并保证手机电量充足,在遇到危险情况时能够及时求助。

第 112 天 略施小计,孕妈妈轻松入睡

晚餐不要吃得过多

晚饭一定要早吃,最好安排在睡前 5 小时左右,切勿过饱、过撑,少吃肥厚油腻的食物。睡前 2 小时内不要再吃难以消化的食物。晚餐过饱,必然造成胃肠负担加重,延长食物的消化时间,胃肠"紧张工作"的信息不断地传向大脑,影响正常的睡眠。

多吃含色氨酸丰富的食物

色氨酸是一种人体必需的氨基酸,人体内不能合成色氨酸或者合成速度很

慢，难以满足机体的正常需要，只能从食物中获得。色氨酸是大脑制造血清素的原料，是天然的安眠药，可以让人放松，减缓神经活动从而引发睡意。一日三餐中一定要注意多摄取富含色氨酸的食物来促进睡眠。这样的食物包括：脱脂奶酪、牛奶、肉类、动物肝脏、沙丁鱼、鲑鱼、香蕉、花生、鳄梨、小米、麦芽、大豆及其制品、芝麻、裙带菜等，孕妈妈可适当食用。

多吃含钙和镁丰富的食物

钙和镁这两种矿物质不仅能强健骨骼，还是天然的放松剂和镇静药，能舒解压力，使神经得到充分放松而很快入睡。每天应至少喝两杯牛奶（约 500 毫升），如果经济条件允许，喝含益生菌较多的双歧杆菌的酸奶效果更佳。为了具有更好的助眠效果，可以在睡前喝一小杯温牛奶。应注意的是，不管是牛奶还是酸奶，都不要空腹喝，一定要吃点主食或者小点心再喝，那样钙的吸收率会更高一些。

多吃含 B 族维生素丰富的食物

维生素 B_2、维生素 B_6、维生素 B_{12}、叶酸及烟酸等 B 族维生素都有助于睡眠，尤其是烟酸，堪称是天然的睡眠药。最好的办法是在膳食中增加维生素 B 群丰富的食物，酵母、全麦制品、花生、胡桃、葵花子、蔬菜（尤其是绿叶蔬菜）、牛奶、牛肉、猪肉、鱼、动物肝脏、蛋类、梨等都是 B 族维生素含量比较高的食物。

※贴心提醒※ 具有补血、养心、安神作用的五谷药膳粥羹，可以很好地催眠，如银耳莲子羹、百合绿豆粥、柏仁猪心粥、糯米小麦大枣粥、百合小米粥等，孕妈妈可以试试。

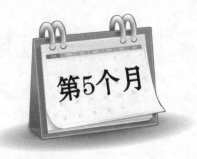

第5个月

关键词

进入精雕细凿期、骨化过程加快、四肢比例协调、皮肤增厚

在这个月,胎儿度过了最关键的器官分化期,畸形的危险已减少。胎儿的本事又大了许多,也更有力气了。胎儿的各种胎动可能打扰妈妈的休息,但孕妈妈注意对胎儿进行所谓的"拍打胎教",心情好,完善自己才是最好的胎教。

本月要点

※绝大多数孕妈妈感觉胎动,但在本月还不要急于进行胎动计数。

※胎儿还不具备支配动作的能力,对外来的反应还不够灵敏,准妈妈要保护好胎儿。

※孕20周前出现的高血压多考虑为原发性高血压,如果孕20周以前血压正常,20周后出现高血压,就要警惕是否为妊娠高血压。

※通过体重增长、腹围、宫底高判断胎儿情况。

※进行乳房保养,为母乳喂养打基础。

※注意调节情绪。

第17周

第 113 天　出现胎动，问候妈妈

胎动——胎儿传来的问候

随着胎儿肌肉、骨骼的形成，胎儿便在子宫内伸手、踢腿、冲击子宫壁，这就是胎动。最早的胎动出现在第 16 周或第 17 周。早期的胎动就像气泡感或颤动感。如果您现在还感觉不到胎动，请不要担心，大多数孕妇在第 20 周、21 周或 22 周才感觉到胎动。如果您是第一次怀孕，胎动不会轻易被觉察到，那么，请您从现在开始注意观察体会，希望您能够早日捕捉到宝宝传来的问候。

即将进入飞速发育期

到本周末(119 天)，胎儿已有 13 厘米长，170 克重。如果胎儿舒展开身体，则已经有准妈妈的手掌大了。牙龈出现雏形，肘关节、手指清晰可见，脊椎排列整齐。胎儿就要经历一个飞速生长的历程了。

准妈妈子宫变柔软

此时，胎龄 15 周，子宫在脐下 3.8～5 厘米处可以摸到。小腹突出，使得孕妈妈穿上有弹性的衣服或宽松的衣服才觉舒适。身体其他部位，如乳房、臀部、腿部也持续变化，体重增加 2.25～4.5 千克。

随着子宫的增长，子宫颈变得柔软。由于子宫的纵向生长比横向生长速度快，使得子宫变成椭圆形。当子宫填满盆腔后开始向腹腔生长，将腹腔内脏向上或向两边推移，最大时子宫高度可达到肝脏水平。子宫副韧带在激素作用下将增长增厚，轻度的刺激可使准妈妈腹部出现疼痛和不适。

※本周要事※ 注意感受胎动;了解胎动的规律;注意听胎心;测量宫高和腹围。

第 114 天 奇妙胎动，值得一辈子回味

初感胎动——神奇的体验

胎儿早在第 11 周就会做很多动作了,但是那是由于胎儿还太小,准妈妈还感觉不到胎动,到了第 5 个月,大多数妈妈都能感觉到胎儿的运动。胎动是准妈妈对孕育在自己体内新生命客观上的觉察,一般初产妇会在 18 周,经产妇会在 16 周感到胎动,但有的准妈妈可更早感受到,有的则要到第 20 周才能感受到。关于胎动的感觉,也不尽相同。有的描述为气泡感,有的描述为小鱼在游动,等等。感觉到有一个小东西在自己的肚子里动来动去,是一种美妙而神奇的感觉!

宝宝怎样胎动

翻滚运动:胎儿全身的运动,比如在子宫内翻身、游动等,孕妈妈可以明显感觉到这种胎动。

肢体运动:胎儿某一肢体的运动,如伸伸胳膊、踢踢腿,这种形式的胎动也比较容易感觉到。

胸腹运动:胎儿胸部或者腹部的突然运动,类似于打嗝,有一定频率,这种胎动不太容易感觉到。

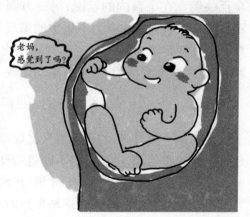

老妈,感觉到了吗?

呼吸样运动:胎儿胸壁、膈肌类似呼吸的运动,一般觉察不到。

微小胎动:如握拳、伸手、睁眼、闭眼、抬头、低头、摇头、吞咽等,由于幅度较小,孕妈妈可能都感觉不到。

胎动有规律吗

胎动是胎儿情况良好的表现。应

该说，人的个体差异在胎儿期就已经显露出来，有的安静些，有的活泼些。这与先天神经类型有关，与胎内外环境也有关。除此以外，胎动还与许多因素有关。

孕妈妈在安静、注意力集中的状态下会感觉到更多的胎动；在活动、谈话或工作时会忽视胎动。

白天环境嘈杂，准妈妈感觉胎动的次数可能比实际的少；夜深人静时准妈妈几乎能够感觉到所有的胎动。

躺着时，腹壁和子宫肌肉相对松弛，准妈妈能感觉更多的胎动。

胎儿睡着时，胎动次数减少；胎儿醒着时，胎动次数增多。

※贴心提醒※　当准妈妈紧张或过度疲劳时，体内儿茶酚胺分泌增多，胎儿受到刺激，可使胎儿躁动不安，产生强烈的骚动。因此，准妈妈一定要注意控制自己的情绪，注意休息。

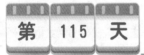 **第 115 天　了解胎动规律**

孕 5 个月(18～20 周)开始出现胎动

一般胎动每小时不少于 3 次，12 小时不少于 20 次。但在第 5 个月还不要急于进行胎动计数。这是因为一方面这是孕妈妈还只能感觉到幅度和力量比较大的动作，一些幅度小的动作如吸吮、打嗝等还体会不到，所以胎动并不能完全反映胎儿在子宫内的状况；另一方面孕妈妈在精力集中时会更多的感到胎动，在工作、聊天等注意力不集中的情况下会忽视胎动。因此孕妈妈不必为计数胎动而耗费精力。只有在感觉胎动突然停止、突然频繁或有其他异常表现时，才需要密切关注胎动，进行胎动计数。一旦确认异常，应及时就诊。

孕 6～9 个月(21～36 周)胎动活跃

进入孕 6 个月，胎动变得越来越规律，胎动幅度也会增大，孕妈妈基本能比较准确地感觉胎动，但此时仍不能将胎动作为监护胎儿的可靠指标。

从孕 7 个月最后一周(第 28 周)开始，准妈妈应仔细体会和观察胎动，并进行胎动计数。经过一段时间逐渐熟悉胎动规律和特征，这对于监护胎儿在子宫内的情况非常重要。每个胎儿胎动的频率、强弱、发生时间、持续时间、间隔时间等都不尽相同，所以准妈妈应仔细体会。方法是每天早、中、晚计数胎动 3

次。每次 1 小时,3 次之和乘以 4 即为 12 小时胎动数。孕 6~9 个月是胎动的活跃期,孕 29 周时可达每天 700 次。

孕 10 个月(37 周后)胎动有所减弱

进入 37 周,胎儿几乎占满了整个子宫,在子宫内的活动空间越来越小,临近分娩时,胎头下降,胎动会相对减弱。孕 20 周时的胎动可达每天 200 次,孕 29 周可达每天 700 次,到了 38 周,胎动又减少到每天 200 次左右。

※贴心提醒※ 最早的胎动出现在第 16 周或第 17 周。早期的胎动就像气泡感或颤动感。如果您现在还感觉不到胎动,请不要担心,大多数孕妇在第 20 周、21 周或 22 周感觉到胎动。

第 116~117 天　保护美腿,预防静脉曲张

时常活动一下

随着妊娠进展,孕妈妈血容量逐渐增加,体重增加,子宫增大,这会使下肢及盆腔静脉回流受阻,导致静脉曲张。通俗说就是静脉血流回困难,都积聚在下肢的静脉里了,以至于小腿肚上出现蜿蜒曲折的蓝青色静脉团。从这个月开始孕妈妈就要注意预防。首先,应避免长时间站立,每工作一段时间就站起来活动一下,或者原地踏步。

将腿垫高

每天可适当卧床休息,把腿适当垫高些;尽量不仰卧;坐着时最好抬高下肢与心脏呈水平位。在办公室工作时可以准备一个小矮凳,或者专门抬高双脚的小家具,适时放上双腿,这样有助于血液回流,减轻静脉曲张。

活动腿部肌肉

这也是预防静脉曲张的好办法,可以用双手揉捏大腿和小腿,也可以用拳头、按摩锤轻轻敲击双腿。

饮食控制

到了妊娠后期,应该适当限制饮食中的含盐量,如果水肿比较明显,整个下肢或眼睑、手都水肿明显,有发生妊娠高血压综合征可能时,就要请医生来解决。

※贴心提醒※　有静脉曲张迹象或水肿明显的,白天走路或站立时可以穿上弹力袜;一旦发生静脉曲张要及时看医生。

第 118 天　多饮水,做个"水灵的"孕妈

一天之间少量、多次饮水

妇女怀孕时,由于细胞外液间隙增加,加上胎儿的需要和羊水,故水分的需要应增加。哺乳期的妇女需要增加水分来满足乳汁的分泌。由于乳汁中 87% 是水,且产后 6 个月内的平均乳汁分泌量约为每天 750 毫升,故额外水分需要增加630 毫升。饮水应少量多次,应每隔 2 小时一次,每日 6～8 次,饮水约 1600 毫升。这样加上食物中含的水,如果汁、汤、粥等中的水,共计每日 2000～3000 毫升水分。

不能不喝白开水

纯净水将对人体有益的微量元素和无机矿物质几乎全部过滤掉了。大量饮用会带走人体内的微量元素。长期引用纯净水还会导致人体部分营养素缺失,甚至导致疾病。比如,饮用水缺碘会导致甲状腺肿;缺镁会导致冠心病发病率增加等。

不是所有的饮用矿泉水都是健康水,矿物质适中的矿泉水才健康。长时间在外活动时,质量好的矿泉水可以补充身体所需要的矿物质。

烧开后自然冷却的凉开水具有独特的生物活性,可促进人体新陈代谢,增强免疫功能。新鲜凉开水是暑天最佳的饮料。喝搁置不超过 6 小时的白开水最有益。

孕妈妈只喝矿泉水不是最好的选择,只喝纯净水是最不好的选择,纯净水中的矿物质大都被净化掉了。因此,要饮用一定量的白开水。

每天早起饮水一杯

白开水对人体有"内洗涤"的作用,早饭前 30 分钟喝 200 毫升 25～30℃的开水可以温润胃肠,使消化液得到足够的分泌,促进食欲,刺激肠蠕动,有利于

定时排便,防止痔、便秘。早晨空腹饮水能很快被消化道吸收入血,使血液稀释,血管扩张,从而加快血液循环,补充夜间细胞丢失的水分。

※贴心提醒※ 不要饮用久沸或反复煮开的开水,没有烧开的自来水以及在热水瓶中储存24小时以上的开水。

第119天 营造舒适的睡眠空间,让美梦相伴孕期

适合选择硬板床

孕妈妈适宜睡硬板床,软床垫不利于翻身,容易导致脊柱问题,引起腰背痛,同时身体深陷其中,醒后会有疲劳感。硬板上应铺上厚实的棉褥垫,以免床铺过硬缺乏对身体的缓冲力,翻身时很吃力。

枕头高度、软硬适宜

枕头以8～9厘米高为宜。即稍低于肩膀到同侧颈部的距离。睡时,头和颈部都放在枕头上。枕头过高过低都会引起颈部不适。过高时前屈的颈部会压迫颈动脉,从而影响大脑供血。

被褥选择纯棉

被子应该是全棉被罩包裹棉花被絮。化纤混纺织物透气性差,还会刺激皮肤引起瘙痒。

夏季使用蚊帐

在炎热的夏季使用蚊帐显然比点蚊香好得多,蚊帐还可以防风、吸附尘埃以过滤空气,使孕妈妈能够安然入睡。

使用孕妇枕

这是一种专门为孕妇设计的"枕头",又叫孕妇护腰枕,分为两个部分。前面弯曲略呈U形,孕妈妈侧卧睡觉或者休息时可以垫在肚子下方,承托膨大的腹部,以免腹部下坠;后面可以承托腰部,以免发生腰背痛。孕妇枕还可以当做脚垫、靠垫来使用,非常方便。

创造有助于睡眠的环境

关上灯,拉上窗帘,或带上眼罩。避免噪声,保持室内适宜的温度和湿度,并注意通风。冬季不便开窗时,至少应该开门睡觉。睡觉前开窗通风半小时以上。新鲜空气也可助眠。

※贴心提醒※ 睡前梳头,最好用手指梳,也可以用木梳子梳,轻轻地梳至头皮发热,可促进头部血液循环,起到保护头发的作用,并有利于大脑放松,利于睡眠。

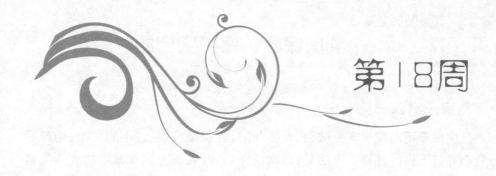

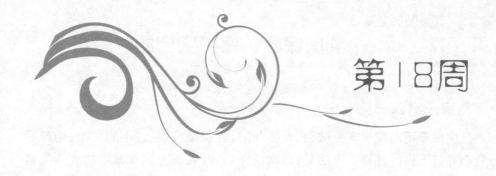第18周

第 120 天　喜欢听妈妈唱歌的宝贝

胎宝宝越来越好动了

胎儿的运动能力越来越强,翻滚、踢腿、伸胳膊、咂嘴,准妈妈要注意感觉胎动。

准妈妈要注意保护胎儿

到本周末(126 天),胎儿身长接近 14 厘米,体重 200 克。脑发育更加完善,大脑神经元树突形成,产生了最原始的意识。小脑两个半球也开始形成,但是此时胎儿还不具备支配动作的能力,对外来的反应还不够灵敏,准妈妈要保护好胎儿。

胎宝宝喜欢妈妈的声音

此时的胎儿像子宫内的一个小小窃听者,能听到子宫内外的一些声音,但是,胎儿更喜欢妈妈的声音。对胎儿来说,妈妈的声音是最为简单、纯净、原始而亲切的声音,所以,请准妈妈和胎宝宝说话、聊天,为胎儿唱歌吧!让胎宝宝在妈妈的歌声中感受外面的美好世界。

准妈妈胃口大开

现在可以在肚脐下两根指,即 2.5 厘米处摸到子宫。准妈妈体重增加 4.5～5.8 千克。早孕反应早已过去,准妈妈胃口大开。

※本周要事※　了解乳房保养;感觉胎动;学习听胎心

第 121 天　乳房保养，保护宝宝的"粮袋"

乳房日常保养的方法

乳房保养可以减少乳头皲裂、乳头凹陷、乳腺炎、乳头过小的发生，为产后母乳喂养打下良好基础。方法是：每次洗澡后，在乳头上涂抹橄榄油或维生素软膏，轻轻摩擦乳头周围 5 分钟左右。擦洗干净后涂上润肤油以防皲裂。每天坚持可以使乳头皮肤变得不那么娇嫩。

按摩乳房

按摩乳房可使之软化，乳腺管畅通，有利于产后乳汁分泌。按摩时应避开乳头，以免引起子宫收缩。方法是孕妈妈用手掌侧面轻按乳房，露出乳头，围绕乳房均匀按摩，每天 1 次。

乳头凹陷应及时纠正

乳头凹陷或扁平的，可以用拇指、示指、中指捏起乳头向外牵拉片刻，每次牵拉 15 下，每天 2~3 次。如果在以上过程中出现不适，感觉好像子宫收缩时，要立即停止，并看医生。

※贴心提醒※　有习惯性流产的孕妇，严禁做乳头保养。

第 122 天　不必刻意强调左侧睡姿

仰卧位睡姿最不可取

仰卧位时增大的子宫可压迫下腔静脉，导致回心血量减少，脑及全身各器官的血流也会减少，孕妈妈会出现胸闷、头晕、恶心等现象，称之为"仰卧位低血压综合征"；也可因子宫供血减少而影响胎儿的发育；对还有妊高征的孕妇则更加危险，因为仰卧位可影响肾脏的血供，使尿量减少，致使体内有毒物质不能及时排出，而加重妊娠中毒症，出现"子痫"。

右侧睡姿有一定弊端

怀孕期间经常右侧卧位也不利于胎儿发育。右侧位时,增大的子宫可能压迫乙状结肠,使子宫向右旋转,从而使维护子宫正常位置的韧带和系膜处于紧张状态,系膜中营养子宫的血管受到牵拉,而影响胎儿的血供,造成胎儿慢性缺氧。

左侧睡姿的确对母婴有利

左侧位时,右旋的子宫得到缓解,子宫对腹主动脉和下腔静脉、输尿管的压迫减少,从而使胎盘血流增加,回心血量增加,减轻水钠潴留,即妊娠水肿。可见,睡眠姿势对母儿的影响来源是子宫对腹主动脉、下腔静脉、输尿管的压迫,只有当子宫增大时才会有这样的影响。因此,从怀孕6个月之后,孕妈妈要注意睡眠姿势。

不必强迫自己坚持左侧睡姿

其实,正常人的睡姿都是经常变动的,一夜间的翻身可达几十次甚至上百次。要求孕妈妈一夜都采取左侧卧位睡眠是不现实的。孕妈妈只须在刚刚躺下时和醒来时尽量采取左侧卧位就可以了。如果左侧卧位使孕妈妈感到不舒服,就可以采用舒服的姿势,使孕妈妈感到舒服的姿势是最好的,孕妈妈不要因为不能保持左侧卧位而烦恼,甚至焦虑、不能入睡。

※贴心提醒※ 胎儿和孕妇都有自我保护的能力,如果睡眠姿势对胎儿或孕妇有影响了,胎儿或孕妈妈的身体都会发出信号,让孕妈妈在睡梦中变换体位或者醒过来。

第 123~124 天 孕期全程旅游规划

孕早期不适合旅游

此时是胚胎发育的关键期,也是致畸的敏感期,要特别注意避免病毒感染,避免有毒有害环境因素的影响。此时也是最容易流产的时期,孕妈妈应充分休息,不要过度疲劳,不建议外出旅游。可以去街心花园或公园散步。最好选择绿色植物较多、尘土和噪声较低的地点。空气清新,氧气含量高,是散步的最佳场所。如果没有以上条件,可以去车辆相对较少的街道散步。

孕中期可选择短途游

在此阶段内,孕妈妈流产的可能性降低,早孕反应消失,可以说是整个怀孕过程中相对稳定、安全、舒适的时光,适度的运动可以帮助孕妈妈控制体重,对胎儿也有很多好处。可以短途出游:附近的景点或全程走高速公路能到达的近郊景点。最好是缓步游览平原风景区。也可以选择国内大中城市旅游。要避免长途跋涉、翻山越岭、冲浪划水、高空弹跳、深度潜水以及极热极寒之旅。出行前一定要听取医生建议,做好各方面的准备。

孕晚期不要长途旅游

最后3个月,孕妈妈容易发生早产和其他一些特殊情况,如出血、破膜等,不再适合长途出游。不过,适当的运动有助于胎儿平衡功能的发育,所以尽管此时孕妈妈的身体已经很笨重了,也不要放弃运动。此时可以极短程出游,去街心花园或公园散步。不要长途出游,除非有很特殊的情况,而且还必须请示医生。

※贴心提醒※ 孕妈妈应尽量避免到海边度假,更不要享受海水浴。因为海水温度较低,身体受凉后子宫收缩,容易发生意外。

第 125 天　做好准备,来一次孕中期旅游吧

交通工具

长时间颠簸容易引起流产,所以尽量不要坐汽车,而选择平稳宽大、有洗手间的交通工具,如火车。乘飞机时应选择紧靠通道的座位,这样便于孕妈妈经常起身活动,防止水肿。

影响孕妈妈乘飞机的因素是低气压、低氧、客舱内空间狭小等情况。尽管有研究证明怀孕期间的任何时期乘飞机都是安全的,但为了慎重起见,通常规定孕32周以内的健康孕妇乘机没有限制,但是在购票时要出示预产期证明。

不准孕32周以上的孕妈妈坐飞机。如有特殊情况,应在乘机前72小时内提交由医生签字、医疗单位盖章的"诊断证明书"一试两份,内容包括旅客姓名、年龄、怀孕日期、预产期、旅行航程和日期,适宜于乘机及在机上的特殊照顾等,同时填写《特殊旅客乘机申请书》,经航空公司同意后才可以购票乘机。

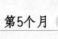

住宿条件

需要在外住宿时应住在附近有医院,卫生条件有保障的星级宾馆,短途出游可以选择回家。

饮食准备

孕妈妈时常会感到饥饿,旅行前一定要在包里放些干果和小点心,也可以带一小袋奶粉,别忘记带水。

预防疾病

要避免感冒发热、腹泻脱水。要根据气候变化,及时增减衣物,防止着凉。旅途中应讲究饮食卫生,饭前便后洗手,不吃不洁食物或生冷食物,尤其不要乱吃车站、码头上小商贩的食物。

紧急情况

遇到腹痛、阴道流血等情况时,一定要终止旅游,立即就医。如果是与怀孕有关的意外,例如早产、妊娠并发症等,应在稳定病情后,由陪同家属与当地医疗机构联系,视病情决定是留在当地还是回本地治疗。如果在国外旅游发生意外,家属可以请卫生机构或外交机关协助处理。

必备物品

包括宽松的衣裤鞋袜、帽子,其中有多条内裤;水、健康小零食、小袋奶粉;需要每日服用的维生素;防晒霜、润肤乳;消毒湿巾、干净的毛巾和洗漱用具;钱、护照或身份证;产前检查手册、保健卡,平时产前检查医院、医生的联系方式;孕妈妈怀孕周数或无飞行危险的医师证明。

※贴心提醒※ 孕妈妈一定要有人陪伴,不要一个人出游。

第 126 天 做个家庭"农夫"吧

种菜养花,乐在其中

在如今蔬菜涨价,农药残留问题越来越严重,人们对绿色食品的需求越来越高,家庭种菜、阳台种菜受到越来越多人的推崇。在自家阳台、客厅,或者哪怕只是室内一角,开辟出一个小小"菜园",并不是奢侈的梦想。自己种菜自己吃,既避免了农药、化肥、激素的危害,能够吃到最新鲜的蔬菜,还能够净化室内空气、吸收室内甲醛,调节了空气湿度,让室内环境变得更舒适。阳台种菜可以缓解上班族工作上的压力,享受田园生活带来的乐趣。更可以让孩子们了解大自然,了解植物生长的生物知识,培养孩子们的动手能力。孕妈妈不妨享受一下自己动手种菜养花的乐趣。

养花种菜需要哪些工具

花种、菜种:按季节说,有适合春播、秋播的。按种类说,有瓜果类、叶菜类、豆类、根类。按特性说,有易种的、好看的、耐寒的、耐热的等。

花土和肥料:各种营养土、肥料等。

花盆:大小、形状不一的圆形、长条形花盆。

园艺工具:铲子、耙子、喷水壶等。

这些工具在一些批发市场、网上都能够买到。

种植简单的芽苗菜

芽苗菜是一类种植简单、无土栽培的蔬菜,无需任何复杂的工具,一个塑料框、一块纱布或者纸巾、一个喷壶,就可以了。将种子均匀撒在框里,喷水,盖上纱布,避光,3-5天种子就发芽了,然后移到光亮处,小苗逐渐长高,一周后就可以吃了。香椿苗、萝卜苗、豌豆苗、荞麦苗、小麦草,这是纯正的"有机"蔬菜呢!

哪些花草不宜种

喜欢养花的孕妈妈们,要注意一些具有浓香、过敏、毒汁、棱刺的植物不适宜养在室内。百合花香中含有一种兴奋剂,久闻会刺激中枢神经,导致失眠;丁香夜间能散发出香气和废气;水仙全株有毒,鳞茎黏液含石蒜碱,毒性强;夹竹桃被称为"低水准的迷幻药",久闻会使心率加快,引起幻觉;一品红、虞美人、马蹄莲、含羞草、紫茉莉等都含有有毒物质,可引起过敏,误食后可导致全身多个系统的中毒症状;仙人掌、昙花、令箭荷花等刺内有毒汁,皮肤被刺后易引起红肿、痛痒等症状。

※贴心提醒※ 还记得老人们发的绿豆芽、黄豆芽、蒜苗吗,其实就是最简单的家庭种菜哦!

第19周

第 127 天　我是一只游泳的"鱼"

胎儿开始练习呼吸运动了

十二指肠和大肠开始固定了,肝脏和脾脏先后开始造血。胃因为羊水的加入而逐渐变大。肺泡上皮开始分化,开始出现呼吸运动,但肺脏还没有换气携氧的功能,里面充满了液体。

像鱼儿一样在子宫里游动

到本周末(133 天),胎儿大约 15 厘米长,超过 200 克重。在羊水的海洋里,胎儿随时都在改变位置,像鱼儿一样游动。转动头颈、喝羊水、握拳、踢腿,是胎儿的拿手好戏。

准妈妈感到心慌、气短

此时胎龄 17 周。准妈妈下腹膨胀,感觉下坠,时常有心慌、气短的感觉。宫底高度已经达到脐下 1.3 厘米,体重增加 3.6～6.4 千克,其中胎儿 200 克左右,胎盘 170 克,羊水 320 克,子宫 300 克,两侧乳房 180 克,剩余是身体其他部位增加的重量。

※本周要事※　测量腹围和宫底高;做好孕期全程心理保健;了解孕期尿常规检查。

第 128 天　家人参与，共同度过孕期

孕早期,准爸爸应给孕妈妈多一些爱护

女性在怀孕以后,性情常常发生改变。本来温柔娴静的,可能会焦躁不安、喜怒无常;原来开朗好动的,会变得忧郁懒散。这有生理和心理两方面的原因。所以,孕妈妈表现得特别挑剔,常常为一点小事大动肝火、脾气暴躁。此时,准妈妈的家人,特别是丈夫,应该多多体谅和理解孕妈妈,给予比孕前更多的安慰和照顾。孕育胎儿不是准妈妈一个人的事,而是夫妇共同的责任。平时要多注意和妻子沟通、交流,许多问题要谈出来,乐观地共同面对。

孕中期,快乐自己就是呵护宝宝

妊娠 5 个月时,当母亲兴奋、激动,血压升高、心跳加快时,体内的激素水平发生变化,透过血液、胎盘可以传至胎儿。此时胎儿能感应到母体的变化,并能通过踢腿、摇头、拼命吸吮手指以示抗议。如果准妈妈长期情绪不佳、或过度紧张、痛苦、忧虑,会对胎儿造成不良影响。出生的宝宝好动、易哭闹,消化功能紊乱。

所以,准妈妈应尽量保持一份好心情。当你为一些事情而生闷气、郁闷,甚至愤怒、激动时,想一想肚子里的宝宝吧。他是那么的无助,无力改变子宫内的环境。为了胎儿,孕妈妈请息怒,平静下来吧。

孕晚期,做好一切准备

孕晚期,孕妈妈腹部已经非常膨隆,身体各系统的负担达到了高峰,身材的变化同时也给孕妈妈的心理造成很大的压力。面临着人生中的重大改变,孕妈妈或多或少都会有既兴奋又紧张,既渴盼又焦虑的心理。此时孕妈妈首先要了解分娩常识,消除分娩

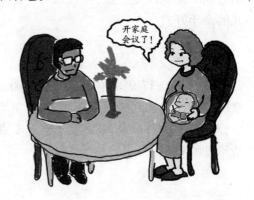

恐惧;同时做好分娩的一切准备,包括孕晚期的健康检查而分娩、迎接新生儿的物质准备。

※贴心提醒※ 临近预产期时,孕妈妈的家人特别是准爸爸最好常留家中,使孕妈妈心中有所依托。

第 129 天　学会看懂孕期尿常规检查化验单

细胞数

(1)红细胞:妊娠期间尿中有红细胞多为阴道分泌物污染所致,如果反复多次检查尿常规中有红细胞,需要详细检查,以防存在严重的肾脏疾病。

(2)白细胞:孕期若存在肾盂肾炎、膀胱炎、尿道炎时尿中会出现大量白细胞,同时伴有尿频、尿急、尿痛等症状,尿中亚硝酸盐往往也是阳性。在明确诊断后医生会开一些安全的抗生素,以便在短时间内治愈感染。

(3)上皮细胞:正常尿液中有时也看见上皮细胞,如果准妈妈患有肾小球肾炎时,尿中上皮细胞就会增多。

尿糖定性

妊娠后肾糖阈会降低,所以大多数准妈妈的尿糖都会出现阳性结果,这并不意味着患有妊娠期糖尿病。只有当血糖超过一定水平时,才会做出糖尿病的诊断。

尿酮体

准妈妈在饥饿或长时间运动后有可能出现尿酮体阳性,往往是一个＋,进食后很快可以转阴。

孕早期,如果孕吐明显,大量失水,不能进食,能量供应不足时机体会动用储存的脂肪,此时就会造成尿酮体阳性。此时"＋"越多,表示水电解质失衡越明显,甚至引发昏迷。一旦尿酮体超过2个＋,准妈妈就需要住院观察,进行输液治疗,直到酮体转阴。

妊娠中后期,如果尿酮体阳性,除了有严重营养不良的原因外,很有可能是存在重度的先兆子痫,或是未经控制的糖尿病,需要引起警惕。

尿潜血

潜血是指红细胞破裂后留下的有形成分,尿液中如混有0.1％以上的血液时,肉眼可观察到血尿;血量在 0.1% 以下时,便只能用隐(潜)血反应才能发现。尿液隐血即反映尿液中的血红蛋白和肌红蛋白,在正常人尿液中不能检出。因此一旦出现尿潜血阳性,一定要咨询医生。

尿亚硝酸盐

准妈妈患有泌尿系统感染时,尿中除了能找到白细胞时,尿亚硝酸盐往往也是阳性。

尿比重

在饮水过多而进食不多时,准妈妈可能出现尿比重减低,但不会比正常值低太多。尿液的过度稀释只有在疾病状态下才会出现。

尿胆原

正常情况下,准妈妈的尿胆原应该是阴性结果,出现胆红素排泄不畅时,尿液会成为代谢胆红素的通道,尿胆原就会呈阳性。所以当尿胆原阳性时,准妈妈要及时咨询医生。

尿蛋白

尿液被白带污染时,可能会出现尿蛋白阳性,此时一般会建议复查一次尿蛋白。如果尿蛋白反复阳性,则一般提示严重的肾脏问题,需要引起警惕。

※贴心提醒※ 孕期尿常规检查每月一次,目的是了解肾脏状态和全身营养状况,了解有无泌尿系统感染、肾脏疾病和糖尿病。尿常规检查是最普通,但不可忽视的一项初步检查,能够提供化验者整个身体基本状态的基本信息,孕妈妈要重视。

 **第 130~131 天** **盆底肌锻炼+护垫,应对孕期尿失禁**

尿失禁即"漏尿"

女性先天尿道短,为 3~5 厘米,妊娠时的骨骼、肌肉和韧带还会变得松弛,从而改变了膀胱和尿道的正常位置,导致尿失禁。比如在准妈妈大笑、咳嗽、打喷嚏或跑步时,少量尿液会不由自主地流出,这就是尿失禁。但大多数孕妈妈在分娩后能够安全恢复膀胱的正常功能,所以孕妈妈不必过于担心。

盆底肌练习可缓解尿失禁

孕期做一些盆底肌练习,可以缓解可能出现的尿失禁现象。做法是:仰卧于床上,双脚屈膝微开 7～8 厘米,收紧肛门、会阴及尿道 5 秒钟,然后放松,默数 5 下再重做,每次做 10 次左右。初练者可以在开始时每次收紧 2～3 秒,以后逐渐增加强度,增至 5 秒。在站立或坐位时也可进行此项练习。盆底肌肌肉锻炼不需要任何道具,可以循序渐进,逐渐增加练习次数。

随身携带护垫,关键时刻帮忙

这是防止漏尿尴尬的好方法,特别是在衣着单薄的夏季。在容易出现漏尿的情况下,选择纯棉质地的护垫,并随时更换。

※贴心提醒※　不要总是使用护垫,长期使用护垫会刺激阴部皮肤,并促进细菌滋生,每天换洗内裤是保持外阴干净清爽的好方法。

第 132 天　懂得欣赏生活之美,说说广义的音乐胎教

广义的音乐胎教让孕妈妈心情好

广义的音乐胎教不是针对胎儿而言,而是针对孕妈妈来说的。美好的音乐可以使孕妈妈产生美好的心境,并将这种心境传递给胎儿。当准妈妈因为工作和人际关系产生心理压力,或因怀孕而感到内心不安时,听一听舒缓、优美的音乐,使烦乱的心绪平静下来,用整个身心去体会乘着空气而来的自然的振动,让惬意的感觉弥漫到整个身体,这对于胎儿的发育无疑是有好处的。孕妈妈不妨选择一些适合于孕期听的曲目,既是自己欣赏,也给胎儿听,一举两得。

如何实施音乐胎教

在妊娠反应重,疲倦懒言的孕早期,准妈妈可以选择一些让人心情平静、宁心静气、解除疲劳、清除郁闷的音乐;孕中期和孕晚期可选取寓意深刻、激奋昂扬、如梦似幻的音乐,以展开丰富的联想,充分感受孕育之美,以激发强烈的母

爱。

选择合适的曲目,每天 1~2 次,每次 15~20 分钟,和胎儿共同聆听。除了聆听,孕妈妈还可以亲口为胎儿哼唱歌曲,吟诵名篇佳句。胎儿最喜欢妈妈的声音,妈妈的声音可以安抚哭闹的新生儿。

孕妈妈应懂得欣赏生活之美

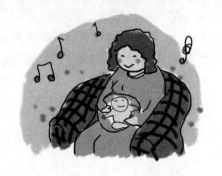

许多人以为音乐是一门深不可测的学问,其实,我们每天都在和音乐碰面,过着与音乐交叠、息息相关的日子。睡梦未醒的清晨,耳边传来了小鸟的啼鸣,风过树叶的沙沙声,小区花园里早起人们的问候声,远处的汽笛声、喇叭声,车轮碾过马路声……这是我们听惯了的声音,是平淡、真实而安详的生活的声音。这种平静安宁的日子是多么可贵,这难道不是最动听的音乐吗?最美的,就在我们平凡的生活中。

※贴心提醒※ 不喜欢听音乐的孕妈妈不必勉强自己听音乐;别人都说好的曲目,如果你并不喜欢,或者听后心情变差,也不必勉强自己去听。

第 133 天　小心音乐胎教的误区

单纯的声音刺激对胎儿有害无益

在音乐胎教方面,有一个误区,就是以为所谓的音乐胎教就是给宝宝以单纯的音乐刺激。目前市场上的一些胎教音带附有传声器,将它放在孕妈妈腹部,使超声波直接进入体内,传给胎宝宝,这种传导方式会刺激胎儿的内耳,使耳蜗受损,可导致宝宝出生后的听觉能力受损。轻者仅能听到说话,但听不到高频声音,重者会造成耳聋。

胎儿比新生儿更需要保护

胎儿比新生儿更需要保护,更需要安静的环境。将扬声器对着腹部播放音乐,音乐通过母体的传递被胎儿接收到时只是单纯的物理声波而不是乐音,甚至变成有害的噪声。胎儿得不到安静的生长环境,神经会变得紧张。

注意伪劣产品

一些没有经过严格测试的传声器可能和音乐发生共振而产生噪声。还应该注意的是：卫生部优生优育协会和中国科学院声学研究所曾联合对当前市场上销售的胎教音乐磁带进行了随机调查,结果显示市场上销售的"胎教音乐"磁带劣质品较多,绝大多数的音乐节奏与胎儿的心率不和谐,而且音量难以掌握,对胎儿有害无益。孕妈妈一定要慎重对待。

※贴心提醒※　除了用声音刺激胎儿不可取之外,还要注意所谓的拍打胎教,一些专家认为新生儿的大部分时间都是在睡眠中度过,谁会对她进行每天早晚两次3～5分钟的拍打呢? 如果实施了会有什么样的后果。同理,对胎儿实施拍打更是一种不良刺激。

第20周

第 134 天 越来越好看、结实了

时而打盹,时而醒着玩耍

消化道中的腺体开始发挥作用,胃内制造黏液的细胞出现。胎儿的肌肉、骨骼变得越来越结实,准妈妈应该感觉到明显的胎动。脖子、胸部和臀部开始出现可以保持体温的褐色脂肪。纤细的眉毛正在形成。骨骼发育加快,四肢、脊柱开始进入骨化阶段。胎儿已经能像新生儿一样时睡时醒了。

黄金孕期到来了

到了本周,已经走过了一半的孕育过程,并且度过了最关键的器官分化期,畸形的危险已减少。准妈妈的妊娠反应没有了,流产的威胁也减少了,并且没有活动上的不便,是真正的黄金孕期。

皮肤呈现美丽的粉色

本周末(140天),妊娠满5个月,胎儿有14～16.5厘米长,重250克左右,脑袋有鸡蛋大。他的全身已经长出胎毛,头发、眉毛、指甲已经齐备,皮肤渐渐呈现出美丽的红色,皮下脂肪开始沉积,皮肤开始变得不透明。整个身体弯曲,前额大而前突。眼皮完全盖住眼球。嘴巴逐渐缩小。两个朝天的鼻孔逐渐向下。两眼更加靠拢。外耳形状完成两个阶段的转化,接近最终的轮廓。脖子又长长了。一句话,胎儿越来越好看了。

准妈妈子宫平脐了

此时胎龄 18 周,子宫高度平脐。自本周以后子宫大约每周升高 1 厘米。现在准妈妈都已感觉到胎动了。

※本周要事※ 胎动越来越强烈,大多数准妈妈都已经感觉到胎动;准妈妈应该学会听胎心,学会测量宫底高度,监测血压,注意皮肤和乳头的保养。

第 135 天 选择合适的乐曲,进行音乐胎教

不是非要听某一首曲子

在曲目的选择上,孕妈妈不必对音乐的类型、曲目产生压力。不是非听不可,不是非听哪种音乐、哪种曲目不可,根据自己的喜好,顺其自然既可。

需要回避哪种类型的乐曲

要回避一些忧伤甚至悲伤的、激烈的、过于激昂的作品。现代派乐曲,比如摇滚乐、爵士乐、迪斯科等,就不适合孕妈妈多听。此外悲伤、忧愁的慢四步爵士舞曲、安魂曲,或尖、细、高调的音乐,或过强的音乐,都不适合孕妈妈听。应选择或优美宁静、或轻柔舒缓、或活泼跳跃、或轻松明快的作品,表达收获、喜悦、热爱生活、热爱人生之情。

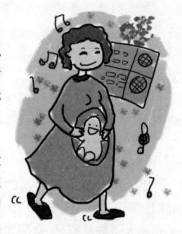

不要偏爱某种乐器,可以尝试由多种乐器演奏的音乐

音量不能过大

孕妈妈要注意听音乐时音量不要太大,更不能将播放设备贴在肚皮上,这样可能会损伤胎儿正在发育的听觉器官。听的时候应该将播放机距离身体一米以上。

※贴心提醒※ 录音机、CD 机、mp3、mp4、电脑都可以作为播放器。

第 131~136 天　音乐胎教曲目推荐

丝竹乐《春江花月夜》

全曲共分 10 段：江楼钟鼓、月上东山、风回曲水、花影层叠、水深云际、渔歌唱晚、回澜拍岸、桡鸣远漱、欸乃归州和尾声。本曲适合准妈妈在心情烦躁时听，应将自己融汇到月夜春江的迷人景色之中，在这幅色彩柔和、清丽淡雅的山水长卷之中变得心旷神怡。

钢琴曲《牧童短笛》

这首钢琴小曲为我国著名音乐家贺绿汀所作，以清新流畅的线条，呼应、对答式的二声部复调旋律，成功地模仿出我国民间乐器——笛子的特色，犹如一幅淡淡的水墨画，勾画出牧童骑在牛背上悠闲地吹着笛子，在田野里漫游的景象。

欣赏此曲，想必会唤起准妈妈对儿时生活的记忆，追想昨天，思考今天，展望明天，会另有一番甜蜜温馨的心情。

维瓦尔第《四季》

雨过天晴，牧羊人在温暖的阳光下打盹，中提琴奏出犬吠声，仙子与牧羊人翩翩起舞，一派悠闲安适的田园风光。通过这细腻和美的协奏曲，准妈妈可感受到春天万物复苏、生命萌发的景象。而对于准妈妈来说，现在也正是生命中的春天。

舒伯特《摇篮曲》

这是一首广为流传的乐曲，徐缓轻柔的旋律，表现出温馨安详的意境，充满了无限的温存和爱抚，特别适合准妈妈在晚上倾听，在甜美平静的氛围中进入梦乡。

柴可夫斯基《天鹅湖》之《小天鹅舞曲》

四幕芭蕾舞剧《天鹅湖》是全世界舞剧中的经典作品，这首《小天鹅舞曲》描写的是 4 只小天鹅在满地银灰的天鹅湖畔翩翩起舞的情景，精巧别致、谐谑活泼，勾画了小天鹅纯真可爱的形象，其欢快明净的气氛非常适合于准妈妈欣赏。

※贴心提醒※　除了民族音乐和外国音乐,还可以选择一些经久流传的儿歌、校园歌曲、民歌,如"种太阳""外婆的澎湖湾""雪绒花"等。

第 137 天　孕妈妈如何度过春季

早春宜"捂",防感冒

早春常有寒潮来袭,加之人体皮肤已经开始变得疏泄,对寒邪的抵御能力此时有所减低,孕妈妈此时不可过早脱去棉衣,应当随时注意加减衣被,注意足部和背部的保暖,切忌过早地贪凉。随着天气的渐暖减衣服时,宜上薄下厚,先减上衣,再减下装。

适应气候变化,增加抗寒能力

春季要经常开窗通风。开窗通风,一方面能散去室内有害气体,增加空气中的负离子,还能直接接受阳光照射,杀灭各种细菌。春季是各种病原微生物活动季节,流感、水痘、感冒、麻疹、风疹等容易传播,开窗通风能够显著减少室内微生物数量。由于春季气候多变,开窗时间以上午 9:00－11:00 或下午 2:00－4:00 为佳。因为在这两个时段内,气温已经升高,沉积在大气底层的有害气体已经散去,空气质量好。春季可每日开窗 2～3 次,每次 20～30 分钟,室内温度 18～22℃为宜,湿度应保持在 50％～70％。

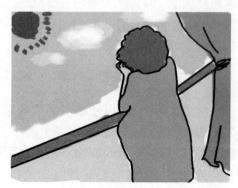

多开窗通风

冷水洗脸,多散步

晨起可用冷水洗脸,刺激皮肤和大脑,以尽快适应季节变化。在阳光晴好的天气里,孕妈妈应多到室外散步,呼吸新鲜空气,晒太阳。但要注意不要去人多密集的地方,防止传染性疾病的发生。

春季饮食宜清淡,忌厚味

春季饮食宜清淡温和而富有营养,尽量避免寒凉、油腻、黏滞的食物。要少吃过于辛辣燥热的食物,多吃能补充人体津液的食物,如柑橘、蜂蜜、甘蔗等,但不宜过量。

※贴心提醒※ 准妈妈春季乘坐公交、逛超市时可戴上口罩,防止被传染上呼吸道疾病。

第 138 天 孕妈妈夏季注意养生

注意温度和湿度

盛夏孕妈妈室内温度以 24~27℃ 为适宜,相对适度保持在 50% 为佳。室内湿度大于 70%,即使室温在 27℃ 左右,身处其中也会感到闷热难耐,甚至中暑;即使是 30~35℃ 的高温,只要相对温度在 44% 以下,通风良好,日照得当,也不会觉得闷热。

如何使用空调

温度太高时,可以使用空调或模拟自然风的电扇,但与室外温差不可超过 5℃,否则容易引起感冒。当身上出汗多,衣服潮湿时进入有空调或电扇的房间里,要及时更换干爽的衣物。不要整天待在空调房间里,每天应通风换气,定时到户外散步。睡觉时要避开空调风口,电扇放在距离身体远一些的地方,不要吹得时间过长。

多饮水,防中暑

为防止中暑,应注意保持体内的水分和电解质平衡,及时补充水分和无机盐类。最为简单的方法是饮用加少量食盐(1%)的白开水,既能解渴、补充水分,又能补充从汗中丢失的电解质,还能够提高胃酸浓度,改善消化功能,此外还可饮淡茶、果汁等。

保证睡眠,勤沐浴

孕妈妈皮肤汗腺分泌旺盛,出汗多,应经常用温水擦洗或淋浴,水温不宜过冷或过热。天气特别热时也不可洗冷水澡，或是经常用冷水冲脚以图凉快。脚底的脂肪薄，血液循环差，是全身温度最低的部位，一旦受凉会引起反射性呼吸道痉挛，使孕妈妈患上感冒或关节炎等疾病。天气炎热、蚊虫叮咬等原因会影响睡眠，孕妈妈更易疲劳。孕妈妈应养成午睡习惯，不要过度劳累。

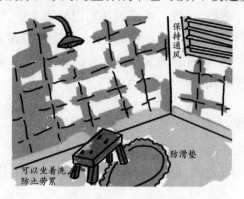

保持通风

防滑垫

可以坐着洗，防止劳累

孕妈妈沐浴时应注意安全

合理运动

怀孕5～7个月时可以游泳，这是孕妈妈的最佳解暑运动，但要去有专职医护人员看护，水质有保证的正规游泳池，水温在30℃左右。游泳时，动作不宜剧烈，只适宜在水中做漂浮，轻轻打水，仰泳等动作，尽量避开人多时段，或在阳光强烈时的露天游泳池游泳。

保持一定量的户外活动，出汗有助于排出代谢废物，如果一天都不动不出汗，就不要喝含钠的运动饮料了。

※贴心提醒※　由于新陈代谢加快，准妈妈多怕热，防暑降温是夏季养生要点，但应注意不要贪凉。

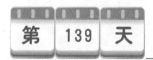

第 139 天　孕妈妈平安度夏的重头戏——饮食

注意饮食卫生

夏季是胃肠炎的高发季节，蔬菜、瓜果一定要洗净，生、熟菜板要分开；食物最好现做现吃;不吃变质变味和不洁净的食物。不吃糟的、醉的含有酒精的菜肴,不吃隔夜的绿色蔬菜。

不要损伤脾胃

少吃或不吃生冷瓜果、冷饮。西瓜虽然可以解暑生津,但不能一次吃太多,以免积寒助湿,损伤脾胃。其余像冰镇啤酒、各种冷饮等最易伤胃,孕妈妈不要多食,尤其是一下子喝一大杯冰水或冰奶、冰豆浆、冰淇淋等,可引起胃黏膜急剧收缩,引起胃痛,孕晚期甚至会诱发宫缩。

吃"苦",吃"酸"

孕妈妈可适当吃些"苦食"和"酸食",如苦瓜、苦菜、西红柿、杨梅等,可以清心除烦、健脾开胃,增进食欲,但要注意不宜空腹或过多食用。

吃"姜"健脾胃

适当吃姜,俗语言"冬吃萝卜夏吃姜,不用医生开药方。"夏季吃姜能健脾胃,助消化,祛风寒,杀菌解毒,防止寒邪或生冷之物伤胃。

清淡少油

在满足蛋白质需要的前提下,应尽量选择清淡少油的食物。应注意饮食中是否含有充足的水分、水溶性维生素和矿物质,以补充随汗液丢失的营养。胃口不佳时,可进食爽口开胃的食物和饮料。应多吃新鲜蔬菜,如黄瓜、冬瓜、西红柿等,多吃鸡肉丝、瘦猪肉丝、鸡蛋、紫菜、香菇等制成的汤,还应经常变换花样。

※贴心提醒※　孕妈妈早晚宜经常吃粥,或者喝些汤,同时吃些杀菌食物,如姜、葱、蒜、蒜苗等。

第 140 天　孕妈妈防晒攻略

根据肤质选择防晒系数(SPF)

在防晒化妆品的选择上,许多人以为防晒系数,也就是 SPF 值越大越好,其实不然。防御紫外线的能力与皮肤对紫外线的敏感度、肤色深浅、年龄等多方面的因素有关。每个人的肤质不同,对阳光的防御能力也不一样,皮肤越白的人对光的抵抗力越弱,所以在选择防晒系数时,应考虑到肤质、活动地点和时间。对于一般标有所有 SPF 值的防晒产品抵御紫外线的时间都是 2 小时左右。

科学使用防晒霜

防晒品的隔离成分必须渗透到角质表层以后才能长时间发挥吸收隔离效果,所以必须在出门前半小时至一小时就涂上防晒霜,出门前可以补充一次,每次的使用剂量 1~2 毫升,才能达到最佳的功效。户外活动 2 小时后应继续涂抹防晒用品。水分会吸收紫外线,所以在补擦防晒用品时,应先将身上的水分及汗水擦干。

选择容易吸收的产品

防晒化妆品不是越油、越厚重越好。滋润、保湿、营养的清爽护肤品容易被肌肤吸收,具有良好的天然防紫外线功能和抗过敏性,是夏季防晒的佳品。

其他防晒用具

除了防晒霜,太阳伞、太阳镜、草帽也是方便实用的防晒用具。太阳镜以颜色较深的墨镜较好。太阳帽以麦秆草帽的散热防晒性能好,对紫外线的防护效果也好。

※贴心提醒※　在面部防晒的同时,孕妈妈不要忘记颈部的防晒哦!

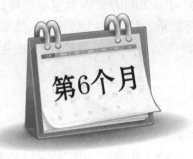

第6个月

关键词

胎盘成熟、长出胎毛、听力发育起来、高级神经发育

在这个月,胎儿大脑和神经系统将向更高级的层次发展,对于来自外界的刺激,胎儿已经能够迅速做出反应。胎儿已经会用胎动来报告情况,感觉不好了,会发出信号——剧烈的胎动、少动或不动。听力的发育使胎儿已经能听到妈妈的声音。有时候,妈妈越是安静胎儿越是活蹦乱跳。

本月要点
※注意孕中期的血糖检查,及时筛查妊娠糖尿病,有血糖增高趋势的孕妈妈应在医生指导下合理饮食和运动,控制体重。
※注意微量元素的检查,是否有孕期贫血。
※多吃含铁丰富的食物,科学补充铁剂和维生素C,防治缺铁性贫血。
※多晒太阳,多吃高钙食品。
※保持体重合理增长,注意皮肤的保湿和按摩,控制妊娠纹。
※仍要避免繁重工作,防止腰背痛。
※准妈妈会感觉到更为明显的胎动,做检查时会听到像奔跑的马蹄声一样的胎心音。

第21周

第 141 天　基本构造已经完工了

心跳越来越有力了

胎儿的心脏越来越强壮,搏动很快,通过听诊器就可以听到胎心音。如果是双胞胎,通过不同的胎心音就可以辨识出。男孩的睾丸开始从腹腔下降到阴囊里。

四肢匀称,五官完善

到本周末(第147天),胎儿头臀长已经有18厘米,300克重,体内基本构造已经进入最后完成阶段。头、躯干、四肢匀称些了。鼻子、眼睛、眉毛、嘴的形状已经完善,有了外耳形状。大脑皱褶逐步增多。呼吸中枢开始活动。

准妈妈完全失去腰部曲线

从本周开始,准妈妈进入孕6个月,此时胎龄19周。子宫位于脐上1厘米,距离耻骨联合21厘米;体重增加4.5～6.3千克;增粗的腰围使得准妈妈完全失去了腰部的曲线,周围的人一眼就会看出你怀孕了。准妈妈的呼吸会变得急促起来,特别是上下楼梯的时候,这是增大的子宫压迫肺部的缘故。

※本周要事※　加强补钙;注意缓解腰背痛的方法;注意对付妊娠纹的方法。

第 142 天　三管齐下，摆脱妊娠纹的烦恼

妊娠纹产后难以恢复

从妊娠 3 个月起,增大的子宫就开始突出于盆腔,使腹部膨隆。腹部皮肤中的弹性纤维和肌肉开始伸长。孕 6 个月以后会更加明显。当伸长超过一定限度时,就像受到过大拉力的弹簧,皮肤弹性纤维开始断裂,肌腱发生不同程度的分离。于是,在腹部的皮肤表层就会出现粉红色或蓝紫色的不规则纵行裂纹。产后,子宫逐渐恢复原状,但断裂的弹性纤维难以恢复到以前的状态。这样皮肤上的裂纹渐渐退色,最后变成银白色,即妊娠纹。

控制妊娠纹,从增强皮肤弹性入手

控制糖分摄入,少吃色素含量高的食物;远离油炸食物;多吃有利于合成皮肤胶原蛋白和弹性蛋白的食物,如蔬菜、水果;不要为了营养而拼命吃东西,使体重快速增长;每天早晚喝两杯脱脂牛奶,多吃富含维生素 C 的食物,可以增加细胞膜的通透性和皮肤的新陈代谢功能。

控制体重增长

在保证孕妈妈和胎儿营养,保持正常体重增长的前提下,孕晚期要适当控制体重,摄入的热量不要过多。

使用防护产品

从孕中期开始坚持每天使用淡纹产品按摩,可以增加皮肤弹性,保持肌肤滋润,有效预防妊娠纹的生成。每日一次,坚持使用,才能到达最佳效果。

使用妊娠纹防护产品的具体方法是:先用适量的修复液均匀涂抹于腹部、臀部、乳房、大腿内侧,轻轻按摩 2～3 分钟使其完全吸收,然后根据情况可选择使用弹性修复液,再轻轻按摩 5 分钟,令其吸收。10 分钟后使用防护液,如在沐浴后擦干皮肤水分再使用,则效果更佳。

另外一种方法是:孕期 3 个月开始经常在腹部周围涂擦护肤品,轻轻按摩,提供肌肤足够的养分。纯天然的妊娠纹防护油、杏仁油、麦芽油及从植物中提取出的精华素都可以用,能有效增强结缔组织弹性和柔韧性,改善皮肤扩张能力。产后每天皮肤活力达到顶峰的时间涂抹,即每天的 8:00-12:00 涂抹。

※贴心提醒※　需要使用妊娠油的孕妈妈应该选择质量可靠的产品,或听取医生的建议。

第 143 天　怎么穿,舒适又凉快——孕妈妈夏季衣着

面料选择

衣着凉爽宽大。选择真丝或者纯棉的衣料做衬衣、内裤,轻柔舒适,透湿吸汗、散发体温。衣着要宽松,乳罩和腰带不要过紧,以免影响乳腺和胎儿发育。穿裙装要比穿裤装清爽、利落、方便。

皮凉鞋或者布鞋

脚下穿一双柔软舒适、穿脱方便、不怕水浸的橡胶或塑胶底凉鞋,会增加舒适感。凉鞋的鞋跟以2～3厘米为宜。如果脚下出汗过多或是过敏体质,不能长时间穿橡胶或塑胶底鞋时,最好选择一双轻薄柔软的布鞋,以免引起脚部的接触性皮炎。一旦引起接触性皮炎,应该用硼酸水浸泡患处,然后在患处涂抹红霉素软膏。要注意鞋底是否防滑,孕妈妈身体日渐沉重,鞋底过滑则容易摔倒。

纯棉袜子

袜子应选择薄的纯棉质地,不宜穿着尼龙质地的袜子,这种袜子吸汗性能差,会使脚部变得又湿又热,导致皮肤敏感性增高,诱发皮炎或湿疹。

及时清洗和更换

衣物、被单、床单要勤洗勤换,特别是被汗液和分泌物污染时更要及时更换,保证天天换洗内裤和乳罩,防止发生热痱子和外阴皮肤感染。

※贴心提醒※　夏季不建议孕妈妈光脚穿凉拖,特别是塑料质地的凉拖,一来不跟脚,二来如果脚部出汗,则容易滑倒。

第 144~145 天　　清润防燥——孕妈妈秋季养生

坚持锻炼提高抗寒能力

秋季是耐寒锻炼的好时机,孕妈妈应坚持适当活动,以增强身体的适应能力,为度过冬季做好准备。

饮食清润

秋季气候干燥,秋燥对人体不利,因此应"润之"。饮食以"清润"为宜,宜多吃百合、山药、莲子、藕、芝麻、萝卜、梨、甘蔗、木耳等滋阴润燥的食物。多食滋阴润燥之品,多喝开水、果汁、淡茶、豆浆等补充水分。庭院、室内可养些花草,洒点水,以调节空气湿度。双手、面部宜勤擦甘油类护肤品,保护润养皮肤。

不可过多吃秋瓜

秋季正值瓜果大量上市,但要注意"秋瓜坏肚"。立秋之后不管是西瓜还是香瓜、菜瓜都不可以恣意多吃,否则会伤及脾胃。秋季要谨防胃肠病的发生,应注意饮食卫生,胃病患者以温、软、淡、素为饮食原则,少吃多餐、定时定量,避免刺激性食物。

深秋可适当进补

进入深秋后人的精气开始闭藏,山药、红枣、莲子、鸡、鸭、鱼等清补食品适合孕妈妈食用,特别是脾胃虚弱者。

※贴心提醒※　俗话说"春捂秋冻",初秋季节孕妈妈不要着急添加衣物,增强身体抗寒能力,但是在气温迅速下降、寒潮袭来的深秋季节,就不要再秋冻了,应该及时添加衣物,注意保暖。

第 146 天　　孕妈妈如何度过冬季

冬季不要早晨锻炼

冬天的早晨,在冷高压影响下,往往会产生气温逆增的现象,即上层气温高,地表气温低,大气停止对流运动,故地面上的有害污染物,不能朝大气上层扩散,而停留在下层。此时,若早早出外锻炼,反倒会深受其害。活动量越大,呼吸量亦越大,受害也越严重。故从大气污染这个角度出发,冬季不宜早锻炼,孕妈妈尤其应注意这一点。

注意保湿

冬季,室内往往都有暖气和空调,要当心室内二氧化碳气体积聚导致机体缺氧,应该勤开窗、勤通风换气。冬季空气干燥,皮肤容易缺水、瘙痒,孕妈妈要注意皮肤的清洁、保湿,选用性质温和的洁肤产品和润肤乳,保持皮肤的良好状态。

注意保暖

冬季可选择棉毛料或绒布料的内衣,穿着温暖、柔软、舒适。外衣可选用棉衣、羽绒衣、棉背心等轻便、保暖性好的衣物。保暖裤外面的外裤可以选择尼龙等非纯棉材质的,因为纯棉布料容易透风,而尼龙材质的不通风还防水。外出时应注意头部、背部和足部的保暖,根据天气情况选择围巾、帽子、手套。最好准备一双防滑鞋,道路有积雪时防止滑倒。

注意防范流感

流感流行期间,孕妈妈应尽量少去公共场所,注意保暖和休息,保持室内空气新鲜。再者,适度的室外活动可以提高机体的耐寒能力和抗病,不容易感冒;从室外回来要漱口,因为感冒是从鼻腔和喉部开始感染的;注意室内外温差,洗澡时不要着凉。

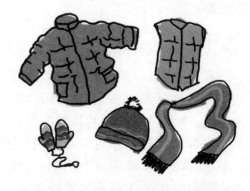

深秋季节和冬季,准妈妈要注意保暖

孕妈妈冬季饮食

冬季气温较低,人体为了保暖,新陈代谢会增强,胎儿的生长发育也需要更多营养,所以冬季的饮食量可以比春夏季多些,但要注意要在保持适度运动的基础上增加热量。

孕妈妈可以多喝汤水,喝时撇去表面的荤油。可以喝些红枣汤、赤豆粥、紫米粥等,但要少放糖,包括冰糖和红糖。

可以吃些坚果,最好是煮制的,少吃炒的和油炸的,炒炸的吃多了容易上火。另外这些食物含油脂量都在 60%～70%,所以每天不宜吃得太多,最多一天 50 克。

※贴心提醒※　传统中医的冬季补品,如人参、羊肉、狗肉之类食物,不适合于孕妈妈食用。

第 147 天 "大肚"美照,留给自己,也留给宝宝

照相不会对孕妈妈产生危害

照相是利用自然光或灯光,将进入照相机镜头的人或景物感光到底片上。在整个过程中,照相机不会产生有害射线,自然光或灯光也不会对身体造成危害,所以,无论是孕妈妈还是胎宝宝都不会受到影响。相反,照相还能给人们的生活增添乐趣。等宝宝长大了,再回头看看妈妈"大肚子"时的照片,会感觉特别温馨。

不要将拍照和 X 线相混淆

有人担心怀孕期间照相会对宝宝产生不良影响,大概是将照相和摄 X 线片混淆了。X 线片是一种特殊的照相,它是利用 X 线穿透人体组织而使底片感光,从而诊断某些疾病。一般来说,诊断疾病需拍的几张 X 线片的射线剂量在安全剂量内,对身体并无危害,但孕妈妈

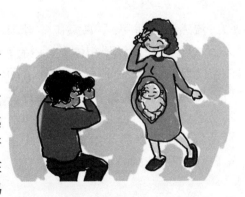

摄 X 线片却会有危险,特别是孕前 3 个月,X 射线可能会引起宝宝发育障碍或畸形。

拍照注意事项

如果选择去专业的摄影机构拍摄,应事先预约好时间,免得等待时间过久。如果需要上妆的话应该是淡妆,不要染发、烫发,不要涂指甲油,甚至在肚皮上进行彩绘;尽量自己携带化妆品,拍摄完毕后要马上洗掉;化妆用具和服装也尽量自己带。

自己拍照留念也是很好的选择

自己在家拍照,既方便又省事,而且处于熟悉的环境中,更有温馨的感觉。有心的准父母从孕早期就可以拍摄,选择在特定的时间,比如每个妊娠月份的第一天,在同样的背景下摆同样的姿势拍照,这样很容易对比出孕妈妈前后的变化,这可是孕妈妈给自己也是给宝宝的一份珍贵纪念哦!

※贴心提醒※　拍好的照片可以请照相馆放大、打印出来,买来粘贴式的相册自己设计、粘贴,旁边注上日期,写几句心里话,效果一点不比影楼的差。

第22周

第 148 天　具备初步的呼吸功能了

消化系统运转良好

胎儿的小肠开始蠕动,推送内容物以吸收糖类,消化系统可以产生少量的盐酸和酶,具备了初级的消化功能。胎儿双手的力量进一步增强,可以更有力地抓东西,已经进入了"胎动期"。如果准妈妈腹壁很薄,就可以看到胎动引起的腹壁震动,还可以摸到胎儿的肢体。胎儿会频繁地在羊水里改变姿势。口、眼、手都开始有明显的动作。

各系统功能仍在完善

到本周末(第154天),胎儿头臀长19厘米了,体重350克。虽然已经有了初步的呼吸运动和吞咽功能,但这些运动还不完善,此时出来胎儿尚不能存活。

准妈妈进入妊娠稳定期

此时胎龄20周,子宫位于脐上2厘米,距离耻骨联合22厘米。已经进入怀孕的稳定期。但是有些准妈妈可能出现头晕,要注意避免,此外还要预防早产,注意补钙、补铁。

※本周要事※　随着黄金孕期的到来,孕妈妈食欲良好、精神饱满,应充分享受生命中这段独特而难忘的时光,感受胎动,听音乐、阅读、适当运动,与准爸爸一起讨论未来;了解孕中期血糖检测。

第 149 天 吃粗粮要"恰到好处"

粗粮富含维生素和膳食纤维

在"细粮"精细研磨过程中,谷粒当中 70% 以上的维生素和矿物质会流失掉,膳食纤维则损失更多,所以粗粮与细粮相比的两大优点就是含有丰富的维生素(如维生素 B_1、维生素 B_2、烟酸等)、矿物质(如钙、锌等)和膳食纤维。广义的粗粮包括全麦粉、糙米、大米和面粉以外的各种杂粮以及杂豆类(绿豆、红豆、扁豆、蚕豆、芸豆、干豌豆等)。因此鼓励准妈妈多吃粗粮,除了获得维生素,还可以防止便秘。

粗粮细做

整粒的粗粮(如糙米、小米、玉米、高粱米等)由于保留了较硬的谷粒外层一般适合用来煮成粥;全麦粉、玉米粉、荞麦粉等如果直接做成馒头、花卷、面条、饼子等,口感普遍较差,可以与精白面粉按一定比例混合后再烹制食用;杂豆类可以与成粒的粮食混合做成饭或煮成粥,也可以做成馅(如豆包)与面粉搭配食用。

吃粗粮也不能"过火"

不过,粗粮里纤维素较多,如果摄入过多,可能影响人体对微量元素的吸收。例如,燕麦片如果和用于缓解孕期贫血等补铁剂一起吃,或者和钙一起吃,就会影响铁、钙的吸收;在吃奶制品时如果同时吃纤维素含量高的粗粮,也会影响人体对钙的吸收。

所以,准妈妈补充粗粮要注意不和奶制品、补铁食物或药物一起吃,或者间隔 40 分钟左右。如吃了燕麦片的话,最好在餐后 40 分钟左右再补充铁剂或钙剂。

吃完粗粮应多喝水,每天吃粗粮以 50 克左右为佳,粗细粮比例为 6:4。

※贴心提醒※ 大米、白面等谷类是经过精细加工的,谷粒较硬的外层被除去得比较彻底,口感细腻,故为"细粮"。越是加工精细的细粮,其营养价值越低。

第 150 天　准爸爸帮忙测量宫底高吧

宫底高与胎儿发育密切相关

宫底高就是子宫底部至耻骨联合的长度。耻骨联合即阴部三角区下面突出的骨头,很容易摸到。宫底高的变化可以说明胎儿的生长情况,也是孕末期推算宝宝体重的依据之一。测量宫底高应从妊娠 16 周开始,每 4 周测量一次。28～36 周,每 2 周测量一次;36 周后每周测量一次。测量方法是:孕妈妈排空小便后平卧或半卧在床上,用一根皮尺测量耻骨联合上缘中点至宫底的距离。

宫底高变化规律

妊娠 12 周末,子宫底高度大概在耻骨联合上 2～3 横指,到了这个月会达到肚脐下 1 横指。孕妈妈可以自己摸出子宫底的位置,此时宫高约在 18 厘米。

孕 16～36 周,宫高每周增长 0.8～1.0 厘米,平均 0.9 厘米。24 周末在肚脐上 1 横指,28 周末在肚脐上 3 横指,32 周末在肚脐与胸部剑突之间,36 周末在剑突下 2 横指。孕 40 周后因为抬头入盆的缘故,宫高不但不再增长,反而会有所下降。

宫底高说明的问题

宫高值低多提示胎儿宫内发育迟缓或畸形;宫高值高提示多胎、胎儿畸形、巨大儿、臀位、胎头高浮、羊水过多、前置胎盘等。

※贴心提醒※　孕 16～36 周,宫底高平均每周增加 0.8～0.9 厘米;36 周后每周增加 0.4～0.5 厘米。

第 151～152 天　如何测量腹围

腹围的测量方法

孕 16 周起开始测量腹围,方法是:孕妈妈取直立位,将衣服解开,完全暴露腹部,以脐部为准,用皮尺水平绕腹一周,测得的数值即为腹围。腹围每周平均增长 0.8 厘米。孕 20～24 周增长最快,每周可增长 1.6 厘米;孕 24～36 周时,每周增长 0.8 厘米;孕 36 周后腹围增长速度减慢,每周增长 0.3 厘米。以孕 16 周的腹围为基数,则足月腹围平均增长 21 厘米。

腹围增长不可能完全相同

腹围不按数值增长时,孕妈妈会感到困惑。实际上,腹围的增长情况不可能完全相同。这是因为孕后腹围增长有胎儿和子宫增大的因素,孕妇本人也有很多因素:有的孕妇孕后体重迅速增加,腹部皮下脂肪较快增厚,腰围、腹围增长都比别人快;有的孕妇妊娠反应较重,进食少,早期腹围增加不明显,等到反应消失,体重增加后腹围才开始明显增加;有的孕妇水钠潴留明显,也会使腹围增加明显。

所以,不能只凭腹围的增加来判断子宫和胎儿的生长情况,应该结合其他检查综合分析,孕妈妈不必为了腹围上差几个数值而忧心忡忡。

※ 贴心提醒 ※　怀孕前每个人的胖瘦不同,腹围也会不同。

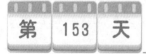 **准爸妈练习听胎心吧**

胎心监护自测胎儿健康

上文曾说到,妊娠 12～13 周,医生可用多普勒胎心监测仪测量胎心。从孕 18～20 周开始,用听诊器就可以听到胎心了。孕 20 周以后,准妈妈和准爸爸也可以学着听胎心,进行自我监护。

观察胎心变化规律

胎心搏动快慢与胎儿所处状态关系密切。胎儿清醒时,胎心增快,胎儿处于安静睡眠时,胎心减慢。胎心这种变异性是非常重要的。胎心音呈双音,强而有力,隔着肚皮,用听诊器听胎心和听放在枕头下的机械小表的滴答声音差不多,速度较快,每分钟 120～160 次。妊娠 24 周以前,胎心音一般在脐下正中或偏左、偏右就可听到。

孕晚期胎心可协助判断胎位

妊娠晚期羊水减少,胎心位置相对固定,通过听胎心可以判断出胎儿位置。

胎心在脐上听到,提示臀位,需要及时翻转,否则就要采取剖宫产;在脐周听到胎心,最常见是横位,也需剖宫产;在脐下听到胎心,则提示头位。

※贴心提醒※　了解胎儿在子宫内的安危可以通过胎心监护仪、B超、生物化学等手段,但这些只有在医疗单位才能进行,准妈妈若能够做好自我监测,也能随时发现问题。胎动自测和胎心监护就是孕妈妈进行自我监测的两大手段。

第 154 天　孕期皮肤瘙痒,小心处理

严重瘙痒是神经性皮炎在作怪

在孕期,由于精神紧张、疲劳过度、神经衰弱等原因,有少数孕妇会发生比较严重的皮肤瘙痒,也就是神经性皮炎。青年孕妇多见,好发于颈项部,也可发生在肘窝、前臂、腰部、小腿等部位。初起时,局部一阵阵奇痒,搔抓后出现针头或玉米粒大小的圆形或不规则状的扁平丘疹。有时丘疹相互融合成片,逐渐增厚,皮纹加深,形成好似苔藓的斑块,表面干燥且有脱屑。此种皮炎病程较长且容易反复。

如何处理

一旦发生这种瘙痒,不应随便用手搔抓;不要用热水烫洗或用肥皂擦洗;避免用刺激性较强的药水和药膏;皮肤痒得厉害时,可以选用炉甘石洗剂等每天擦洗数次,涂擦前应用温水洗干净皮肤并用干毛巾擦干。

排除妊娠瘙痒症

妊娠瘙痒症又称"妊娠期内胆汁淤积症""妊娠特发性黄疸",以全身瘙痒,出现黄疸为特征。多发于妊娠中晚期。瘙痒和黄疸常在分娩后2周内消失。原因是肝细胞内酶出现异常,胆汁淤积在体内,刺激神经末梢,引起皮肤的瘙痒,同时伴有黄疸。一旦发生这两种症状,孕妈妈应及时就医。

※贴心提醒※　无论是哪种形式的瘙痒,都切忌抓挠,或者随意涂抹药膏止痒,一些外用药膏大量使用也会对胎儿造成伤害。

第23周

可爱的微型宝宝

大脑向更高层次发展

胎儿的大脑和神经系统仍在生长,并且向更高级的层次发展,大脑皮质负责思维和智慧的部分已经发育起来。沟回的增多使大脑面积增大。和其他器官不同,其他器官在孕10周左右基本完成,只是体积较小,而代表智慧的大脑在整个孕期一直都在迅速生长,从孕初期开始,一直到胎儿出生后才能全部长成。

胎儿会保护自己了

对于来自外界的刺激,胎儿已经能够迅速做出反应。当准妈妈有大的动作时,胎儿会将身体紧紧抱在一起,来保护自己不受伤害。

胰腺开始分泌胰岛素

胎儿的胰腺已经具有了部分功能,可以分泌重要的激素,如胰岛素。当我的血糖增高时,胰腺便反射性地增加胰岛素的分泌量,使血糖降低。

体重快有500克了

到本周末(第161天),胎儿已经进入发育中期的后阶段。头臀长已达28厘米,重约450克,看起来像一个微型宝宝了。只是胎儿还比较瘦,皮肤呈半透明,可以看见毛细血管中的血,颜色偏红。

准妈妈胎动明显

此时胎龄 21 周,子宫底高度为脐上 3.8 厘米,距离耻骨联合 23 厘米,准妈妈体重增加 5~7 千克。准妈妈会感觉更为明显的胎动,做检查时会听到像小马一样在奔跑的胎心音,这是一种幸福而奇妙的感觉。

※本周要事※ 孕妈妈的体重和腹围只是判断胎儿情况的一个依据,不能完全代表胎儿大小,孕妈妈不必为数值过分烦恼;注意学会规避噪声;慎重使用香水、风油精、精油。

第 156 天 胎宝宝的无形"杀手"——噪声

噪声对孕妈妈的危害

噪声可以统称为使人不喜欢或不需要的声音。噪声对所有的人都有不同程度的不良影响。噪声可以影响其中枢神经系统的正常功能活动,使孕妈妈内分泌功能紊乱,从而使脑垂体分泌的缩宫素过剩,引起子宫的强烈收缩,导致流产、早产。

噪声对胎儿的危害

胎儿对音响刺激有反应,这是胎教的基础,如果外界的声响表现为一种噪声的时候,就会产生不良影响。科学家指出,构成胎儿内耳一部分的耳蜗从妊娠第 20 周起开始发育,其成熟过程在胎儿出生后 30 多天的时间里仍在继续进行。由于耳蜗正处于成长阶段,因此极易受低频率噪声的损害,外界环境中的低频率噪声可穿入子宫,影响胎儿。此外噪声还可使胎儿心率加快、胎动增加。

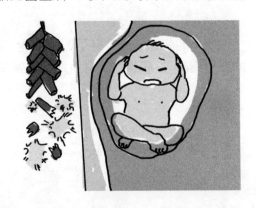

以不超过 50 分贝为度

日常生活中,电视机、收录机产生的噪声可达 60~80 分贝,洗衣机为 42

～70分贝,电冰箱为34～50分贝,高声说话为60分贝,重型卡车为90分贝。按照卫生标准规定:住宅区的噪声白天不能超过50分贝,夜间应低于45分贝。90分贝以上的噪声可影响胚胎和胎儿。国外的流行病学研究也证明,那些曾经接受过85分贝以上强噪声的胎儿,在出生前就已经丧失了听觉的敏感度。

注意生活细节,防止噪声污染

孕妈妈要警惕身边的噪声。在家里应严格控制各种家电的音量及开机时间,不要在家中大声喧哗或用钉锤敲打;不要参加音响过于嘈杂的音乐会或看此类电影;外出时要小心刺激性声响;节假日期间,孕妈妈不要到鸣放鞭炮的地方去,如果恰巧碰到燃放鞭炮,孕妈妈要用双手托住腹部,安抚胎儿,减少对胎儿的震动。

※贴心提醒※　如果居所外声音嘈杂,可以选择具有隔音功能的窗户或防尘网滤掉一部分噪声,睡前拉上窗帘,也能隔住一些噪声。

第 157 天　在办公室也能舒适午睡

午睡也要讲究姿势

孕妈妈要保证每天1小时的午睡,但是趴在桌子上或者坐在沙发上睡都不科学。人体在睡眠状态下,肌肉放松,心率变慢,血管扩张,血压降低,流入大脑的血液相对减少。尤其是午饭后,较多的血液进入胃肠,此时若再坐着睡,时间久了大脑就会缺氧,使人产生头重、乏力、腿软等不适感觉。而趴在桌子上睡,会压迫胸部,妨碍呼吸,增加心肺负担。一般认为睡觉姿势以右侧卧位为好,因为这样可使心脏负担减轻,肝脏血流加大,有利于食物的消化代谢。但实际上,由于午睡时间较短,可以不必强求卧睡的偏左、偏右、平卧,只要迅速入睡就行。

准备一张折叠床吧

这是舒适午睡的好方法,但要注意不要选择打开后床身凹陷的折叠床,这样孕妈妈身体容易深陷其中,感觉不舒服,起来时很困难。床身应坚固耐用,注意选择品质好的折叠床。

饭后不要立即午睡

一般认为,要在午饭后半小时之后再睡,如果午饭后立即就睡,会出现消化不良,浑身没劲,头晕脑涨等现象,因为午饭后胃内充满尚未消化的食物,此时立即卧倒会使人产生饱胀感。正确的做法是吃过午饭后,先做些轻微的活动,如散步、揉腹等,然后再午睡,这样有利于食物的消化吸收。

午睡时间不宜太长

午睡时间不是越长越好,而应以 1 小时以内为宜,这样既能有效消除疲劳,又不至于睡得过沉而不易醒来。

※贴心提醒※ 可以准备一个小褥子、小被子和一个小靠垫当枕头,防止着凉,睡起来更舒适。

第 158～159 天 精油、香水、风油精,还是忍痛割爱吧

孕期忌用清凉油、风油精

清凉油、风油精中含有樟脑、薄荷、桉叶油等成分。樟脑可经过皮肤吸收,并穿过胎盘屏障,影响胎儿发育,尤其孕早期危害更大。所以,虽然清凉油之类有解暑、止痒、消炎等作用,孕妈妈还是不用为妙。

精油,向专业人士咨询

和清凉油相似,高纯度的精油分子质量极小,可通过皮肤进入体内,影响胎儿,而且某些精油还有通经活血的功效,有导致流产的隐患。所以,喜欢使用精油、香薰的孕妈妈还是忍痛割爱。即使要用,也要向专业人士咨询清楚,注意其安全剂量,不要过量使用。有些精油,如熏衣草、薄荷、洋甘菊、玫瑰、迷迭香在孕期是禁忌使用的。

香水,对胎儿可能有害

香水中含有人工麝香等化合物。人工麝香为一种高级香料,能够扰乱人体内分泌,影响激素正常发挥作用。这些化学物质一经皮肤,则有可能影响胎儿

发育,其中有些化合物还有可能影响宝宝日后的生育能力。

※贴心提醒※　喜欢香味的你,不妨用干花苞来增加天然的香味。

第 160 天　不必为体重和腹围的数值而焦虑

体重增长的个体差异较大

一般从孕16周后孕妈妈体重开始明显增长。孕16~24周,每周增加0.6千克;孕25~40周,每周增长0.4千克。整个孕期体重增长11~15千克。由于每个孕妇的孕前基础体重不同,孕期的变化也不同,所以怀孕后的体重也会有差异。而且子宫内容物只占孕妇体重增加的25%,其余75%都是孕妇本身的增长。所以不能单纯凭体重增加多少来判断胎儿发育情况。

腹围增长也有个体差异

腹部的大小不但与胎儿有关,还与子宫外置、羊水多少、腹壁脂肪厚度、身高、胖瘦等有关,仅凭腹围小也不能够说明胎儿发育有问题。

所以,如果你的体重或腹围没有按照规律增长,不必担心,在每次检查时,医生会做出综合的判断和处理。如果医生认为是正常的,那么大可不必担心。

※贴心提醒※　体重增长得快,并不表示胎儿体重就重,二者并不成正比。

第 161 天　性生活,注意时间

孕早期性生活应谨慎

妊娠初3个月,受精卵刚刚在子宫内膜着床,胎盘与子宫壁的附着还不牢固,性生活容易导致流产,再加上早孕反应的原因使孕妇比较疲乏,所以孕早期要减少性生活次数,动作要轻柔。有流产史的孕妇最好停止性生活。

孕中期可以继续性生活的乐趣

孕中期(4~7个月),胎盘逐渐形成,进入妊娠稳定期;早孕反应消失,孕妇的心情开始变得舒畅;由于激素的作用,孕妇的性欲有所提高,加上胎盘和羊水的屏障作用,可缓冲外界的刺激,使胎儿得到有效的保护,因此,孕中期可适当进行性生活,这也有利于夫妻恩爱,促进胎儿的健康发育。

此时的性生活以每周1~2次为宜,性生活前丈夫必须保持清洁。妊娠后,由于激素的影响,阴道内糖原增多,有利于细菌的生长和繁殖,因此,要避免孕妇的阴道遭受细菌侵袭,从而诱发宫内感染。宫内感染是危及胎儿生命的重要原因。

孕晚期性生活可引起早产

孕晚期(7~10个月)应减少性生活,预产期的前6周应停止性生活,以免引起早产。

※贴心提醒※ 为了避免宫内感染,以及精液刺激子宫发生收缩,孕中期过性生活也要戴上避孕套。

第24周

第 162 天 全身比例接近新生儿了

胎宝宝在使劲踢腿

到本周末(第 168 天),妊娠满 6 个月,胎儿有 600 多克重,头臀长 21 厘米左右,身高可达 35 厘米,全身比例越来越接近新生儿。胎儿头发长多了,眼睫毛清晰可见。骨骼的强壮使胎儿肢体动作增加,手指清晰可见,指节长出。踢腿的力量增强,准妈妈可以明显感觉到。

听力完全形成了

胎儿听力已经完全形成了,过大的噪声会使胎儿烦躁不安。所以,孕妈妈最好离这些声音远一点,比如邻居家装修的电钻声啊,嘈杂的音响啊,如果妈妈要看电影,也要选择一些声音柔和的。

最安全而舒适的孕期

此时胎龄 22 周,子宫在脐上 3.8～5.1 厘米,距离耻骨联合 24 厘米。准妈妈已经是标准的孕妇,进入了怀孕过程中最安全、最舒适的时期,可有少量的稀薄乳汁分泌,胎动频繁且明显。

※本周要事※　随着腹部的增大,孕妈妈要更加注意皮肤的护理和保湿,防止干燥;注意防止早产。

第 163 天　怀孕了，洗头也有学问呢

不宜多洗

以每周洗1～2次为宜。洗发可以除灰止痒,有利于头皮的呼吸。但是洗头过频反而会使头发失去光泽。用天然洗发液而不要用香皂洗。

不宜吹发

电吹风机吹出的热风含有部件中的石棉纤维颗粒,既可破坏头发的角质层,又可诱发畸胎。

发型选择

孕期发型以易于打理,不过多遮盖面部为宜。可以将长发扎起或编起,过长的刘海可以剪掉一些或稍稍卷烫一下,给人以干净利落之感。不要用化学烫发剂,用家用电发棒在头发半干时稍稍烫一下即可。

要注意分发线要经常变换,否则会造成分发线部位因阳光照射而变得枯黄、稀少。

避免染发和烫发

大部分染发剂和烫发剂中都含有有害化学成分,尤其是某些产品中含有苯及其化合物,而苯是公认的致癌物质。这些物质对孕妇和胎儿的安全性受到质疑,因此孕妈妈应避免。

护理和按摩

洗发后可以用橄榄油或护发素进行护理,自然晾干。夏季外出时戴上太阳帽或使用太阳伞,避免头发受到强烈紫外线的伤害。每天用十指按摩头皮,可以改善血液循环,改善发质。

木梳梳头

孕妈妈宜用木梳梳头,而不是使用塑料梳子。塑料梳子与头发摩擦可以产生静电而扯断头发。有些孕妈妈妊娠期间落发增多,产后则更多,用木梳梳头显然比用塑料梳子利于头发的养护。

※ 贴心提醒 ※　核桃、黑芝麻等坚果有护发作用，孕妈妈可以常吃。

第 164 天　根据肤质，保养皮肤

按照肤质进行面部清洁

妊娠期间体内激素水平的改变，使得孕妈妈皮肤出现两极化走向。不是变得比较油，就是变得比较干。变为油性皮肤者，脸色红润，毛孔增大，色素增加，满面油光。干性皮肤的孕妈妈常常觉得面部干涩，容易脱皮。

对于油性皮肤的孕妈妈，应该彻底做好清洁工作，避免油脂过度堆积引发粉刺、痤疮。应多洗脸，于早、中、晚、睡前各洗一次，使用清爽型的清洁品。

干性皮肤的孕妈妈应注重保湿与滋润，适度保持肌肤的水分和油分，避免过度干燥而变得面感脆弱。应少洗脸，于起床和睡前各洗一次即可，应使用滋润型的清洁品。

如何进行皮肤保养

皮肤通用保养原则为重保养、轻治疗，重护理、轻修饰。日常保养的要点是彻底清洁，保湿防晒，充足睡眠，均衡饮食。只用基础护肤品即可，如滋润保湿的乳霜、乳液，防晒霜等。现在市场上有一些专门为孕妈妈设计的品牌护肤品，孕妈妈可以选择使用。

对于产生蝴蝶斑的孕妈妈，更要做好防晒工作，防止蝴蝶斑加深。要选择高质量的防晒霜，不含铅，不含刺激性成分，薄而透气，且有皮肤保养的功能。如果阳光不是很强烈，涂一层薄薄的乳液之后用低倍数的防晒霜就可以了。可以配合帽子、墨镜、太阳伞防晒，效果会更好。

蒸脸

一些孕妈妈习惯以"蒸脸"保养皮肤，殊不知蒸汽对皮肤有刺激性，尤其是干性皮肤。蒸脸时间过长，反而会导致皮肤更干。所以有蒸脸习惯的孕妈妈一个星期1～2次即可。油性皮肤，蒸久一点无妨，但也要在 15 分钟以内；干性皮肤的切勿超过 5 分钟。无论何种肌肤，蒸脸之前都应擦些油性的乳液保养皮

肤,才不会使皮肤"干上加干"。

※贴心提醒※　手部保养也很重要,孕妈妈随时让双手处于滋润、不干涩的状态。洗手后应擦护手霜。特别按摩手指尖部位,直到油脂被吸收。

第 165~166 天　彩妆好看,胎儿受害

彩妆品含色素和重金属

大多数医生都反对孕妈妈使用彩妆品,诸如口红、粉底、眼影、腮红等,这些彩妆品含有较多的色素、重金属成分,容易经皮肤吸收进入孕妈妈体内从而危及到胎儿,例如口红中就含有较多的铅,对胎儿发育十分不利。因此,孕妈妈应尽量不用彩妆。

选择高质量彩妆

对于有职业要求和在某些场合需要彩妆时孕妈妈应该记住:要做好上妆前的皮肤护理和保护;根据自己的相貌特点,可以仅仅修饰面部的一个重点;尽量使用高质量、不含有害成分的产品;尽量用成分单一的产品;尽量用含有营养、保护、修复成分的产品。比如,用唇彩代替口红、腮红,用有皮肤滋养、防晒功能的粉底。

少用特殊用途化妆品

除了上面提到的基础护肤品和彩妆品之外,还有一种特殊用途的化妆品,在日常生活中也会经常见到。它们包括除皱霜、祛斑霜、粉刺霜、按摩霜、止汗露、香体露等,一般说来,为了达到特殊用途,这些用品中必须使用有特殊功效的成分,而这些成分比较容易致敏或者增加皮肤代谢负担,所以孕妈妈尽量不要用这些产品。

※贴心提醒※　怀孕期间身体肌肤的保养也很重要,如果是炎热夏季,油性肌肤每天彻底清洁,洗后不要擦乳液。干性皮肤每隔一天以中性沐浴乳或香皂清洁身体,另外一天仅仅容易出汗部位,如腋下、关节,用香皂清洗,其余以清水冲洗即可。洗后应擦乳液。洗澡水温度不超过40℃,不要用力搓洗,香皂要冲干净。不要用生理清洁液清洗阴道。

第 167 天 合理烹饪，减少营养素损失

先洗后切，急火快炒

蔬菜要先清洗再改刀，以免大量水溶性维生素和矿物质从"伤口"处流失。急火爆炒的菜营养受损少，味道鲜美，口感脆嫩。温度越高，加热时间越长，对维生素的破坏就越大。

不要过早放盐和酱油

早放盐后菜内的水分会很快渗出，不但会使菜熟得慢，而且出汤多，炒出的菜无鲜嫩感。在菜炒至将熟时放入盐为最佳时间，既不会使菜过咸，又能保持菜的鲜嫩感。

炒菜放酱油过早也不利，优质酱油营养丰富，含有人体所需的 8 种必需氨基酸，还含有糖、维生素及锌、钙、铁、锰等矿物质。过早地将酱油放入菜锅里，酱油经高温久煮，就会破坏其中的氨基酸成分。炒菜放酱油应在菜接近炒好、将出锅之前，既可起到调味、调色作用，又能保持酱油的营养价值及鲜美滋味。

不可油温过高

炒菜时油温太高，油脂氧化就会加速，油中所含的脂肪酸和脂溶性维生素均会遭到不同程度的破坏。油锅一旦冒烟或着出火苗，表明油温已超过200℃，在这种温度下，油中的脂溶性维生素已被破坏殆尽，人体必需的各种脂肪酸也被大量氧化，而且脂肪中的甘油会迅速热解失水生成"丙烯醛"。丙烯醛是油烟的主要成分，是一种具有强烈辛辣味的气体，对人的鼻、眼、咽喉黏膜有较强的刺激性作用，可引起人体不适。

※贴心提醒※ 味精的主要成分是谷氨酸钠，属于钠盐，可以引起血压升高，孕妈妈不宜多吃，应学会品尝食物的原有鲜味。此外高汤烹的菜已有鲜味，无需放味精。

第 168 天　食物有酸碱，饮食讲平衡

饮食可影响体内的酸碱度

人体内环境略偏碱性，机体自身有一种调节能力，将人体的酸碱度调节在合适的范围。但是每餐进食，食物都有一定的酸碱度，也会影响人体的酸碱平衡。食物的酸碱性并不是通过味觉来区分的。所谓的食物酸碱性，是指食物中的无机盐是属于酸性还是属于碱性，这取决于食物中所含矿物质的种类和含量多少的比率。

食物的酸碱性如何判断

碱性食物主要含有在人体内能形成碱的无机盐，如钙、钾、铁等，可使体液呈碱性。各种水果和蔬菜、奶类、豆制品、海带等都属于碱性食物。有一些食物因吃起来感觉酸，人们就误把它们当成了酸性食物，如山楂、西红柿、醋等，其实这些食物正是典型的碱性食物。

酸性食物主要含有在人体内能形成碱的无机盐，如硫、磷、氯等，可使体液呈酸性。除了各类畜禽肉属于酸性食物外，常见的酸性食物还有白面、精米、虾、蛋、酒类、贝类等。

注意酸碱平衡

日常膳食一定要注意酸、碱食物的合理搭配，否则，进食酸性食物过多，可造成血液偏酸性。为中和这些酸性物质，又必然消耗体内大量的钙、镁等碱性元素，而引起缺钙等一系列症状。特别是在节假日里，如果肉类较多，就更应该注意搭配一些新鲜蔬菜、水果等碱性食物。

※贴心提醒※　膳食营养的核心是平衡，即营养摄取的平衡，除了各种营养素平衡之外，酸碱平衡也是其中一个方面。

第7个月

（第25～28周，第169～196天）

关键词

增长体力、能够呼吸、会做梦、大脑接近成年人

在这个月，胎儿快要占满整个子宫的空间。脸和身体呈现出新生儿出生时的外貌。眼睛会睁开了，有一定吸吮能力，但吸吮的力量还很弱。胎儿在全面增长体力，为出生做最基本的准备。

本月要点

※孕28周后开始正规记录胎动，孕妈妈应找出胎动的规律。

※宫高和腹围的增长既有规律可循，又有一定的个体差异，孕妈妈不必为了差几个数值而过于烦恼。

※避免长时间站立，注意休息，适当吃具有渗水利湿作用的食物，缓解下肢水肿。

※此时是妊娠高血压综合征的多发时期，其主要症状有高血压、水肿、蛋白尿等。初产、高龄妊娠、多胎妊娠的准妈妈要多加注意。

※重视50克糖筛和口服糖耐量试验，及时发现妊娠糖尿病。

第 169 天　勤奋的宝宝

胎儿练习喘气呢!

胎儿肺脏已经能够不规律地呼吸,虽然吸入的还是羊水,但这对胎儿来说非常重要。如果现在不练习呼吸,当胎儿离开子宫后,就不能顺利形成自己的呼吸功能。呼吸系统是胎儿最后完成的系统,现在胎儿还不能离开妈妈而自己呼吸。所以,如果未满28周就不幸早产,那么胎儿存活的机会几乎是零。

不断完善自己

此时,胎儿大约 700 克,比上周又重了 100 多克。大脑继续发育,脑皮质面积逐渐增加。运动能力不断增强,对外界刺激更加敏感。骨骼不断变硬。

准妈妈腹部越来越沉重

孕龄 25 周,胎龄 23 周,本周子宫底距离耻骨联合 25 厘米。随着子宫体积的增大,孕妈妈腹部越来越沉重,腰腿痛更为明显,妊娠纹、妊娠线、妊娠斑更加明显。由于子宫的位置、活动度和腹壁的紧张度不同,有些孕妈妈的子宫偏向一侧,有些孕妈妈的子宫坠在下腹部,外观、形状也不相同,这都是正常的。

※本周要事※　即将进入孕晚期,准妈妈腹部越来越大,要注意安全,防止早产;了解孕期血糖监测、50 克糖筛以及妊娠糖尿病的防治。

第 170 天　怀孕了，不是一个人吃两个人的饭

控制体重，控制食量

即将进入孕晚期了，在保证孕妈妈和胎儿营养，保持正常体重增长的前提下，孕妈妈要适当控制体重，摄入的热量不要过多，以免长成巨大儿，造成自然分娩失败。很多人认为怀孕以后就是两个人在吃饭了，应该比平时多吃一倍的食物。这种说法是绝对不正确的。到妊娠 3 个月时，胎儿也只有成年人拳头大，其生长发育所需的能量完全可以由母体的储备来提供，不必多吃。到了孕晚期，快足月的时候，能量需求比平时多 300 千卡，这些能量是多少呢？大概相当于大半碗米饭，或是 1 杯牛奶加 1 只鸡蛋，或是 1 只苹果加 3 只大核桃的所含的热量。双胎孕妇的需要量比单胎孕妇多，但也没有到翻倍的程度。

孕期饮食关键是平衡

实际上，在妊娠期间，母体对食物营养成分的吸收率也有所增加。孕期饮食主要是讲究均衡，注意各种营养素的搭配，不挑食，不要一味追求多吃。

调整饮食习惯，控制热量摄入

调整饮食习惯，尽量吃新鲜的水果，少喝果汁；喝脱脂奶，少喝全脂奶；喝清汤，少喝浓汤；多吃低糖水果，少吃饼干和沙拉。

晨起先喝一大杯温矿泉水，它可以刺激肠胃蠕动，使内脏进入工作状态。清晨，排出体内垃圾是非常重要的。如果孕妈妈经常便秘，则可以在水中加点盐。

避免摄入过多的糖类。

※ 贴心提醒 ※　控制热量摄入的关键是少糖、少脂肪、少油。

第 171~172 天　既能吃饱，又不增重的小窍门

巧用低热量食物

在食量和热量的两难中，我们应该学会利用低热量食物。蒸米饭时，可以

将山药、魔芋、南瓜切成小块一起；吃面时，可以将金针菇、白蘑菇混在面条里；做丸子时，掺入白菜、卷心菜、豆腐，或豆渣……这些方法都可以既填饱肚子，又避免摄入过多的热量。

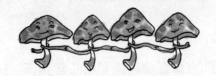

菌类是富含营养的低热量食物

巧用"视觉增量法"

选择带头、带骨、带尾的鱼来烹饪，可以增加满足感。将肉片切薄并铺开，造成量多的视觉效果。吃带骨的鸡翅膀而不是鸡胸肉。或者选择带肉很少但需要费力啃食的骨头。这些方法可以满足您"吃"的欲望，又限制了食量。

有效克服饥饿感

少量多餐：没有等到饥饿难忍时就吃上一点，特别是牛奶、鸡蛋、豆类等比较耐饿的食品。

多用粗粮代替细粮：如红豆粥、绿豆粥、莜麦、荞麦、高粱米、玉米面等，既可充饥，热量也不会太高。

用餐时先吃低热量食物，如黄瓜、西红柿等，可以减少高热量食物的摄入，有效控制热量。

※贴心提醒※ 细嚼慢咽、每口饭多咀嚼两次，有助于放慢进食速度，防止过食，增加饱食感。

第 173 天 孕妈妈高血糖或低血糖都不好

妊娠中期血糖检查

妊娠中期的血糖检查是产前检查的一项内容，目的是了解孕期体内糖水平，排除糖尿病。如怀疑血糖异常，可以随时抽查。检测血糖时应至少空腹 6

小时。高血糖和低血糖对准妈妈都是不利的。正常参考值:3.61~6.11mmol/L。

高血糖孕妇

(1)空腹血糖测定标准:5.8mmol/L。如果空腹血糖超过此标准,则需要进行随机血糖测定,即一天中任意选择一个时间段抽取静脉血查血糖。

(2)随机血糖测定:结果分析如下。

①随机血糖在 7.0~11.1mmol/L 范围内,则复查空腹血糖,如果仍为异常,则需进行 50 克糖筛检查,看是否患有糖尿病。

②随即血糖超过 11.1mmol/L,则很有可能在妊娠前就患有糖尿病,此时不能再进行任何服用葡萄糖的检查,应复查空腹血糖,如果仍超出正常范围,则糖尿病诊断成立。

低血糖孕妇

血糖低于 3.61 mmol/L 即为低血糖状态,往往在饥饿、早孕反应剧烈、呕吐频繁,不能进食的情况下出现,此时准妈妈往往会感觉到头晕、恶心、出冷汗、浑身无力、眼前发黑等。患有低血糖的准妈妈要时时刻刻随身携带一些糖,一旦出现上述症状,含服糖块是迅速升高血糖的方法。

※贴心提醒※ 如果您有低血糖,那您外出时一定要小心,除了携带糖块之外,最好还要有人陪同。

第 174 天　什么是50克糖筛和口服糖耐量试验

50 克糖筛

目的:及时发现妊娠期间血糖异常。

检查时间:在孕 24~28 周进行。

注意事项:检查前空腹至少 6 小时。

方法:准妈妈服用一定量的葡萄糖,1 小时后测定血糖浓度。正常值不超过 7.8mmol/L。一旦发现数值异常,则应尽快进行口服糖耐量试验(OGTT)。需要注意的是一旦血糖超过 11.1mmol/L,则不能做任何需要服糖水的检查,比如口服糖耐量试验,因为此时的准妈妈极有可能在妊娠前就患有糖尿病。

口服糖耐量试验(OGTT)

目的:确诊妊娠期糖尿病。

检查时间:在发现糖筛异常后尽快进行,或者虽然糖筛结果在正常范围内,但胎儿过大。体重增长过快,怀疑有血糖异常的准妈妈也需检查。

口服糖耐量试验(OGTT)方法:空腹喝下 75 克糖水,喝下前、喝后 1、2、3小时各抽血一次。四次数值中若有两项或两项以上超过标准,则可诊断为妊娠糖尿病。标准值为如下。

空腹:5.8mmol/L(105mg/dl)。

1 小时:10.5mmol/L(190mg/dl)。

2 小时:9.2mmol/L(165mg/dl)。

3 小时:8.1mmol/L(145mg/dl)。

※贴心提醒※ 血糖检查是孕前检查里非常重要的一项,妊娠糖尿病如果不加以控制,则后果严重,孕妈妈千万不能掉以轻心。

第 175 天　　"糖妈咪"怎么办

妊娠糖尿病有哪些危害

妊娠糖尿病指妊娠期发生或首次发现的不同程度的葡萄糖耐量异常。妊娠糖尿病属于高危妊娠,对母体危害很大,表现在妊高征患病率增高,先兆子痫增多;发生早产、低体重儿、难产、巨大儿、先天畸形等的概率明显高于无糖尿病孕妇的胎儿;再次出现妊娠糖尿病的概率增大等。部分患有此型糖尿病的妇女即使分娩后血糖恢复正常,产后 5～10 年也有发生糖尿病的高度危险性,应该特别注意。

经筛查一旦确诊为妊娠期糖尿病,即应进行治疗。妊娠期间治疗糖尿病的目的是控制异常血糖值,使之达到或接近正常,以减少由高血糖所致的对母婴的不利影响,在良好血糖控制的同时要注意减少低血糖的发生。

饮食治疗是基础

饮食控制是治疗妊娠期糖尿病的基础,总热能的计算要依据体重、孕周、胎儿大小及血糖水平等因素综合考虑。一般每日热能按 25～35kcal/kg 计算,其中糖类占 40%,蛋白质占 20%～25%,脂肪占 25%～40%,热能平均分配至三餐及加餐中,应强调纤维饮食,保证适量维生素及铁、钙等元素的摄入。

运动治疗是辅助

孕妇运动宜从妊娠 3 个月后开始,运动量应个体化,不宜太大。每次运动持续时间不宜太长,一般在 15 分钟以内,同时必须注意运动中的安全性。

药物治疗遵医嘱

血糖控制不满意者,一般均使用胰岛素。妊娠糖尿病患者在妊娠期间禁止使用一切口服降糖药物,因其能够通过胎盘导致可能的致畸作用。而胰岛素不能通过胎盘影响宫内胎儿的正常生长发育,孕妇也不会产生胰岛素依赖性。胰岛素使用必须从小剂量开始。胰岛素治疗剂量个体差异极大,剂量必须高度个体化,并注意加强血糖监测。

自我监测很重要

为了确保母子安全,降低分娩风险,孕妇血糖控制要求较一般糖尿病患者更严格,一般空腹血糖在 5.6mmol/L 以下,餐后血糖在 6.7mmol/L 以下。孕妇自我监测血糖对有效控制妊娠糖尿病并防止低血糖尤为重要。

※贴心提醒※ 妊娠糖尿病孕妇较理想的血糖控制水平为空腹＜5.6mmol/L 及餐后 2 小时血糖＜6.7mmol/L,患有妊娠糖尿病的孕妈妈要记住这两个数值。

第26周

第 176 天　宝宝的鼻孔张开了

为出生后做准备

胎儿鼻孔此前一直是封闭的,现在张开了,开始了呼吸运动,为出生以后呼吸空气做准备。最小的毛细血管已经在发育。

胎动越来越强

到本周末(第182天),胎儿800多克重,头臀长22厘米,身体各部分比例匀称。胎儿在子宫里自由翻滚,羊水随着呼吸进出呼吸道。胎儿的运动能力不断增强,细心的妈妈可以通过胎动来了解胎儿在子宫里的状况。

准妈妈是标准的孕妇了

此时胎龄24周,宫底高度大约在脐上6厘米,距离耻骨联合26厘米。从侧面看,肚子大得更明显了。按照正常标准,孕妈妈体重已经增加了10千克。即将进入孕晚期,准妈妈越来越切实地感觉到宝宝的存在,这可能让准妈妈觉得心神不安、睡眠不好,这是对即将承担的母亲责任感到忧虑不安的反应。准妈妈可以向丈夫或亲友诉说内心感受,注意保持良好的心境。

※本周要事※　注意安全;注意下肢水肿;随着腹部的增大、活动的不便,孕妈妈更要注意休息,每天午睡1小时。

第 177 天　糖尿病妇女如何度过孕期

患有糖尿病，能生育吗

在血糖控制稳定的情况下，糖尿病患者可以生育。在糖尿病诊断之后妊娠者称糖尿病合并妊娠。持续的高血糖会对母儿造成一系列影响。对准妈妈来说，可以诱发糖尿病视网膜病变和糖尿病肾病，合并高血压、羊水过多、感染的可能性增大。对于胎儿来说，巨大儿、畸形儿、新生儿低血糖、呼吸窘迫综合征发生率增加。因此，在计划妊娠前一定要反复测量血糖值，妊娠期间也应积极控制血糖。糖尿病妇女主要妊娠条件见表3。

表3　糖尿病妇女主要妊娠条件

项　目	条　件
血糖	糖化血红蛋白<7%，最好<6%
视网膜	单纯性视网膜病变并且血糖控制好，不影响妊娠；血糖控制良好，但有增生性视网膜病变，应行光凝固疗法，妊娠前需请示眼科医生
肾脏	血糖控制稳定，蛋白尿每天<1克，血压正常，肌酐清除率>每分钟70毫升

孕期应在医生指导下积极治疗

糖尿病合并妊娠时孕妇应学会自我监护，至少每日查4段及4次尿糖、尿酮体等。定期门诊产前检查：孕早、中期每2周一次，孕28周每周一次，最好于孕32周住院一次，做全面检查，确定具体治疗方案；孕34～36周住院待产，选择分娩时间及方式，血糖控制不良者可提前住院。

饮食控制是基础

孕妇饮食摄入过多，不利于糖尿病康复；摄入太少，不利于胎儿生长发育。热量按每天每公斤体重30～35千卡给予，其中糖类占50%，蛋白质占20%～25%，脂肪25%～30%，并应补充钙、铁、叶酸和多种维生素。一般来说，正规医院都会根据准妈妈情况来进行饮食指导，既利于控制病情，又利于胎儿生长发育，准妈妈应遵从。

注意血糖监测

孕期理想血糖值见表4

表4　孕期理想血糖值

项　目	条　件
空腹血糖	3.33～5.0mmol/L
餐前血糖	3.33～5.83mmol/L
餐后2小时血糖	6.67mmol/L
糖化血红蛋白	<4.3%～5.8%

若空腹血糖值仍大于5.83mmol/L,饭后2小时血糖值大于6.67mmol/L,则提倡配合胰岛素的注射

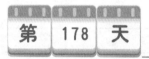

第 178 天　孕7个月，下肢水肿来找麻烦了

孕期下肢水肿的中西医观点

孕7个月以后,可能出现下肢水肿。这是因为逐渐增大的子宫压迫下腔静脉,使血液回流受阻,可导致下肢水肿,脚踝处会出现明显的指压后凹陷,或是下肢发麻,手脚发胀等,这是妊娠中晚期的正常现象。中医认为妊娠水肿是脾肾阳虚所致。妊娠使得阴血聚以养胎,有碍肾阳温化,脾阳健运,而致水湿不行,泛滥而为水肿。此外有些孕妈妈性情忧郁,导致气机不畅,胎儿的增大更是阻碍了气机运行,也可导致水肿。

多休息,缓解水肿

为了缓解水肿和静脉曲张,孕妈妈应注意多卧床休息;休息时尽量将腿部抬高,在休息或办公时,把腿放到沙发上。上肢也尽量放在高处。这样可以改善胎盘血液供应,减轻水肿和不适感。如果水肿比较明显,整个下肢或眼睑、手都水肿明显,有发生妊娠高血压综合征可能时,就要请医生来解决。

限制盐量,预防水肿

适当限制饮食中的含盐量,包括限盐、酱油、广式话梅、薯片、虾条等。在烹调时,可以多烧一些口味酸甜的菜肴,如糖醋鱼块、糖醋排骨、菠萝古老肉、番茄

炖牛肉等。这些酸味食物中的有机酸不仅可以调剂低盐对食物口味的影响,还有助于将一些纤维粗大的肉类变得软烂易熟。

适量摄入柠檬、橙汁、橘子汁等酸甜口味的食物,多吃竹笋、蘑菇、紫菜以及蔬菜、水果等含钾丰富的食物,钾盐具有促进钠盐排泄而消除水肿的作用。

选用具有渗湿作用的食物

选用米、面、冬瓜、瘦肉、鸡、鸭、鲤鱼、豆类等营养丰富而不燥烈,渗利性强而不损胎的食物,同时忌食生冷、油腻及咸味食物,否则可损伤脾肾,不利于消肿。

※ 贴心提醒※ 低蛋白也是水肿的原因之一,如果有此倾向,应及时补充含蛋白质丰富的食物,以免造成血浆低蛋白性水肿。

第 179~180 天　利尿消肿食物大集合(一)

冬瓜

清热解暑、利尿通便,尤其是冬瓜皮,性寒、味甘,有利水消肿之效。冬瓜特别适合于水肿、肥胖及体重增加过多的孕妈妈在夏秋季食用。但由于其性凉,体质虚寒的孕妈妈不宜常食,尤其是冬春两季不宜多食。

[冬瓜茶] 冬瓜连皮带子一起切碎煮水,不放调料。每日2～3杯,代水饮。

[冬瓜鱼头粥] 鲤鱼头1个,新鲜连皮冬瓜100克,粳米适量。鲤鱼肉洗净去腮,冬瓜皮洗净切块,然后一同煮水,去渣取汁,与粳米同煮为粥。每日1次,5～7日为一个疗程,经常食用效果好。

赤小豆

性平,味甘酸,能利水消肿。《药性论》言其:"治水肿皮肌胀满。"为加强利水消肿的效果,民间常用赤小豆与鲤鱼炖汤,为中国传统水肿汤方。

[赤豆鲤鱼汤] 赤豆200克,鲤鱼400克,大蒜1头,陈皮10克。鲤鱼收拾干净后加入大蒜瓣及赤豆、陈皮共煮熟即可,放少量盐调味。吃鱼喝汤,每日3次。

西瓜皮

性凉,味甘,清热解毒、消肿止渴,对孕期水肿、小便短少、暑热烦渴有一定效果。西瓜皮可以与肉类同烹饪,如西瓜皮炒肉丝或是西瓜皮炖小排汤;或是与冬瓜、赤小豆、玉米须等同煮水代茶饮。

荷叶

性平,味苦涩,清热利尿,平肝利胆。

[荷叶粥] 鲜荷叶 1 张,粳米 100 克,绿豆 100 克,白糖适量。鲜荷叶洗净煎汤,再与粳米、白糖、绿豆煮粥食用。可作为夏季清凉饮料,或早晚点心。

绿豆

性寒、味甘。清热解毒、消暑。可单独炖服,或与荷叶、西瓜皮等配伍。

[猪肝绿豆粥] 绿豆 50 克,粳米 100 克,猪肝 100 克。绿豆、粳米洗净,入锅内同煮为粥,快熟时加入猪肝,熟透即可食用。不加盐,每日 1 次,5 次为一疗程。

扁豆

性微温,味甘。健脾化湿、消肿。

[山药扁豆糕] 鲜山药 500 克,扁豆 100 克,大枣肉 500 克,陈皮丝 6 克。山药去皮切成薄片,扁豆、大枣肉切碎,四药和匀,加入淀粉少许,放在碗中蒸熟即可。佐餐食用。

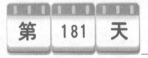 第 181 天 利尿消肿食物大集合(二)

鲤鱼

性平,味甘,利水消肿、通乳安胎。《本草纲目》云:"鲤,其功长于得小便,故能消肿胀、脚气之病,煮食下水气。"

鲫鱼

性平,味甘,健脾利湿消肿。《医林纂要》言:"鲫鱼性和缓,能行水而不燥,能补脾而不濡,所以可贵耳。"

[砂仁鲫鱼] 鲫鱼一尾,砂仁末 6 克,甘草末 3 克。鲫鱼收拾干净后,将两末放于鱼腹内,用线缝好,清蒸熟烂,分 3 次当菜吃,为民间方剂。

[鲫鱼冬瓜汤] 鲫鱼一尾,煨取浓汤,快熟时加入冬瓜。吃鱼饮汤。

黑鱼

性寒、味甘,养阴、健脾、利水,是病后或术后常用的补养食物。《医林纂要》言其能"补心养阴,澄清利水,行水渗湿,解毒去热"。古代治疗水肿的食疗方剂中,经常用到黑鱼。体质虚弱、面部及下肢水肿的孕妈妈宜常用黑鱼煨汤服食。

[海带黑鱼荷叶汤] 鲜荷叶 1 块,海带 50 克,黑鱼一尾。上述原料洗净,大火煮至汤白后小火煮约 1 小时调味食用。

鲈鱼

滋补,安胎、治水气。秋末冬初鲈鱼成熟,其营养最丰富,特别肥美,是吃鲈鱼的最好时令。民间验方有言:"用适量鲈鱼与葱、姜煮汤食之,治妇女妊娠水肿、胎动不安。"

※贴心提醒※ 芹菜粥也有消肿作用,方法是芹菜 50 克,粳米 100 克。芹菜洗净,切碎,与粳米同煮 1 小时,搅拌为粥。若不喜芹菜,可用纱布将其包好,煮好后再搅拌米粥。

第 182 天 腹部增大,安全第一

注意出行安全

快到孕晚期了,孕妈妈的腹部越来越大,孕妈妈一定要注意安全。首先要注意外出时的安全。孕妈妈走路、坐车、骑车和姿势改变时都要小心,尤其是在雨雪天外出时。不要自己开车,坐车时不要坐在副驾驶的位置上,要注意急刹车。孕晚期乘坐公交车时仅仅用手抓住吊环或扶着椅背并不安全,应争取别人的照顾。

洗澡时注意安全

如果不小心滑倒了,尽管有羊水的保护,也有早产的危险。应该穿防滑拖鞋,卫生间的地板上要铺上防滑垫。孕妈妈也可以拿个小椅子或小板凳坐着洗浴。

其他安全细节

无论孕妈妈行动是否笨拙,都不要登高。站立时,不要让任何一只脚离开地板。由于重心的改变,孕妈妈很容易被脚下的障碍绊倒,即使是一块小石子、路面上的一个小凸起也要避开,并且,不要在光线不好的晚上散步。

不穿拖鞋

孕妈妈最好不要穿各种拖鞋。现在市场上的皮拖、凉拖很多,尽管样式好看,穿起来很方便,却存在不安全因素,并不适合于孕妈妈。

※贴心提醒※　在各种公共场合时,孕妈妈要注意不要站在门后,或者距离门太近,防止有人突然开门,来不及躲闪,撞到腹部。

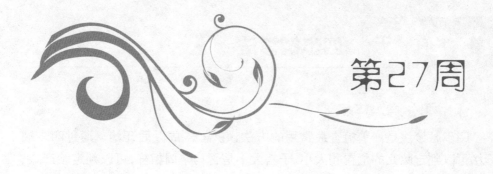

第27周

第 183 天　会做梦的宝宝

大脑非常活跃

男宝宝的睾丸下降到大约腹股沟管的位置。有了与成年人一样的脑沟和脑回,神经细胞突起和分支的增多使胎儿大脑的发育异常活跃,除了能够控制自己的身体,随心所欲地在子宫里转动外,胎儿还会做梦了。

睡觉时蜷缩成 C 字形

胎儿活动能力提高,踢腿、翻跟头、游泳、挥臂样样行。睡觉的时候,胎儿总是抱着小腿小手,把自己蜷缩起来,安静地睡着。

胎宝宝是个"微型"新生儿了

到本周末(第189天),胎儿有900多克重,头臀长25厘米,身长约34厘米。除了消瘦外,从外观上与新生儿已经没有太大区别了。

子宫在脐上7厘米

此时胎龄25周,子宫底约在脐上7厘米,距离耻骨联合27厘米。

※本周要事※　孕24周后医师可能用四步触诊法对您进行检查,检查时您应当放松,配合医生;注意补钙、补铁;注意缓解腰背痛。

第 184 天　四步触诊法

作用和孕妈妈体位

四步触诊法是产前检查最常用的方法，妊娠 24 周以后开始。通过四步触诊法可以判定胎儿的位置和大小、子宫大小是否与孕周相符，可以判定胎产式、胎先露、胎方位等，并估计羊水多少。

孕妈妈应排尿后取仰卧位，头稍垫高，露出腹部，双腿略屈曲稍分开，使腹部放松。检查者站在孕妇右侧进行检查；做前 3 步手法时，面向孕妇；做第 4 步手法时，面向孕妇足端。

第一步

检查者两手置于宫底，测得宫底高度，估计胎儿大小与孕周是否相符。然后两手指腹相对交替轻推，判断在宫底部的胎儿部位。若为胎头则硬而圆且有浮球感，若为胎臀则软而宽且形状略不规则。

第二步

检查者两手分别置于腹部左右侧，一手固定，另一手轻轻深按检查，两手交替从上到下进行。触到平坦饱满部分为胎背，并确定胎背向前、向侧方或向后。触到可变形的高低不平部分为胎儿肢体，有时感到胎儿肢体在活动。

第三步

检查者右手拇指与其余 4 指分开，置于耻骨联合上方握住胎先露部，进一步查清是胎头或胎臀，然后左右推动判断是否衔接。若胎先露仍可以左右移动，表示尚未衔接入盆。若已衔接，则胎先露不能被推动。

第四步

检查者左右手分别置于胎先露的两侧，沿骨盆入口向下深按，进一步核对胎先露的判断是否正确，并确定胎先露的入盆程度。先露为胎头时，一手能顺利进入骨盆入口，另一手则被胎头的隆起部阻挡，该隆起部称胎头隆突。枕先露时，胎头隆突为额骨，与胎儿肢体同侧；面先露时，胎头隆突为枕骨，与胎背同侧。

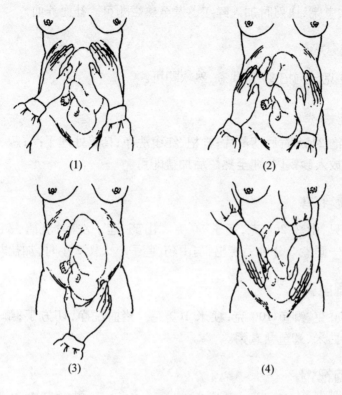

(1)   (2)

(3)   (4)

四步触诊法

※贴心提醒※　做此项检查时孕妈妈不要紧张,这是产科的一项常规检查,有经验的医师操作起来安全性很高。

第 185 天　孕期补血食谱

红枣炖红豆

红枣、红小豆各 200 克,白糖适量。红小豆用清水浸泡 24 小时后和红枣同放入锅内,煮熟,汤汁收浓时即可,食用时可加入少许白糖。

花生红枣粥

花生米 100 克,红枣 50 克,粳米 200 克。花生米用清水浸泡 5 小时后洗净,与粳米共煮粥,快熟时加入鲜红枣煮至熟烂即可。补血养血。

枸杞红枣茶

红枣 50 克与枸杞 20 克共煮,熟软即可。

山药炖乌鸡

山药浸泡 24 小时后切薄片;枸杞、红枣洗净;乌鸡处理干净;葱、姜切段;将以上各物同放入砂锅内,炖至熟烂后加盐即可。

山药煲乳鸽

乳鸽 2 只,山药 200 克,莲子 50 克。山药、莲子洗净;乳鸽去毛、内脏,洗净,与葱、姜一同煮 3 分钟后捞出,与山药、莲子小火煲 2 小时,加盐即可。

猪血鲫鱼粥

猪血 500 克,鲫鱼 100 克,粳米 100 克。猪血洗净,切方丁;鲫鱼去鳞、内脏,洗净,与白米、鲫鱼共煮粥。

红枣枸杞粥

红枣 10 粒,枸杞 30 克,粳米、玉米共 100 克。将上物共煮粥,熟烂即可。

※贴心提醒※ 红枣、红豆、猪血都具有很好的补血功效,其中红豆还有渗水利湿的作用,可以防治妊娠下肢水肿,孕妈妈不妨经常喝些红豆粥。

第 186~187 天　鲜蔬果汁、水果甜品DIY

自动榨汁机,DIY 好帮手

将蔬菜和水果制成果汁,既有利于消化吸收,补充维生素和矿物质,又享受了手工 DIY 的乐趣,孕妈妈不妨一试。市售的果汁机有手动、半自动和全自动几种类型,在这里向您推荐全自动的榨汁机,只需将水果切块,放入其中,摁下开关,一两分钟之后果汁就制作完成了,快捷方便。您可以选择各种喜欢的蔬菜和水果,搭配食用。比如胡萝卜苹果汁、猕猴桃苹果汁、黄瓜草莓汁等。需要注意的是蔬果汁不可加热饮用,否则会破坏其中的营养成分。

简便易做的水果甜品

[香蕉奶昔] 新鲜香蕉一只,与150毫升牛奶同放入搅拌机内打匀。

[柑橘鲜奶冰] 将柑橘一只连皮切成碎末,放入鲜奶中,加少量糖,拌匀后放入冰箱冷冻,即吃即取。可作夏季冷饮。

[红薯苹果羹] 红薯去皮、切块,放入锅中,中火煮熟后加入去皮切块的苹果,再煮片刻即可。

[冰糖梨水] 梨一只洗净切成小块,加适量水和冰糖用小火煮熟即可。梨块和水同食最佳,秋冬季节尤为适宜。

[草莓柠檬汁] 新鲜草莓榨成汁放入容器内,再加入少许柠檬汁和饮用水混合成饮料。

[水果沙拉] 草莓10个、香蕉一只、苹果一个、菠萝半个、橙一只,将所有水果洗净,去皮切块,苹果、香蕉用盐水或柠檬水浸一下防止变色。生菜洗净,放于盘上做底,放上所有水果,浇上沙拉酱即可。也可加入核桃仁、葡萄干或其他干果及酸奶少许。

※贴心提醒※ 蔬果汁宜在早晨、两餐之间或饭前半小时饮用,现榨现喝,否则维生素C会被氧化。

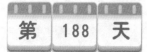 不提倡准妈妈严格吃素食

长期素食难以获得微量元素

长期食素对预防心脑血管疾病、肥胖等慢性疾病有一定好处,但因为没有任何动物性的食物来源,所以较难获得优质的蛋白质和矿物质、维生素(如铁、锌、钙、维生素 A、维生素 B_{12} 等)。育龄女性经常素食,易患贫血,并影响身体内激素分泌。素食对微量元素的吸收最差,铁质吸收不足影响血红素的形成,这对受孕和妊娠影响都很大。

长期素食难以获得优质蛋白质

动物蛋白是优质蛋白,所含八种必需氨基酸含量和比例与人体接近,吸收

利用率高。身体内所需的蛋白质约有 50% 应来自于优质蛋白质,及时补充蛋白质,对孕妇、乳母、婴幼儿、青少年特别重要。

禽畜肉可补充蛋白质、钙、铁

肉类是除了钙以外所有矿物质的最好来源。畜禽肉、肝的血红素铁占食品中含铁总量的 1/3,吸收率高。肉类也是 B 族维生素,特别是维生素 B_{12} 的极好来源,这是单纯从素食中无法得到的。

以猪肉为例,猪里脊肉含丰富的蛋白质和维生素、微量元素,且水分含量高,脂肪和胆固醇含量低,肌肉纤维小,有治疗食欲缺乏、贫血及便秘的作用;猪蹄含大量胶原蛋白,有通乳增乳、壮腰补膝的功效,对腿脚抽筋、四肢疲乏有一定辅助疗效;猪肝补血食品中最常用的食物;猪肚补虚损、健脾胃,产妇常食可增强食欲,强身健体;猪血(鸭血)含铁量高,儿童、孕妇或乳母多吃可预防缺铁性贫血,并具有通便、清除肠腔沉渣浊垢作用,对尘埃及金属微粒有净化作用,以避免积累性中毒,被誉为人体"清道夫"。

※贴心提醒※　禽畜肉类虽然对健康有益,但并不是吃得越多越好,肉吃多了可导致肥胖、高血脂、痛风等,孕妈妈注意适量食用即可,而且只吃瘦肉、尽量少吃肥肉。

第 189 天　介绍几款简便易做的猪肉美食

家常红烧肉

五花肉切成小块,锅内倒油,油未热时放入桂皮 1 根、八角 3 个,炒香后改成大火,倒入五花肉翻炒至变色后再炒 2 分钟。倒入老抽 2 匙、糖 3 匙、盐 1 匙,翻炒 5 分钟,倒入开水,没过肉面,煮开后放入红枣和姜片,小火炖 40 分钟,大火收汤即可。

猪肝菠菜汤

菠菜洗净切段,猪肝处理后切片,焯透,沥干。油锅六成热,放姜片,猪肝片、菠菜段,然后加清水煮 5 分钟,加盐调味即可。注意鲜猪肝应先在自来水下冲洗 10 分钟,再浸泡 30 分钟,然后烹调。烹调时间不能太短,至少应该急火炒 5 分钟以上,使肝完全变成灰褐色,看不到血丝才好。

豆豉蒸排骨

猪小排切成 4 厘米小块,洗净后用流水冲 10 分钟。芸豆放入冷水中泡发,豆豉用水洗去盐分。将排骨拌入豆豉,加盐、味精、糖、淀粉和香油,芸豆放于底部,入蒸锅,水开后蒸 20 分钟即可。

无锡排骨

猪排剁成 1.5 厘米长的小段,流水冲洗 10 分钟。油锅加热至五成熟时,将排骨裹上一层淀粉,炸至表面金黄色捞出沥油,放入盆中。将番茄酱 80 克,糖 100 克,花雕酒 40 克,八角 3 个,草果 2 个,姜 10 克,葱 20 克,盐 1 匙混匀,加清水煮,放入红曲,混成汁。将排骨和调味汁入锅,大火烧开后小火慢煮,至熟即可。

软炸里脊

猪里脊肉 300 克切成薄片,加盐、料酒腌制 10 分钟。将面粉与淀粉混合,加入一个鸡蛋和水,调成糊状,放入里脊片,搅匀。油锅烧至六成熟,逐片放入挂糊的肉片,慢炸至定型后捞出。继续加热油锅,至八成熟时再次放入肉片,炸至表面金黄酥脆即可蘸椒盐食用。

珍珠丸子

糯米 100 克洗净后浸泡 5 小时捞出,香菇 5 朵,胡萝卜 1 根切碎。猪肉馅加葱末、香油、姜末、料酒、生抽、盐、鸡精拌匀,腌制 15 分钟,加入蛋清、香菇末和胡萝卜末,搅拌上劲。将肉馅挤成丸子,放入糯米中滚上一层米,用手轻轻按压表面使一部分糯米压入肉馅中。将珍珠丸子大火蒸 10 分钟即可。

洋葱煎猪扒

用少许牛油炒香面粉备用。猪里脊肉去筋且厚片约 6 厘米,用刀背轻轻拍松,放入白胡椒粉、盐、白葡萄酒少许,腌制几分钟。平底锅放油烧热,用慢火煎猪扒至熟,出锅。锅内留底油下洋葱碎炒香,放入白胡椒粉、盐、油炒面粉 1 匙、白葡萄酒 1 匙,清汤半碗,煮沸后淋在猪扒上即可。

※ 贴心提醒 ※　禽畜肉一定要新鲜烹饪,而且要尽量选购绿色禽肉、有机禽肉,以避免其中的激素、抗生素污染。

第28周

第 190 天　胎宝宝五官更好看了

五官更加精致了

从外观看,胎儿几乎有了新生儿的模样,五官对称,眼耳鼻嘴样样齐全。不仅耳朵的外形惟妙惟肖,胎儿的听觉也发育得很好了。对妈妈的触摸也有反应了。如果妈妈摸摸腹部,胎儿会伸出小手,踢踢小腿和妈妈交流。

早产仍面临危险

重要的肺表面活性物质开始分泌,所以,虽然胎儿的肺叶功能尚未发育完全,但是如果予以特殊看护,胎儿已经能够独立生存。但是最重要的中枢神经系统还没有最后成熟,所以此时若早产,胎儿仍面临危险。

可爱的"小老人"

到本周末,妊娠满 7 个月,胎儿重约 1100 克。头臀长约 25 厘米,身长约 35 厘米,快要占满整个子宫的空间。脸和身体呈现出新生儿出生时的外貌,五官匀称,眼、耳、鼻、嘴样样齐全。皮下脂肪还比较薄,皱褶比较多,面貌如同老人。头发已经长出 5 毫米,全身被胎毛覆盖。眼睛会睁开了,有一定吸吮能力,但吸吮的力量还很弱。

准妈妈感到胸口憋闷

此时胎龄 26 周。子宫底约在脐上 8 厘米,距离耻骨联合 28 厘米。膨大的子宫向上挤压内脏,会使准妈妈感到胸口憋闷,呼吸困难。

※本周要事※　生理性的子宫收缩使腹部变硬，孕妈妈不要紧张；妊娠高血压综合征的多发时期，初产、高龄妊娠、多胎妊娠的准妈妈要多加注意；准妈妈应该开始通过多种渠道了解分娩知识，有条件的可以参加一些机构组织的分娩指导班，以消除对分娩的恐惧；28周后要正规记录胎动。

第 191 天　进入妊娠高血压综合征的多发期

妊娠高血压对母儿危害很大

人体血压的正常值为：≤140/90mmHg。在未用抗高血压药情况下，收缩压≥140 mmHg 和(或)舒张压≥90mmHg 者即为高血压。妊娠 20 周后发生高血压、蛋白尿及水肿者称为妊娠高血压综合征，简称妊高征，严重者可导致孕妈妈抽搐、昏迷，胎儿缺氧、发育迟缓等，若不加以控制，可导致先兆子痫和子痫。先兆子痫即妊娠高血压患者出现头痛、眼花、恶心、肝区疼痛及呕吐等症状。子痫是在先兆子痫基础上出现抽搐和昏迷。妊高征对母亲和胎儿危害极大，因此诊断一旦确立，则应考虑治疗。

必须采取综合治疗的方式

妊高征的治疗方法包括降压、镇静、利尿、适时终止妊娠等。对于轻度妊娠高血压(140/90～150/100mmHg)，饮食应保证足够蛋白质、蔬菜、水果，避免多食盐，但不必严格限制食盐，补充铁和钙剂；要注意产前检测，以防发展为重症，一般不予药物治疗。中 (150/90～180/110mmHg)、重度 (血压高于 180/110mmHg)妊娠高血压综合征一旦确诊则应住院治疗，防治子痫及母儿并发症的发生。

※贴心提醒※　孕前就已经有高血压的准妈妈，在怀孕后高血压的病情有可能迅速恶化，或者引发其他脏器的损害，最终影响胎儿的生长。所以需要加强孕期保健，早孕期2～3周检查一次，24周后每2周检查一次，从30周开始每周检查一次，同时监测血压和胎儿生长状况。

第 192 天　妊高征的饮食原则

限制总热量，控制体重

孕妈妈要注意体重增加每周控制在 0.5 千克的范围内。主食及脂肪、胆固醇摄入过多是热量过高的主要原因，准妈妈要注意少吃高热量的糖果、点心、油炸食物，多吃焯、清蒸、煮、拌的食物。切忌暴饮暴食，避免过饱，最好少量多餐，每天 4～5 餐。

低盐饮食，每天摄入食盐 2～6 克

低盐饮食主要是为了预防高血压，每天摄入食盐 2～4 克，并注意隐性食盐的摄入。这些食物有：酱油；各种腌制食物；海鱼、虾、牡蛎、海带；各种熟食，如火腿、香肠、肉干、咸蛋、烧鸡等以及各种酱菜；面包、饼干、面条、烙饼、奶酪、薯片中叶含有一定的盐。

保证优质蛋白质的摄入

为保证胎儿发育，应保证优质蛋白摄入。动物蛋白可选择鱼类、鸡肉、猪瘦肉等，豆类也是优质蛋白的良好来源。此外还应该摄取含酪氨酸丰富的食物，如脱脂牛奶、酸奶、奶豆腐、海鱼等。但是肾功能异常时准妈妈则应限制蛋白入量。

摄入充足的维生素

维生素 C 和维生素 E 都能够抑制脂质过氧化，降低血压。应适当多吃富含维生素 C 的蔬菜和水果，如菠菜、西红柿、猕猴桃、橙子、柑橘、柚子、草莓等，以及由这些酸味水果加工的果汁，多吃新鲜的绿色蔬菜。

摄入充足的矿物质

钾可以维持保护血管，降低血压，增加钾的摄入对高血压患者有益。钾的最好食物来源是蔬菜（尤其是绿色叶菜和菌藻类）和水果（尤其是柑橘类），瘦肉、禽类、鱼类、乳制品和豆类也是钾的良好来源。

镁元素可以影响血脂代谢和血栓形成，含镁丰富的食物有小米、玉米、豆类及豆制品、枸杞、龙眼等。

※贴心提醒※ 胆固醇来源有蛋类(主要是蛋黄)、动物内脏(肝、肾、肚、脑等)、鱼子、海产食品(鱿鱼、墨鱼、干贝、蟹黄)等,体重增长过快的准妈妈不要多吃。

第193~194天 得了"妊高征",可以吃哪些食物

可以食用的食物

(1)奶类:脱脂奶、酸奶。

(2)主食类:米饭、馒头、面条等。

(3)蔬菜类:各种新鲜蔬菜,如芹菜、黄瓜、茄子、菠菜、木耳等。

(4)水果类:各种新鲜水果,如苹果、橘子、山楂、西瓜、桃子等。

(5)油脂类:植物油,如色拉油、橄榄油、玉米油、核桃油等。

(6)调味品:醋、蒜、淀粉、肉桂、五香粉、糖(不宜过多)等。

限量食用的食物

(1)蔬菜类:含钠量高的蔬菜。

(2)奶类:全脂奶。

(3)肉蛋类:新鲜的鱼、肉、蛋类。

(4)调味品:食盐、酱油、味精。

避免食用的食物

(1)奶类:奶酪、奶油。

(2)肉类:动物内脏、炸鸡、汉堡包、腊肉、火腿、咸鱼、皮蛋等卤味制品及腌制品、肉类罐头等。

(3)蔬菜类:腌制酱菜、蔬菜罐头等。

(4)水果类:蜜饯、罐头、浓果汁等。

(5)油脂类:猪油、牛油、羊油。

(6)主食类:咸饼干、咸面包、苏打饼干等。

(7)调味品:豆瓣酱、番茄酱、豆豉等含盐的辛辣刺激品。

(8)嗜好品:烟、浓咖啡、酒精饮料、浓茶。

(9)其他:鸡精、油炸食物、速食食物等。

※贴心提醒※ 豆类、鱼类、新鲜水果和蔬菜具有降低胆固醇、降低血压的作用,准妈妈可以适当增加这些食物的比例。

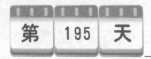 **轻松做到低盐饮食的小妙招**

使用专门的量勺

盐勺即专门用来称量食盐重量的小勺,每勺食盐约 2g,在很多超市可以买到。家庭烹调食物时,应根据每餐的就餐人数决定盐的总使用量,如三口之家晚餐的用盐量是 7～8g(大致能装满一个普通矿泉水瓶的瓶盖),这些盐要制作晚餐所有的菜肴,所以要统筹安排,合理食用。

浓淡搭配法

如果将盐量平均分配在每一道菜肴上,则每道菜可能都引不起食欲,所以可以选择一道菜放盐稍多,这样就保证了有一道咸味稍重的菜,将剩余的盐量均分为其他菜肴。其他菜肴可用酸、甜、辣等调味,这样组合既控制了盐分,又不单调,还保证了菜肴的美味可口。

起锅前加盐

炒菜时先不加盐,起锅前、起锅后,或端到餐桌后再加盐拌匀,这样用盐量可以减少 1/2～1/3。这是因为盐还来不及渗入到菜肴内部,都附在外部,所以少量的盐也能够满足口味。

善用其他调味料

多放一些辅料,如葱、姜、蒜、香菜、花椒、大料等,这样香味浓郁,盐少也好吃。适量多吃些生菜、沙拉等,这样既可少摄盐,又可保留最多的营养成分。

※贴心提醒※ 孕妈妈外出就餐,或者叫外卖时要注意菜肴中含有的盐分。

第 196 天　开始正规记录胎动吧

从第 28 周开始

到了第 28 周就要开始正规记录每天的胎动了,经过一段时间,准父母会逐渐熟悉胎儿大体上的胎动规律和特征,这给今后监护胎儿的正常发育带来很多便利。这是很重要的,因为每个胎儿胎动的频率、强弱,发生的时辰、持续和间隔时间、一次胎动的时间等都不尽相同,所以,孕妈妈要认真记录,仔细体会,找出规律和特征。

胎动一次的概念

一次胎动是指胎儿一次连续的动作,而不是踢一脚或打一拳就是一次胎动。一次胎动计数并不能反应胎儿的总体运动情况,但胎动仍是孕妇对胎儿进行监测的可靠指标,可在早期发现胎儿的异常状况。

胎动计数方法

28 周起每周计数 1 次,32 周起每周记录 2 次,37 周起每天记录 1 次。应选每天早、中、晚的固定时间,在相似情形下计数胎动。如每次都是在三餐前的早 7:30,中午 11:30,晚 18:30,采取坐位或左侧卧位,每次记录 1 小时的胎动。将 3 个小时的胎动数值和乘以 4,就是 12 小时的平均胎动计数。

胎动的周期性

上午 8 时至 12 时胎动比较均匀,下午 2 时至 3 时胎动减少到最少,晚上 8 时至 11 时又增至最多。

胎动结果判断

12 小时胎动数大于或等于 30 为正常。12 小时平均胎动数小于 10,应引起注意;小于 20 次,要向医生询问;低于 10 次为胎动异常。如果连续 3 小时胎动都小于每小时 3 次,就要去看医生。如果今天的胎动数和以前相比减少了 30% 以上,可视为胎动异常。此外胎动突然急剧,或者明显增多后又减少,或者胎动幅度明显增大而后变得微弱,都是胎动异常,需要看医生。

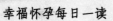

※贴心提醒※ 孕妈妈不必为了某一次的胎动数值与书中所言不符而紧张不已,要学会连续、动态地观察胎动;同时,记录胎动主要是凭自己的主观感觉。如果有时通过胎动计数没有发现异常,但凭借做母亲的直觉,确实感到胎儿有些异样,就不要存侥幸心理,果断去看医生。

第8个月

(第29～32周,第197～224天)

关键词

外生殖器形成、肺在成熟、胎位

在这个月,胎儿能感受到晨起出升的太阳了。小王子睾丸就要从湿热的腹腔下降了。大多数胎儿已经准备固定在倒立姿势,妈妈要少吃高热量食物,以免胎儿过大。胎儿的肺还没有成熟,妈妈要预防早产。

本月要点

※进入孕晚期,准妈妈避免动作过快、过急,应节制及采取安全的性生活方式,预防早产。

※孕30周后胎位大多确定,应在医生指导下纠正臀位。

※保证睡眠,每天坚持1小时午睡。

※注意饮食结构,多运动,防止便秘和痔。

※注意饮食规律和卫生,防止腹泻。

※热敷、按摩、补钙等方法防治小腿抽筋,但补钙不要过量。

第29周

第 197 天　具备一定生存能力了

从这个月开始,妊娠进入孕晚期。孕早期,胎儿忙着细胞分化,器官形成,紧接着建立系统;孕中期是功能的成熟期,肌肉、骨骼快速生长;孕晚期,胎儿的任务是增加体重和运动功能的成熟。准妈妈要注意不要劳累,注意休息和营养,但不要无限制地吃高热能的食物。因为现在胎儿正在长肌肉、脂肪和骨骼,万一把胎儿喂得又肥又大,胎儿可就无法从妈妈肚子里出来了。

虽然胎儿的眼睛还不能辨别物体,但它对不同程度的光线已经很敏感了,并且眼球也能转动了。透过准妈妈的腹壁,胎儿已经能够感觉到每天早上太阳升起,知道把头转向光源或者用小手去摸。

胎儿大脑已经能够控制有节奏的呼吸,并且开始调节体温。这意味着,如果现在出世,胎儿的大脑会继续加强这些功能,胎儿具有了一定的生存能力。

准妈妈要重视孕期检查

此时胎龄 27 周,子宫底在脐上 7.5～10.2 厘米,距离耻骨联合约 29 厘米。从现在开始需要每 2 周做 1 次检查了,最后 1 个月要每周检查 1 次。准妈妈应该认真对待每一次检查,这对自己和胎儿的健康和安全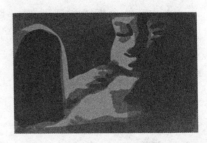都是很重要的。不要因为工作忙抽不出时间,或者疲倦等而错过检查。

※本周要事※ 孕妈妈腹部更加膨隆,要随时注意安全,预防早产;孕晚期饮食更加注重食物的质量,安排好一日三餐;注意小腿抽筋。

第 198 天　孕晚期营养原则

注意饮食多样化

妊娠后期,胎儿迅速增重长肉,对营养的需求仍然旺盛,但由于增大的子宫对胃肠的压迫,准妈妈食欲可能下降,饭量减少,营养摄入容易不足。此时应注意食物品种的多样化,营养更为丰富。一日膳食的组成,应在妊娠中期的基础上,再增加 50 克禽肉、鱼、蛋,或 250 毫升牛奶或豆浆。

增加豆类蛋白的摄入

除了保证鱼肉蛋奶等动物性食物外,可多增加豆类蛋白,如豆腐和豆浆。这两种食物包含了大豆的营养,去除了大豆中的抗消化因子,提高了蛋白质的吸收率。其营养价值比起牛肉、猪肉毫不逊色。

多吃含钙丰富的食物

妊娠晚期胎儿骨骼和肌肉发育迅速,准妈妈应注意补钙,多晒太阳。含钙丰富的食物有海带、虾皮、芝麻酱、奶酪、紫菜等。

注意动物肝脏的摄取

动物肝脏中含丰富的血红蛋白铁、叶酸、维生素 B_2 等,是妊娠晚期的理想食物。但是动物肝脏不宜多吃,每周 1～2 次,每次 50～100 克即可。

其他细节

多吃蔬菜水果,防止和缓解便秘;控制盐分摄入,若出现水肿应限制食盐在每日 5 克以下。

※贴心提醒※ 任何营养素摄入过多都有负效应,维生素也不例外,孕期维生素的摄取和需求请见下表。

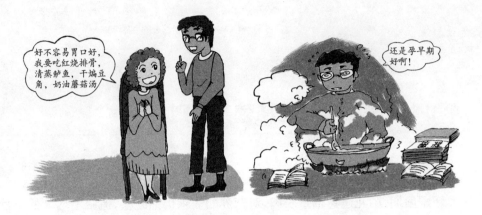

第 200 天 维生素摄入不是越多越好

孕期维生素补充见表5

表5 孕期维生素补充

名称	主要作用	富含该物质的食物	每日推荐摄取量
维生素A	保护皮肤、黏膜和视网膜；增强免疫力；预防癌症	鱼肝油、牛奶、黄油、奶酪、蛋、鳗鱼、绿叶蔬菜	孕早期800毫克当量，孕晚期900毫克当量
维生素D	促进钙、磷吸收	鱼肝油、鱼肉、蛋黄、肝脏、蘑菇	孕妇：10微克 成年人：5微克
维生素E	协调自主神经；维持正常生育能力；缺少则引起流产、早产	植物油、坚果、谷物、绿叶蔬菜、豆类、鳗鱼	成年人：9mg
维生素K	调节凝血功能；促进钙质沉积；缺少则引起新生儿黑粪症	绿叶蔬菜、植物油、豆类、海藻、牛奶、肝脏	成年人：60~75微克
维生素B_1	促进生长，缓解疲劳；使心脏、肌肉、脑、神经的功能正常化	肉（尤其是猪肉）、肝脏、牛奶、豆类、黑米	成年人：1.0~1.3毫克
维生素B_2	保护皮肤、黏膜和眼；防止体内脂肪蓄积；抑制过氧化物质生成	肉、牛奶、肝脏、乳制品、蛋黄、青背鱼、绿叶蔬菜	孕妇：1.8毫克 成年人：1.2~1.6毫克

（续　表）

名称	主要作用	富含该物质的食物	每日推荐摄取量
维生素 B₆	维持正常神经功能；增强对过敏的免疫力；防止老化	酵母、胚芽、黑米、肝脏、肉、鱼、蛋、牛奶、豆类	孕妇：1.5 毫克 成年人：1.2～1.4 毫克
维生素 B₁₂	促进蛋白质代谢；参与红细胞合成；维持正常神经功能	肝脏、贝类、蛋、青背鱼、豆类、粥	孕妇：2.6 微克 成年人：2.4 微克
叶酸	参与红细胞合成；促进生长；促进哺乳	酵母、胚芽、肝脏、肉、蛋黄、牛奶、豆类	孕妇：600 微克 成年人：400 微克
维生素 C	增强免疫；消除疲劳；促进铁吸收；增加皮肤色泽；阻止自由基活化，防癌	柑橘、柿子、草莓、绿叶蔬菜、山芋	孕妇：130 毫克 成年人：100 毫克

　　※贴心提醒※　脂溶性维生素主要有维生素 A、维生素 D、维生素 E、维生素 K 等，它们不溶于水，而溶于脂肪和脂肪溶剂中，在食物中与脂类一起被吸收。水溶性维生素包括 B 族维生素、维生素 C、维生素 PP、叶酸等，它们易溶于水，在烹调中容易受到破坏。因此合理选择食物，正确地加工和烹调，对人体获得必要的维生素很重要。

第 201 天　孕晚期失眠的原因与对策

激素水平的改变

　　到了孕晚期，即使是孕早期睡眠很好的孕妈妈也会受到睡眠的困扰。许多孕妈妈由于多种原因而无法安眠，激素水平改变是其中一个重要原因。怀孕后体内激素的改变会使孕妈妈在精神和心理上都比较敏感，对压力的耐受性降低，导致忧郁和失眠。此时，学会压力的转换、心里的调适以及家人的关怀对于稳定孕妈妈情绪十分重要。孕妈妈应学会心理减压，也可以参加新父母学习班，和班上的孕妇、老师交流。

腹部的增大、胎动的频繁、腰背痛

　　医生大多建议孕妇左侧卧位睡眠，实际上没有一个人能够一夜保持一个姿势睡眠,孕妈妈不必这样要求自己,需要避免仰卧位睡眠就可以了。左右侧交替,可以缓解背部的压力。将枕头放在腹部下方或夹在两腿中间会舒服些,将被子、落起来的枕头垫在背后也会减轻背部的压力。现在母婴用品市场上有不少孕妇专用枕,可以向医生咨询后再挑选合适自己的类型。

饮食习惯

睡前避免引用碳酸饮料,不要喝过多的水或汤。实在喜欢喝,可以安排在午睡后。

孕晚期生理变化

如尿频、气短、多梦等。除了注意饮食外,还应做到:睡前不要做剧烈运动,应该放松一下神经,可以泡一个温水澡,喝一杯热牛奶;养成有规律的睡眠习惯,早起早睡;如果辗转反侧不能入睡,可以听听音乐、看看书,感觉疲劳就容易入睡了,第二天再午睡以补充睡眠。

※贴心提醒※　随着孕程的进展,家人的关心和爱护对准妈妈来说越加重要。准爸爸要学会从生活细节上照顾准妈妈,可以帮助准妈妈洗头、擦身、剪脚趾甲等,让准妈妈感受到您的爱护。

第 202 天　路边小吃摊,还是少去吧

路边"麻辣烫"——安全吗?

毛肚是麻辣烫的主要食材,真正的毛肚应是灰黑色,煮熟后没有脆嫩感,那些雪白脆嫩的毛肚都是加入工业烧碱或过氧化氢泡发再滴上福尔马林保鲜的。工业用碱再加上福尔马林可使海鲜中的蛋白质凝固,保持色泽和韧性,因而看起来光鲜,口感脆嫩,并且,麻辣烫的辛辣气味可以掩盖住这些化学物质的气味。而且,这些路边大排档、非法烧烤的卫生状况也着实令人担忧。因此,孕妈妈应该远离这类食物。

肉类菜肴——放心吗?

真正的嫩肉粉是从木瓜蛋白酶、菠萝蛋白酶中提取的,利用蛋白酶对肉中

的弹性蛋白和胶原蛋白进行水解使肉类制品味美鲜香,而假嫩肉粉,即成为"实粉"的拌肉粉是一种强碱性制品,西方国家多用于清洗卫生间,一般含有亚硝酸盐,主要成分是碳酸钠,做出来的肉类菜肴蓬松好吃,却无嚼劲。一些添加了实粉的肉制品,看上去好看,烹调时却会产生大量泡沫。一些路边烧烤业主还会自己用明矾调制"嫩肉粉",有的甚至用工业亚硝酸盐。因此,建议孕妈妈自己加工肉制品,买加工好的肉丝或肉片时应选择不加任何调味品的。

街边烤红薯——卫生吗?

烤红薯小贩的铁桶炉一般是从粮油公司和煤炭公司回收的,其中有不少桶是用来装化工用品的。高温时,释放出的有害化学气体比如苯,会吸附到红薯上,而食入人体。烘烤中煤炭释放出的有毒物质也会吸附到红薯上,有的还含有放射性物质和砷。因而烤红薯闻起来香吃起来不安全。因此,建议孕妈妈尽量不吃这种烤红薯,可以用烤箱自己烤,安全又美味。

火锅底料——可靠吗?

正常的火锅底料是牛油、色拉油制成的,而一些不法商家可能用猪油,甚至添加了包装用石蜡制作的,这种石蜡在火锅里长时间蒸煮,会通过呼吸道、消化道进入人体,造成慢性危害,更有甚者其底料中还掺有回收锅底。因此,如果孕妈妈实在想吃火锅,可以自己配料在家中就餐,或者尽量去质量有保障的火锅店。

自己购买火锅底料时,可以通过以下方法辨别真假:①包装上是否有厂名、厂址、联系方式;②如果底料特别硬,掰都掰不断,就可能是加了石蜡的;③牛油在火锅里20～30℃就完全融化了,加了石蜡的底料融化较慢。

※贴心提醒※　除了以上食品,孕妈妈还要注意洋快餐。洋快餐中含盐、糖精、味精较多,还可能含有苏丹红、丙烯酰胺等致癌物质,且其低纤维可导致大肠癌,长期食用洋快餐降低人体免疫力、降低智力,因此,孕妈妈和婴幼儿还是少吃为妙。

第 203 天　注意饮食禁忌吧

少吃多餐加零食

进入孕晚期了,大多数孕妈妈食欲都很好,但由于子宫增大,将胃由原来的斜位顶至横位,胃的容量也可能减少。要注意少吃多餐,每顿饭宁可少吃点,过两小时再加点健康零食。

限制食盐摄取

此时应开始特别注意孕期饮食禁忌。孕晚期由于胎儿压迫,更容易出现水肿,所以应适当限盐,每日不超过6克。对于有水肿及妊高征者,每日食盐量应限制在3克以内。

补钙不要过量

孕晚期对钙需要增多,但不能盲目大量补钙。钙过量吸收,可导致胎儿的高钙血症,影响头型、面型,孕妈妈则易患肾结石、输尿管结石。

少吃热性食物

此时由于孕妈妈循环血量明显增加,心脏负担加重,内分泌功能旺盛,容易导致水钠潴留,胃酸分泌减少,胃肠道功能减弱,会出现胃胀、便秘等现象。中医将这些症状称为"内热"。孕妈妈本身容易内热,如果再经常服用温热性的补药、补品,如人参、鹿茸、荔枝、狗肉等,必然导致阴虚阳亢,血热妄行,引起鼻出血、口干、口腔溃疡等症状,还可能加重孕吐、水肿、便秘等。例如,黄芪炖鸡汤是一道传统的滋补益气药膳,对气虚者有很好的滋补作用,但有的中医就认为临产孕妇应该慎食,否则可能影响胎头入盆,造成难产。

※贴心提醒※ 准妈妈在孕期不要自行服用药膳,具有滋补作用的中药也不能随意服用。

第30周

第 204 天　不要长时间用B超照射宝宝

小睾丸喜欢凉快呢

到本周,男宝宝睾丸下降到了阴囊当中,因为它喜欢凉快的环境。不过,准妈妈千万不要为了提前知道胎儿的性别,就让医生用 B 超探头长时间地寻找睾丸,因为 B 超探头所产生的热效应会伤害胎儿的生殖器。女宝宝的阴蒂已经凸现出来,要等到出生前的几周,才会被小阴唇所覆盖。

造血功能成熟了

骨髓已经完全接管了制造红细胞的工作。对一个成年人来讲,骨髓每天都要制造 1730 亿个新鲜的血细胞。

胎毛开始脱落了

此时,胎儿重约 1400 克,头臀长约 27 厘米,身长约 38 厘米。胎儿的骨骼和关节比较发达了,内分泌系统和免疫系统也相应发育起来,胎毛开始脱落到羊水里,羊水变得更加浑浊了。

准妈妈身体越来越沉重

此时胎龄 28 周,子宫底位于脐上约 10 厘米,子宫高约 30 厘米,肚子大得已经看不到脚下,准妈妈会感到身体越发沉重,行动困难,呼吸不畅。

※本周要事※　注意胎位,如果有胎位不正,应该在医生指导下纠正;到了本

月,呼吸不畅和小腿抽筋会更加明显,准妈妈一定要坚持哦!

第 205 天　第8个月,该注意胎位了

胎位不正可导致难产

孕 30 周前,子宫的空间相对于胎儿来说还算宽敞,胎儿还没有固定,在子宫里可以自由变换体位。即使是臀位或其他位置,也多能够自动转成头位。但 30 周以后,由于胎儿的长大,空间的狭小,自动变成头围的可能性就很小了。所以,如果到了满孕 7 个月胎位还不正常,就要在医生指导下对胎位进行干预。胎位不正是难产的原因之一,对妈妈和宝宝都有很大威胁,应早期纠正,以增加顺产机会。

胎位异常者只占少数

从胎儿身体的长轴与母体长轴关系来看,有两种产式:两长轴相平行的,是直产式;两长轴相垂直的,称为横产式。直产式又有头先露和臀先露之分。胎头朝下,最先进入骨盆的,叫做头先露(即头位);胎儿臀部朝下,最先进入骨盆的,叫做臀先露(即臀位)。足月胎儿中头位最多,为正常胎位,占 95%～96%,臀位很少,仅为 3%～4%,剩下来不到 1% 的是横产式,又叫横位。臀位和横位都是异常胎位,不利于分娩。即使头位,如果胎头不俯屈反而仰伸,也有可能造成难产。所以发现胎位不正后必须详查胎儿和准妈妈的身体状况是否正常。

如何纠正异常胎位

纠正胎位除了依靠孕妇本人体位纠正外,还有一些物理方法。因为在纠正胎位时可能会因为转位而引起脐带扭转、绕颈,所以必须在医生指导下进行,不要自作主张。常用的矫正措施如下。

在妊娠 28 周前发现为臀位,可以做膝胸卧位操进行矫正每日早晚各 1 次,每次 10 分钟,连续 1 周。姿势为:在硬板床上,胸膝着床,臀部高举,大腿和床垂直,胸部尽量接近床面,但不要饱食后进行,防止发生呕吐。

用艾灸两小脚趾外侧的至阴穴,每日 1 次,每次 20 分钟,连续 7 天。注意艾卷距离皮肤不要太近,以免烫伤皮肤。

※贴心提醒※ 这两种纠正胎位的方法一定要在医生指导下进行,准妈妈切不可随意应用。

第 206 天　您会选择餐具吗

特富龙的危害

制造特富龙的关键原料是全氟辛酸铵,一种类似肥皂的物质,在加热到240℃时会释放出有毒物质。而按照我国的饮食习惯,炒锅在炉火上的温度一般都在300℃以上,水煮方式稍微好一点,但至少也在100℃以上,很容易超过200℃。很明显,我们常用的煎、炒、烹、炸四种烹饪方式,至少有三种都超过了全氟辛酸铵的温度限制。因此,特富龙的潜在危害是确定的。因此孕妈妈还是不用特富龙炒锅等为好。

少用塑料餐具

一些有装饰图案和色彩鲜艳的塑料餐具安全方面可能存在着隐患。这是因为塑料中可能含有铅、镉等重金属元素,而且塑料制品表面都有一层保护膜,这层膜一旦被划破,有害物质就会释放出来,劣质塑料餐具的表面常常不光滑,有害物质容易析出。因此,应尽量选择没有图案或图案简单且不在餐具内壁,无色无味的餐具,并且到大商场购买。另外不用材质疏松的泡沫塑料碗。

少用油漆筷子

虽然油漆筷子富于装饰性,显得尊贵典雅,但是从卫生角度讲,这种筷子对健康不利。油漆是高分子有机化合物,多含有有毒化学成分,尤其是硝基成分,被人体吸收后可转变为具有致癌作用的亚硝胺。长期使用油漆筷子进餐,脱落的油漆会随食物进入体内,油漆中的铅和铬等重金属会在人体蓄积。因此,建议孕妈妈最好使用铁木或不锈钢筷子,相对于原木或竹制筷子,这种筷子不容易滋生细菌。筷子应经常消毒,最好半年更换一次。

※贴心提醒※ 餐巾纸也存在安全隐患,建议孕妈妈外出就餐时自备餐巾纸或湿纸巾,在某些卫生状况不明朗的场所用餐,尽量不用餐馆提供的纸巾。

第 207 天 变换花样，来几款解"秘"食谱

蜂蜜粥

蜂蜜 80 克,香油 35 毫升。将上两味放入凉开水内调匀即可,早晚各食一次。

松子仁粥

松子仁 30 克,粳米 100 克,盐少许。松子仁洗净沥干,研烂成膏状。粳米煮粥,待小火煮至米烂汁黏时放入少许盐即可。

芋头粥

芋头 250 克,粳米 50 克。芋头去皮切块后与粳米同煮粥,加油、盐等调味。随意服食。

蜜汁红薯

红薯 2 个,蜂蜜、冰糖、葱丝、盐、油适量。红薯去皮后切条;锅内加水,放入冰糖熬成汁,然后放入红薯条和蜂蜜;烧开后撇去浮沫,小火焖熟,待汤汁浓稠时先将红薯夹出摆盘,再浇上原汁即可。

葱油土豆泥

土豆 200 克,大葱 100 克,花生油、精盐、味精各适量。将土豆洗净,上笼蒸熟,去皮切碎,放入大碗内捣成泥,拌入精盐;将葱剁碎备用。炒锅上火,放入花生油,烧热后放入葱末,再放入土豆泥起锅装盘即成。

韭菜大虾

鲜大虾 300 克,韭菜 150 克,葱、姜、酱油、橄榄油、香油、盐、酱油、料酒、高汤适量。虾肉洗净,去掉泥肠后切细丝,韭菜洗净,沥干,切成 2 厘米长段,葱、姜切丝。锅内橄榄油烧热,葱丝、姜丝炝锅,放入虾丝煸炒 2~3 分钟,烹入料酒、盐、酱油、高汤稍炒后放入韭菜段,大火炒 5 分钟,淋入香油即可。

※贴心提醒※　便秘可加重痔,孕妈妈应多饮水,多吃高纤维食物,并保持肛周清洁。每次排便擦拭后,最好用专用毛巾以温水洗净,淋浴时应先以温水冲洗患

处,沐浴后擦干水。

第 208 天　假性宫缩？不必紧张

假性宫缩是准备分娩呢

在激素的作用下,子宫肌开始做分娩前的训练,胎儿也开始向子宫口移动,刺激子宫收缩。此时,孕妈妈会感到肚子一阵阵发紧、发硬,有时像被束带束紧了,有时像有一根线在抽紧,但并没有疼痛的感觉,发生的时间也不确定,没有规律。出现了这样的无痛性子宫收缩(假性宫缩),孕妈妈不要紧张,这些都是在为即将到来的分娩做准备。

如何预防假性宫缩

要预防假性宫缩,首先注意不要过劳,日常生活和运动时都要注意休息,不要长时间走路、散步、站立,或者做其他运动;进入孕晚期以后要避免做登高取物、垫脚尖、攀爬等危险动作。另外要注意保护腹部,不要碰撞腹部,也不要总是用力抚摸腹部。

警惕异常宫缩

如果宫缩频繁,且间隔时间逐渐缩短,疼痛愈发剧烈,甚至伴有阴道出血等情况,需要立即去医院就医,以免出现早产。

※贴心提醒※　出现假性宫缩时千万不要紧张,在产前2～3周假性宫缩会更加频繁地出现,这是由于子宫下段受到胎头下降的牵拉刺激引起的,此时你应该休息、放松,感受宫缩逐渐消失。

第 209 天　胸闷,呼吸不畅巧应对

孕妈妈为什么会感到胸闷

增大的子宫将膈肌顶高,使得胸腔容积变小,肺脏膨胀受到一定限制。进

入肺泡的氧气减少了,孕妈妈会感到气短。有的孕妈妈此时担心胎儿也会缺氧,这种担心是不必要的。胎儿生活在子宫里,孕妈妈身体里有一套保护胎儿的完整系统,会竭力保证胎儿的氧气供应,胎儿也具有自我保护的能力,会尽量从母体获取氧气。左侧卧位可以增加胎盘的血氧供应。

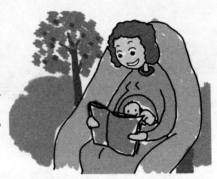

读一些美文,既是胎教阅读,又可以**转移注意力**

如何改善胸闷

穿宽松的纯棉衣物:不要穿过紧的胸罩,不但会加重胸闷,还会影响乳房血液循环。

做深呼吸:到空气新鲜的公园、草地。做做深呼吸,可吸入更多氧气,改善微循环,提高免疫力,改善胸闷。

转移注意力:如果你的胸闷没有其他疾病原因,那么大可以放心,可以多做做自己喜欢的事情,侍弄花草、欣赏诗画、做做手工,都可以转移注意力,让胸闷没有那么明显。

※贴心提醒※ 孕妈妈如果感到胸闷、气短严重,就需要看医生,排除其他疾病。

第 210 天 小腿抽筋怎么办

小腿抽筋在孕晚期很常见

到了妊娠后期,会有许多孕妈妈发生小腿抽筋,特别是在睡梦中。究其原因,一是体重增加导致腿部肌肉经常处于疲劳状态;二是孕期对钙的需要量增加而夜间血钙水平要比白天低。

紧急处理方法

一旦发生抽筋应用力将脚蹬到床上或墙上,使踝关节过度屈曲,腓肠肌拉紧或起身站立片刻,症状便可迅速缓解。也可以让家人帮助热敷或按摩,以缓解疼痛。

预防办法

为了避免腿部抽筋,应注意不要使腿部肌肉过劳,不要穿高跟鞋。睡前可以对腿和脚进行按摩。平时饮食要注意补充钙质。保证室外活动,多晒太阳。但需要指出的是,小腿抽筋并不是需要补钙的指标,因为个体对缺钙的耐受值有差异,所以有些孕妇缺钙时并不会发生腿部抽筋的现象。

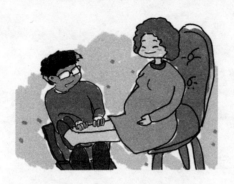

准爸爸可以给准妈妈按摩腿部

※贴心提醒※　在秋冬季节,准妈妈要注意腿脚的保温,不要受凉,夜间睡眠时不要把脚露在外面,否则会诱发小腿抽筋。

第31周

等待发射的小小"炮弹"

大多数胎儿会选择头位

子宫留给胎儿的空间越来越小了,由于活动空间的限制,就不能来回变换体位了。胎儿出生最好的体位是头向下,屁股向上,双腿蜷在胸前,双手紧紧抱在胸口,整个人尽量收缩,就像一枚小小的"炮弹",这是大多数胎儿都会选择的体位——头位(头先出来就是头位)。有些胎儿会和医生开开玩笑,采取不利于分娩的姿势,如腿向下、屁股向下或整个身体打横等,这些姿势会导致身体被卡在狭窄弯曲的产道中,那时就只能等待医生的救援了。

各系统发育基本完工了

胎儿的肺部和消化系统已经基本发育完成,如果此时因为某些原因早产了,经过产科和新生儿科的密切看护可以存活下来。但是对医疗护理条件要求很高。到本周末(第21天),胎儿身长41～44厘米,体重1600～1800克。

准妈妈身体越来越沉重

此时胎龄29周,子宫底高度30～32厘米,已经上升到了横膈处。胃、心脏、肺部都受到挤压,准妈妈可有呼吸不畅、小腿抽筋等症状,如有轻微子宫收缩不必紧张,可以平躺下来休息。

※本周要事※ 孕29～32周要进行骨盆测量,决定分娩方式,准妈妈应配合医生;由于胎动活跃,脐带很容易打结。一旦脐带缠绕成结,其中的血流就会受阻,

供给胎儿的氧气和营养必然缺乏，所以，准妈妈要留心胎儿的状况。

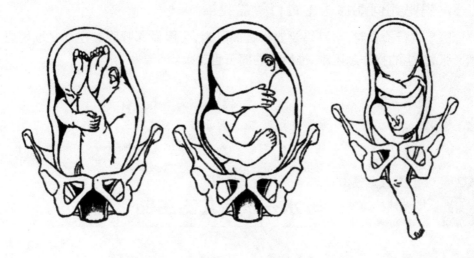

大多数胎儿都选择头位，有的喜欢和医生开开玩笑

第 212 天　医生要进行骨盆测量了

骨盆大小决定分娩方式

骨盆测量在妊娠29～32周进行，或37周进行，测量目的是判断准妈妈产道是否通畅，以决定分娩方式。因为自然分娩时，胎儿必须经过骨盆。除了子宫、子宫颈、阴道和外阴组成的软产道之外，骨盆的大小和形态对分娩是否能顺利进行起着重要作用。如果骨盆狭小或畸形，就会引起分娩困难，这就是剖宫产手术普及之前，产妇病死率居高不下的原因之一。

骨盆测量的方法

骨盆测量主要测量准妈妈骨盆入口和出口的大小。入口过小，则胎儿的头部无法正常入盆，此时孕妇的腹部常常是高高尖尖的，俗称"悬垂腹"。此时根本没有经阴道分娩的可能，一般都是剖宫产。如果骨盆出口过小，当胎头经过一系列扭转到达骨盆底后，胎头无法顺利娩出，导致产程过长，会引起胎儿颅内出血、胎儿宫内窘迫等危险。所以孕晚期一定要进行骨盆检查。

准妈妈如何配合医生进行骨盆测量

医生进行检查时,孕妈妈要放松腹部肌肉,可以做深呼吸。往往是准妈妈越紧张,医生的操作越困难,准妈妈的痛苦也越大。

※贴心提醒※　随着孕周的增大,准妈妈的韧带和肌肉会进一步松弛,早期骨盆不够宽裕的准妈妈在孕晚期检查时,有变为正常骨盆的可能。

第 213~214 天　羊水——胎儿的生命之海

羊水不是死水一潭

羊水是羊膜分泌的液体,被包裹在羊膜腔内。孕早期,羊水主要是母体血清通过胎膜进入羊膜腔的透析液,孕中期主要来源于胎儿的尿液。孕晚期胎儿将越来越多的分泌物、排泄物、脱落的上皮、胎脂、胎毛等物质排泄到羊水中,而使羊水变成白色带浑浊的液体。羊水是动态循环的,以每小时 600 毫升的速度不断循环,而不是死水潭。孕 10 周,羊水量为 30 毫升;孕 20 周增加至 400 毫升;36~38 周时羊水最多,可达 1000~1500 毫升。

羊水的作用

防震、保温、缓解压力:羊水为胎儿提供了活动的空间,使胎儿在子宫内做适宜的呼吸和肢体运动,缓冲妈妈体内和外界的噪声、震动以及外力;避免子宫壁和胎儿对脐带的直接压迫。

保持胎儿体液平衡:当体内水分过多时,胎儿可排尿;当缺水时,胎儿可吞咽羊水。

羊水对胎盘有挤压作用,可以防止胎盘早期剥离;分娩时羊水可向子宫颈传导宫缩压力,并减少胎体压迫引起的母体损伤。

羊水过多、过少都不好

在妊娠任何时期,羊水量超过 2000 毫升,称羊水过多。羊水过多时应警惕妊高征、早产、胎膜早破等。要预防羊水过多,准妈妈应注意休息、低盐饮食,在医生指导下服用健脾利水的中药。

孕晚期羊水量少于 300 毫升为羊水过少,此时羊水黏稠、浑浊加重,易发生胎位不正、胎儿畸形、胎儿宫内窘迫等。为预防羊水过少,准妈妈应做好产前检查,孕 37 后 40 周前计划分娩,降低羊水过少的发生率。

※贴心提醒※　羊水还可用于产前诊断。通过羊膜腔穿刺获取羊水,可诊断一些遗传性疾病、了解胎儿发育,判断有无畸形及测定胎儿的成熟度。

第 215 天　警惕胎膜早破

胎膜早破的危害

胎膜就像一个大大的水垫子,包裹着羊水和胎儿。这个垫子会在子宫口快要开全时破裂,羊水流出。胎膜也会在临产前发生破裂,这种情况平均能占分娩总数的 10%。胎膜早破的原因有胎儿过大、羊水过多给羊膜囊造成过大压力,或是胎膜受到感染变得脆弱,或是腹部受到撞击。胎膜早破会诱发母婴感染,还可造成脐带脱出,胎儿缺氧、早产、宫内窘迫。同时羊水流出后子宫壁会紧紧贴在胎儿身上,导致分娩困难甚至窒息。

胎膜早破的紧急处理

胎膜早破的表现是有液体一阵阵从阴道流出,一旦发生则准妈妈千万不要来回走动,应立即平躺下来,在臀部下放置枕头,保持头低臀高位,同时立即叫救护车或由家人送往医院。如果以已孕 37 周,大多可自然分娩。若还不足 37 周,在没有感染的情况下,医生会采取措施,尽量坚持到预产期分娩。如果出现感染征象,则需在抗感染的同时实施剖宫产手术。

如何预防胎膜早破

孕妈妈要定时做产前检查;避免剧烈运动以及对腹部的撞击;孕中晚期避免剧烈运动和过度劳累;孕晚期禁止性生活,以免刺激子宫。

※贴心提醒※　多吃含维生素 C、胶原蛋白的食物,能增加胎膜的柔韧性,预防胎膜早破。

第 216 天　腹泻增加早产机会

从饮食卫生入手

孕期腹泻可影响孕妇健康,更严重的是腹泻可使肠蠕动加快,刺激子宫导致流产、早产。所以孕妈妈应注意预防腹泻。

①每餐要定时、定量、定质,不暴饮暴食。

②饮食搭配合理,不要忽视谷物摄入,吃最新鲜、最卫生的。

③不食过于油腻、辛辣和不易消化的食物。

④不吃过冷、过热的食物,冷、热食品至少间隔1个小时食用。

不要自行用药

腹泻增加早产机会,应该积极控制。是否需要服用抗生素应该在必要检查后由医生来决定。不要自行服用抗生素,如果化验室检查正常,可服用整肠生、乳酶生等微生态制剂,稳定肠道内环境,抑制病菌生长。每天用热水袋热敷腹部,不吃凉饭,不空腹吃凉水果,从冰箱里拿出来的水果应放置一段时间后再吃。

简便易做的止泻食谱

[苹果茶]　苹果去皮、切碎,加水煮熟,吃苹果饮水。

[胡萝卜水]　胡萝卜煮水饮用,不加调料。

[焦米汤]　大米不加油炒至金黄,加水煮粥食用。

[烤面包片/馒头片]　淡馒头片或面包切片,烤至表面金黄,徐徐食之。

※贴心提醒※　如果发生了腹泻,要弄清是什么原因导致的,是否与吃某类食品有关,是否与受凉有关等,对症下“药”,以免再次腹泻。

 容易忽视的卫生死角——厨房

菜板、面板、菜刀

家里的菜板、面板多为木制,上面有许多缝隙和肉眼看不见的孔洞,其中藏

有大量的微生物。留在砧板上的食物残渣是其生长的良好培养基。厨房温暖潮湿的环境更为微生物的生长提供了适宜的温度和湿度。因此应重视砧板的消毒。

方法：将砧板用开水浇烫，水煮更佳。煮沸10~15分钟即可。还可以在每次使用完毕后用菜刀刮净板面上的食物残渣，每隔一周在刮去残渣后再撒一层盐，这样既可以防菌，又可以防止菜板干裂。晴天时可将砧板在阳光下暴晒1小时左右，可杀死大部分细菌。处理生肉和其他食物的刀、板要分开，不要图方便混在一起用。

最不卫生的习惯——一块抹布用到底

用一块抹布擦餐桌、擦水池、擦台面，这是最不好的习惯。据统计，一块全新的抹布在家里使用一周后，细菌数量高达22亿，包括大肠埃希菌、沙门菌等多种致病菌。所以，厨房要多准备几块抹布，专布专用，分别擦餐具、餐桌、水池和操作台；每隔1周将抹布洗净后煮沸消毒；至少每隔3个月更换一次抹布。

油烟机要定期清洗

厨房油烟对健康危害很大，含有丙烯醛、苯并芘等物质，所以准妈妈要少下厨房。在烹饪过程中，要始终打开抽油烟机或开窗通风，使油烟尽快散尽。烹饪结束后要延长排风时间，使厨房空气进一步净化。家用抽油烟机要定期清洗，否则不但起不到排除油烟的作用，还会导致"倒烟"，反而危害健康。

※贴心提醒※ 电冰箱也是常见的卫生死角，因为低温对微生物只有抑制作用，没有杀灭作用。据调查九成的冰箱都有微生物污染，因此冰箱要定期化冰、清洗、消毒。可用去污粉或洗涤剂擦洗，然后用清水反复擦净。

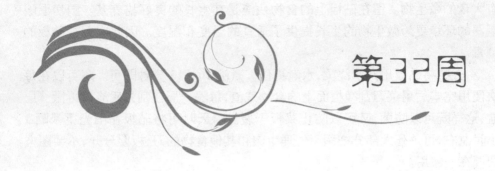

第32周

第 218 天　貌似"老头"

胆汁在消化脂肪

胎儿的肺和胃肠功能已近成熟,已具备消化能力,还能分泌消化液。食物从胃涌到小肠时,胆囊就会喷出胆汁。胆汁是由肝脏产生的液态物质,能够包裹和乳化脂肪。就像肥皂分解油渍一样,绿色的胆汁使脂肪溶解在水中,以便于食物能够得到更为有效地利用。

眉眼轮廓更加清晰了

本周末(第 224 天),胎儿有 1700 克重,头臀长 29 厘米,身长 40 厘米。眉毛长出,眼睑轮廓更加清晰;耳朵像个小元宝,鼻子也变得好看,但皮下脂肪还不丰满,所以仍然貌似"老头"。通过腹壁,准妈妈可以知道胎儿的活动。

准妈妈有强烈的疲劳感

胎龄 30 周。准妈妈会有越来越强烈的疲劳感,下肢水肿、腰酸背痛、静脉曲张。在整个孕期准妈妈都要注意休息,尤其是孕早期和孕晚期。

※本周要事※　即将进入孕 9 个月,准妈妈要重视临近预产期的检查,注意缓解下肢水肿;注意休息,预防早产。

第 219 天　美术胎教，赏心悦目

美术胎教的材料随处可见

美术胎教即孕妈妈通过欣赏各种形式的艺术作品，感受艺术之美，从而产生丰富的情感，以此熏陶胎儿。视觉胎教的材料举不胜举：各种绘画、书法作品，著名建筑、雕塑、工艺品、民间艺术、盆景、插花，孕妈妈亲手作画、加工十字绣，甚至改变房间布局，为卧室换上清新柔和的窗帘和床上用品都是视觉胎教。

选择自己喜欢的作品

孕 4 个月以后的胎儿对外界的刺激即能产生厌恶、愉快、不安等情绪。虽然胎儿无法知道和理解妈妈看到了什么，却能敏锐地捕捉到妈妈的情感和心情，并做出反应。所以，视觉胎教的重要性并不是"看到了什么"，而是"体验到了什么样的情感"。因此，孕妈妈要选择自己喜欢的作品。在欣赏的同时，孕妈妈可以将绘画的主题，整体散发着怎样的气息，自己感受到了怎样的情感，讲给胎儿。

选择色泽明快的作品

不要选择难以理解的作品，如抽象画，不规则的模糊线条给人以不安感，应尽量避开。最好选择便于欣赏的风景画，温馨感人的人物画，以及其他色泽明快温和、内容积极向上的绘画作品。孕妈妈可以从中感受到自然的美好、生命的美妙、人生的美丽，由此更加热爱生活，热爱腹中的小生命。

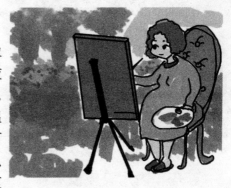

准妈妈可以尝试自己作画

※贴心提醒※　印象派的画作色彩丰富，色调柔和、明快，善于捕捉阳光，体现光影的变化，比较适合于孕期欣赏。

第 220 天　家用化学清洁剂，少用吧

家用清洁剂对人体有害

家用清洁剂主要指家用洗涤剂和家用消毒剂。天然洗涤剂对人体影响较小，合成洗涤剂可通过皮肤、呼吸道和消化道进入人体，消毒剂则可损伤人体皮肤和黏膜，可导致人体正常菌群失调，对人体有潜在危险。因此孕妈妈应尽量不用。

安全使用"三部曲"

(1)家庭中应慎选清洁剂品牌，避免应用合成洗衣粉，最好选用无磷、无苯、无荧光增白剂的肥皂粉。使用低磷、低苯洗衣粉时，要漂洗干净。

(2)注意使用方法。洗涤剂清洗蔬果和餐具时浓度应为 0.2%，浸泡 2～5 分钟为宜，泡后反复清洗。

(3)用洗涤剂清洗餐具后要用清水反复充分冲洗，自来水冲洗 5 分钟以上。

※贴心提醒※　为避免家用洗涤剂可能的危害，可以用其无害的代替品。比如用热碱水刷餐具，又快又安全。

第 221～222 天　孕妈妈，小心新车变"毒车"

新车车内污染较重

车内的污染主要来源于 3 个方面：汽车零部件和车内装饰材料中所含有害物质的释放，包括汽车使用的塑料、橡胶部件、油漆涂料、黏合剂等材料中含有的挥发性成分；是外界环境的污染物进入车内环境造成污染；汽车自身排放的污染物进入车内，包括通过排气管、曲轴箱、燃油蒸发等途径排放的污染物。污染物主要有苯、甲苯、甲醛、碳氢化合物、卤代烃等。

新车出厂后，车内有害气体浓度很高，挥发时间可持续 6 个月以上。另外，车厢内存在大量的细菌以及胺、烟碱等有害物质，会致乘车人头晕、恶心、打喷嚏，甚

至引起更严重的疾病,如男性不育等。所以,孕妈妈最好不要经常乘坐新车。

多管齐下,最大程度规避车内污染

(1)购买新车后,保持车内空气流通。尽可能做到车内外空气交换,以便尽早让车内有害气体挥发释放干净。特别注意不要用车载香水或空气清新剂掩盖车内气味。如果异味非常严重,可以通过物理和化学方法降解,如负离子或臭氧消毒、光触媒消毒、药用炭吸附等。

(2)不要随意对车内进行装饰。不要为了得到经销商提出的送装饰的优惠,就把劣质内饰等污染源引进车内。即使要进行车内装饰,也应特别注意不要使用阻燃剂、黏合剂和防腐剂等。

(3)启动循环通风设备。进入汽车后,应打开车窗或开启外循环通风设施,让新鲜空气进入,不要在封闭车窗、车门状况下长时间行车,更不要在封闭的车内睡眠或长时间休息。

(4)在开启空调和暖风时,使用车内外空气交流模式,尽量避免长时间使用车内自循环模式。

(5)遇到严重堵车,或跟随尾气排放可能超标车辆行驶时,应关闭车窗,把空调、暖风开关调到车内自循环模式。

(6)定期对车内空气质量进行检测,防患于未然。

※贴心提醒※ 在车内摆放空气清新剂其实作用不大,有时甚至会起到反作用。

第 223 天　　**抓紧时间,呼唤胎教**

在孕早期就可开始

呼唤胎教也可以叫做胎谈胎教,是准妈妈或准爸爸用温柔的语言和胎儿讲话,可以在确认怀孕之后就开始。呼唤胎教是父母和胎儿之间心灵沟通的纽带,关键是让胎儿感觉到爸爸妈妈的爱,而不必要求一定要说哪些方面的内容。轻声地问候,聊聊今天的天气、早餐的味道,念一念自己喜欢的名篇佳句都可以。比

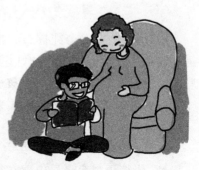

如，在妊娠反应时期，孕妈妈可以和宝宝说"妈妈现在很不舒服，我们一起忍耐，很快就会好的"或者"没什么大不了的，我们一定能挺过去"，向胎儿表明要一同克服困难的决心。在容易流产的妊娠早期，相信来自妈妈的爱的能量能够有效地保护胎儿。

与阅读胎教相呼应

准妈妈在阅读唐诗宋词，古今优秀的散文、小说、诗歌时，遇到精彩之处，可以吟诵出来，既是阅读胎教，也是呼唤胎教。但不要选择伤感、颓废、恐怖，甚至有暴力内容的作品。

※贴心提醒※　孕妈妈欣赏文学作品不要废寝忘食，甚至通宵达旦，每天阅读一小段，达到怡情养性的目的即可。

第 224 天　手工DIY，享受孕前的闲暇时光

针线活，重回妈妈时代

针线活过去叫女红，现在叫布艺 DIY。还记得孩童时代母亲在深夜里编织毛衣、毛裤的日子吗？母亲亲手缝制、钩编的衣物，当时看来也许算不上精美，但随着时间的推移却越来越积淀了我们的感情，让我们觉得温馨无比。现在，自己就要做妈妈了，不妨试一试吧。不必拘泥于某种形式，一根针、一些线，拼布、编织、十字绣……为宝宝缝制一个纯棉的小包被、小帽子、连体服，勾一双小袜子，用碎布头做一个小布偶，用毛毡做一个小动物，都是温馨母爱的纪念。

手工娃娃，寻找失去的童年

拿起针线，做一个纯棉布的娃娃吧！就像美丽而朴素的"华德福"娃娃，永远在安静地微笑或睡着。娃娃里面是纯羊毛，外面是各色素雅的花布，这比那些塑料、橡胶的娃娃更能抚慰孩子的心灵，而且没有任何污染。关键她是妈妈一针一线缝制的，比花多少钱买来的精致娃娃都有意义。

美丽安静的华德福娃娃

注：华德福教育最早出现在德国，后来逐渐传入其他国家。华德福幼儿教

育主张从孩子身心成长的发展规律出发给予孩子适当的教育,特别崇尚孩子自然的环境。饮食方面尽量选择有机食品;尽量接触自然界;所用材料的质地尽量全部是纯天然的,窗帘、被子、碗、玩具,老师和孩子的衣物等,没有那种鲜艳的图案。现在在北京等大城市已经有了华德福理念的幼儿园。华德福娃娃是纯手工缝制的娃娃,全部采用天然面料。娃娃的表情非常简单,留给孩子最大的想想空间。

画画,重温儿时乐趣

拿起一张纸,开始涂鸦吧! 素描铅笔、彩色铅笔、蜡笔、油画棒、水彩……如果你感兴趣,都可以尝试。或者临摹大师的画作,或者向邻家的小朋友学习,画的好坏其实并没有标准,关键是享受其中的乐趣。

烘焙,美食从此开始

如果你喜欢油、糖和面粉带来的乐趣,那么试试烘焙吧。面包、饼干、蛋糕,这些都可以自己在家做,营养又卫生,没有任何防腐剂。等宝宝长大了,还可以给宝宝吃。一些基础的烘焙用具可以在网上、大超市里买到。

※贴心提醒※ 孕妈妈做手工千万不要太投入了,要量力而行,孕期做手工容易疲劳,可以在身体允许,有心情、有兴致的时候做一点,不必勉强自己一定要完成多少。

第9个月

(第33~36周,第225~252天)

关键词

快速增重、变得好看、头骨有变形能力

已经看见希望的曙光了,胎儿开始把精力用在增长体重上。胎儿和妈妈之间的物质交换越来越多,胎母之间的血液循环越来越快,胎儿皮肤的颜色变得红润了。

本月要点

※准备好婴儿房间,购买安全实用的婴儿床及纯棉的床上用品。

※准备婴儿用品,包括衣物、尿布、洗漱和清洁用品、奶具、外出用品等。

※少吃高热量食物,避免体重增长过快,避免巨大儿。

※增加产前检查次数,注意胎动计数和胎心监护。

※注意安全、多休息、保证睡眠,预防早产。

※做好哺乳前期乳房渗液的准备。

※想好月子里谁来照顾新妈妈,谁来带孩子。

第33周

第 225 天　宝宝能自由地睁眼闭眼了

到了迅速增重的阶段

从现在开始到分娩的七八周里,胎儿将迅速增重,增加的体重是出生体重的一半还多。随着胎儿的增大,孕妈妈会越来越感觉不适,劳累感、上不来气、睡不好觉、腰酸背痛……到本周末(第231天),胎儿身长约43厘米,头臀长30厘米,体重2000多克。

动作更加协调

神经系统和肌肉的协调发育使胎儿的四肢可以比较协调地活动,也能够自由地把眼睛睁开或闭上。每天胎儿时不时地吸入几口羊水,吞咽到胃里,再由肾脏转变为尿液,排到羊水中。胎儿已经有微弱的呼吸,但仍没有气体交换,胎儿的肺里仍然充满液体。

准妈妈要坚持活动

已经进入孕9个月,胎龄31周。准妈妈会感到尿频加剧,这是由于胎头逐渐下降,压迫膀胱的缘故,有时还会感到骨盆和耻骨联合处酸痛不适,不规则宫缩次数增多。这都标志着胎儿在下降。沉重的身体使准妈妈更加懒于活动,更易疲惫,但是在孕晚期,还是要坚持适当活动。

※本周要事※　从这个月开始,产前检查的次数增加,由每2周一次改为每周一次,孕妈妈一定要重视;随着体重的增加,孕妈妈的疲劳感会越来越明显,应注意休息。

第 226 天　腰酸背痛，越来越明显了

孕晚期腰背痛尤其严重

怀孕的任何阶段都会出现腰背痛，尤其是在孕后期，子宫增大，腹部膨隆，为了保持稳定的直立位，不得不拉紧腰背部肌肉以保持重心平衡，这样腰背部肌肉就长期处于紧张状态，势必出现慢性疲劳而导致腰背痛。此外胎儿的头部开始进入骨盆，压迫腰椎，也是引起腰痛的原因之一。

改善腰背痛的方法

减少站立时间，站立时可以将一只脚放高一点，如凳子上或台阶上；坐位时可以将垫子垫在背部的凹处；不要睡过软的床垫。在热水中泡上 10 分钟可以缓解腰背痛，在医生、理疗师指导下在疼痛部位进行热疗或按摩也能适当缓解腰背痛。

注意其他原因引起的腰背痛

要注意的是如果疼痛严重，则不排除有关疾病可能，如腰椎间盘突出、肾脏感染等，应该找医生解决。如果是一阵阵的腰痛，则有可能是子宫收缩造成的，所以若感觉与平时痛的不一样或者忽然加重，要去看医生，确定是否有临产可能。

※贴心提醒※　只要你想到腰背痛是宝宝给你的特殊"礼物"，预示着胎儿的发育、预示着即将收获，腰酸背痛就没有什么大不了的了。

第 227 天　孕晚期，注意疲劳感，警惕早产

在感到疲劳之前休息

到了这个月，孕妈妈会不可避免的有不同程度的疲劳感。有时甚至一整天都感到很疲倦。孕妈妈要保持生活规律，保证足够的睡眠，不要熬夜。孕妈妈熬夜是最不利于胎儿发育的，如果孕妈妈在孕期没有养成良好的生活习惯，那

么也会影响到胎儿,甚至影响到新生儿的生活习惯。要注意休息,不要等到疲劳了再想到休息,工作一会休息一会,哪怕是 5 分钟也好。

预防早产仍是头等大事

到了这个月,孕妈妈的身材越来越笨重了,预防早产仍然是很关键的。多在子宫里待一天,胎儿的大脑以及其他器官就发育完善一点,就可以累计多一点的皮下脂肪,更好地适应外界。如果提前出来,就意味着胎儿要过早独立生存,这样会面临更大的生存挑战,以对付外界的不利因素。所以,即使现在的医疗手段再高明,早产儿总是不如足月儿,其生命质量会受到不同程度的威胁。因此孕妈妈一定要保证足够的休息,不要过劳,不要长时间逛街或远足郊游。

※贴心提醒※ 孕妈妈居家时要防止地板打滑,穿有绊带的鞋子;雨雪天气不要外出。

第 228~229 天　生个孩子,需要花多少钱

孕期生活费用

怀孕期间花费最大的是生活费用。从怀孕开始,要增加孕妇的营养,并且在怀孕的不同时期,应适当调整孕妇的饮食,以满足孕妇对营养物质的需求。随着孕期的增加,女性的身体外形会发生改变,需要购买一些孕妇专用着装,如各种孕妇装、保护孕妇和胎儿的腹带等。选择的主要标准是这些衣着和物品的安全性和舒适性。

产前检查

从怀孕 12 周算起到分娩前,一般每次 13~15 元,挂号费 3~10 元。第一次检查费用贵一些,500~600 元。整个孕期检查大概需要 1000 元。怀孕期间,有可能会出现许多意想不到的事情,如前置胎盘、早产等。在计划时,应将这些可能出现的意外考虑在内,做适当的心理和费用准备,以免在事到临头时慌乱不堪。

分娩阶段

待产、接生都要收费。无痛分娩 200 元左右,顺产 2000 元,不超过 3000

元;剖宫产 4000～5000 元。一些医院有待产服务,配备一名有经验的护士专门服务,还允许一名家人进入产房,费用在 300～500 元。床位费也有较大差别。普通房间多人同室,费用在四五十元左右;双人房间一个床位每天 250～300元;高级单间费用可达每日千元以上。

"贵族服务"房间是标准房,有独立、提供 24 小时热水的卫浴间,以及家属陪夜的床或沙发,此外还有更为高级的是套房。贵族服务的标价为 2 万～6 万元。

"坐月子"阶段

主要考虑坐月子期间的饮食花费。如果想请月嫂,就至少应该在孕晚期着手联系。现在月嫂服务,随着我国第二个生育高峰的到来而水涨船高。家政市场上的月嫂可分为几级,一般有普通级、中级、星级等,费用从每月千元左右到五六千元不等。

新生儿用品

这是一项较大的支出,需要购买的物品类别也比较杂。建议至少在孕末期就将新生儿用品置办完毕,可以分次购买。新生儿用品如衣物、哺乳用具、奶粉、被褥寝具、洗漱用具、早教用品等。

※贴心提醒※　整个怀孕生产期间的花费与当地经济水平也有关系。

第 230 天　布置好温馨舒适的婴儿房

婴儿房间的选择

选择宽敞、阳光充足的南向房间。房间里最好铺木地板,婴儿房里最好不放电视,宝宝睡觉的时候妈妈应抓紧时间休息;宝宝醒着时妈妈要和他交流,这对宝宝的智力发育非常有好处。可以在房间里准备一台 CD 机,给宝宝播放优美的音乐。

婴儿床

婴儿睡觉的地方,一定在妈妈的视线之内。安静明亮,不会有阳光直射。

不会有东西摔落到婴儿床上。准备一张能放在父母大床旁边的婴儿床,安全舒适,宝宝能一直睡到3岁。一些可以组合的婴儿床,使用更为长久。父母的大床和婴儿床最好同样距离地面约50厘米的高度,因为这样妈妈即使不弯下身子也能看到宝宝,很方便。

要选择质量可靠的婴儿床,木制的床冬天不凉,没有铁床那么硬,是个不错的选择。床以结实安全为原则。床四周的围栏缝隙宽窄要合适。缝隙过窄,婴儿手脚会被卡住;过宽则婴儿头部就会伸出来。围栏高度应在50厘米以上,以免宝宝抓住围栏翻出床栏掉下来。可以配有蚊帐,蚊帐质量要好,轻薄透气。不要选择化纤或尼龙的或是有图案和色彩花哨的蚊帐,要给宝宝营造一个安宁平和的休息空间。

其他配套用具

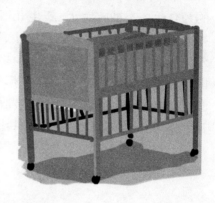

温度计、湿度计、加湿器、暖气,以及有净化空气功能的绿色植物。可以在墙壁上挂一些色彩柔和、色调明快的图画,比如世界名画、中国画、名家书法、风光摄影等。需要注意的是市场上的一些婴幼儿挂图色彩过于艳丽,对宝宝的视力发育和审美情趣的培养没有好处,应慎重选择。如果要在天花板上悬挂玩具,不要在婴儿的正上方,可以稍微偏离一点。

※贴心提醒※　如果要在婴儿房间地面上铺一层儿童塑料拼图,则事先一定要经过彻底的清洗,并有一段时间的通风放味。

第 231 天　纯棉,还是纯棉——婴儿衣物和床品的选择

床上用品

与成年人相仿,床板的上面是床垫,然后铺褥子。褥子上可以铺一块防水垫,上面铺床单,防止尿湿褥子。床单上面再放一个婴儿专用的小褥子或小垫子。如果宝宝不用尿不湿,那么这个小褥子或小垫子应该多做几个,尿湿了随时更换,将湿的拿去晾干或烤干后再用。被子最好有被套,方便拆洗,被子睡醒

后应拿开,以免宝宝踩着被子向上爬而"倒栽葱"摔下来。

被褥

无论是自己缝制宝宝被褥,还是买现成的,都应选择纯棉面料,并且多准备几套,至少准备4套,要选择色彩淡雅、柔和的。不要买化纤小毛毯,脱落的飞毛容易让宝宝过敏。可以选择纯棉毛巾被,手工缝制的棉花被。

婴儿睡觉时所流的汗水是想象不到的,床上用品应经常晒太阳。

衣物

小婴儿的衣服样式以斜襟、和尚领或开肩的为合适。衣袖宜宽大,新生儿四肢屈曲,衣袖太细则不容易伸入。衣缝要少,缝口最好向外翻。衣服上不宜有扣子,以免擦伤皮肤,可以细布条系在身侧。可根据季节不同,准备两套宽松的睡衣或睡袋、4套宝宝服,几双小棉

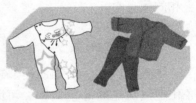

婴儿服

袜、小软鞋,两件包被、包衣;一件小斗篷;炎热的夏季应多准备几件肚兜。

※贴心提醒※ 为了保证宝宝安全,衣服应选择装饰少的宽松样式,避免有金属纽扣或拉链。刚买回或缝制好的,或是其他宝宝穿过的婴儿服一定要用清水洗涤,开水烫后晒干,放置时不要放樟脑丸,以免引起过敏。尽量选择易洗、易干,可机洗,不易退色的衣服。

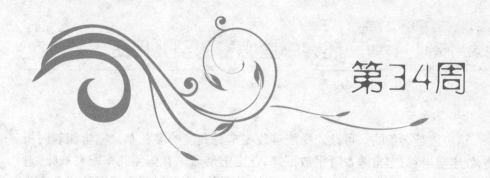

第34周

胎儿的头部可以变形呢

长成了好看的小人儿

到本周末(第238天),胎儿有2200克重,44厘米长,快进入妊娠的最后一个月了。第8～10个月是胎儿骨骼、器官变结实的时候,胎儿的骨骼已经很坚硬了,但头骨保持着很好的变形能力,以便分娩时顺利地通过产道。胎儿会根据需要调整胎儿的头型。

胎头入盆了

本周孕龄34周,胎龄32周,胎儿满8个月了。对于初产妇来说,这时的胎头大多已经降入骨盆,紧压在宫颈口。经产妇的胎儿入盆时间会晚一些,有时在分娩前才会入盆。准妈妈的腿肿得越来越厉害了,但不要因此而限制水分的摄入,母体和胎儿都需要大量的水分。

※本周要事※ 准妈妈要将预防早产作为头等大事来对待,不要因为一时的不小心而前功尽弃。已有妊娠合并症的准妈妈,一定要听取医生建议,严格按照医嘱来做。没有妊高征的妈妈,也要限制食盐摄入,并多多休息。

第 233 天 还有哪些必备的婴儿用品

婴儿推车

这应该是必备的。可以选择能够改变车身角度的婴儿车。宝宝醒着时折叠，让宝宝坐着；宝宝睡着时平放下来，让宝宝躺着。有些婴儿车配有蚊帐、遮阳伞和风雨棚。蚊帐可以防止蚊虫叮咬、防风沙，放在树荫下可以防止鸟虫粪便甚至毛毛虫掉到宝宝脸上、手上。遮阳伞可以在炎热的夏季给宝宝遮挡阳光。

婴儿汽车座椅：现在有私家汽车的家庭越来越多，在乘坐汽车时，将宝宝抱在怀里并不是最安全的，最安全的方法是放在婴儿专用的汽车座椅上。放置汽车座椅的地方是汽车后排司机后面的位置。

洗浴用品

澡盆可以选择塑料的或是木制的。金属澡盆过沉、过凉。可以自己配置浴床。

婴儿沐浴液或香皂：最好是纯植物的，并且不必每次洗澡时都用。还应准备温度计，洗澡前测试水温。

此外还可根据情况选择浴巾、沐浴纱布、纱布手帕、沐浴棉等。

尿布

这是必不可少的婴儿用品，而且用量惊人。有纸尿布和布尿布两种。纸尿布也就是尿不湿，使用方便、卫生，但价格较贵，一个月下来要数百元至上千元不等。纸尿布有尿裤形、开放式和裤子形 3 种类型，分别适合于 3 个月内、3 个月至 1 岁以及 1 岁以上的宝宝。布尿布以柔软、吸水性好、耐洗的浅色棉布为好，最好用白色的，以便观察大小便的颜色。布尿布有卖现成的，用厚棉纱制作。也可以自己制作。如果用大人的旧衬衣衬裤制作，则要注意消毒。

※贴心提醒※ 有条件的家庭可以准备一个专门放置婴儿用品的柜子，用来放尿布、内衣、被褥等。也可以分门别类，将毛巾、尿布、内衣分别放在小篮子、抽屉、整理盒里，这样拿取都非常方便。现在市场上有销售放置婴幼儿常用物品的床头挂件，有很多小格子，可以将衣物、尿布、洗浴用品、图画书分别放置，美观又方便。

第 234 天 　 婴儿奶具的制备

奶瓶

如果不是母乳喂养,就需要大约6个能装240毫升的奶瓶,120毫升的奶瓶可以准备2～3个,喂水或喂果汁用。母乳喂养的也有必要购买2套哺乳用具。

耐热的玻璃奶瓶价格较贵,但安全卫生、容易清洗。塑料奶瓶轻巧不易碎,但透明度低,有了污渍不容易发现。可以当婴儿会自己拿着奶瓶喝奶时选择塑料奶瓶。从形状看,奶瓶有长圆柱形(普通型)和扁圆形(宽嘴形)的,有些在中间部位还有凹痕,方便握持。

奶嘴

应准备8～9个,以便调奶用。奶嘴从材料分有橡胶和硅胶的,橡胶的较为柔软,硅胶的较硬但耐高温,不受奶脂腐蚀。

从形状分,有普通形的和鸭嘴形以及宽基底形的。普通型模拟乳头的自然形状;鸭嘴形模拟经宝宝吸吮而改变后的乳头形状;宽基底形为宝宝吸吮时所抵住的奶嘴基底,模拟成乳房形状,须配合宽口奶瓶使用。

奶瓶的配套用具有奶瓶刷、奶嘴刷、奶瓶夹。按照奶瓶大小选择不同尺寸的刷子,奶瓶的瓶颈和螺旋纹处以及奶嘴,有专门的小刷子可以清洗。

消毒锅

用于奶具、餐具的消毒。有蒸汽、微波两种,有的产品带有烘干功能,保证了奶具的清洁卫生,非常实用。

其他

方便奶粉盒:一般分为3层,每层都可以取下来。可以在每一层放入一次用量的奶粉,随时取用。宝宝外出时放在妈妈随身的包里,省去了每次都拿出大奶粉桶,量取奶粉的麻烦,非常方便。

保温袋、保温桶:用于给水、奶粉保温,宝宝外出时携带。

专用小暖水瓶:1个,每天更换开水。

吸奶器:有手动和电动两种。

※贴心提醒※ 除了以上用品,还可以给新生宝宝准备音乐铃、床挂、布书床围、游戏垫、手摇铃、手握球等玩具。

第 235～236 天　脐带——母子生命的纽带

脐带连接母体和胎儿

脐带是一条索状物,一端与胎儿腹壁的脐轮相连,另一端附着于胎盘的胎儿面。如果将胎盘比作雨伞,那么脐带就是伞把。一条脐静脉和两条脐静脉呈"品"字形排列,中间有胶状组织充填,保护血管。

脐带的作用

通过脐动脉,将胎儿的代谢废物送到胎盘,由母体处理;通过脐静脉,从母体获取氧气的营养物质。

也就是说,脐动脉中流动的是静脉血,脐静脉中流的是动脉血,这与人体其他部位的血管都相反。脐带是胎儿的生命线,是母子生命的纽带。

※贴心提醒※ 脐带、羊膜、胎盘是胎儿的附属物,缺一不可。

第 237 天　听到脐带绕颈,准妈妈先别紧张

脐带过长、过短都不好

脐带的长度应该是 30～70 厘米,平均为 50 厘米。脐带长度超过 80 厘米,为脐带过长;短于 30 厘米,为脐带过短。脐带过短,分娩时胎儿的不断下降会拉扯脐带,这种过度的拉伸会影响胎儿的氧气获取。脐带过长时,在子宫这个小小的环境中,脐带很容易纠缠到一起,甚至打结,或者发生脐带绕颈。脐带过长导致脱垂,或比胎儿抢先一步出行就更麻烦了。先胎儿一步脱出到子宫颈口甚至阴道外的脐带会和胎儿争抢"跑道",结果就是在狭窄的骨盆中胎儿紧紧压住脐带,血液循环自然被切断,胎儿将凶多吉少。

解读脐带绕颈

脐带绕颈即脐带缠绕于胎儿的颈部,缠绕1周及2周的较为常见,3周以上的少见。也有缠绕于胎儿躯干或四肢的,统称为脐带绕颈。羊水过多、脐带过长、胎动过于频繁都可以引起脐带绕颈。

脐带绕颈也可以顺产

当B超检查显示脐带绕颈时,准妈妈先不要紧张。因为当脐带缠绕较紧,对胎宝宝产程压迫时,胎儿会主动寻找能够摆脱困境的位置,有可能自己绕出来。另外,脐带附有弹性,只要不过分拉扯,一般不会影响脐血流,不会危及胎儿。如果脐带绕颈不紧,长度足够,胎心监护正常,则可以进行顺产。

只有当脐带缠绕圈数过多、过紧,胎宝宝无法挣脱时,才有可能引起宫内窘迫,此时需要考虑手术。

※贴心提醒※ 如果您实在担心,可以向主管医师咨询,请他们来打消您的顾虑。

第 238 天 医生开始做胎心监护了

胎心监护开始的时间

胎心监护最早在孕33周开始,最晚在孕35周后开始,每周一次,高危妊娠者每周2次。目的是及时发现胎儿异常情况,及时发现并预防胎儿宫内窘迫,有效降低新生儿窒息发生率。胎心监护每次至少进行20分钟。

做胎心监护的注意事项

·饱食后或饥饿时不要进行胎心监护,因为此时胎儿不喜欢活动,做胎心监护前30分钟到1小时吃些食物,如巧克力。

·选择一天胎动最频繁时进行,避免不必要的重复。

·选择一个舒适的姿势进行监护,避免平卧位。

准妈妈可自己监测胎心

妊娠28周后每天听3次,每次1~2分钟。正常胎心规律且有力,为每分钟 120～160 次。若每分钟小于 120 次或大于 160 次,可间隔 10～20 分钟重复 1 次。若仍不正常,则提示胎儿缺氧。如果胎心率异常并伴有胎心律不规则,提示缺氧更为严重。此外,每个准妈妈的基础胎心率存在差异。若胎心率比基础胎心率增减每分钟 30 次,也应视为异常。

　　※贴心提醒※　妊娠晚期,准爸爸直接将耳朵贴在准妈妈腹侧前壁听取胎心是最简单而实用的自我监护方法之一。如购买多普勒胎心听诊仪,监护会更加准确。

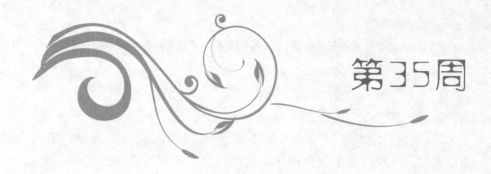

第35周

第 239 天　圆滚滚的小娃娃

脂肪储备增加

脂肪储备已经从 2％增加为 12％～15％了。由于脂肪的不断储存,胎儿的肘部和膝盖处开始凹进去,脖子上也有皱褶了。快满 9 个月,胎儿越长越胖,变得圆滚滚的。到本周末(第 245 天),胎儿身长 45～46 厘米,重 2400～2700 克。

有了很好的睡眠规律

胎儿仍然在长大脑,仍需要很好地休息,准妈妈不要因为感觉不到胎儿的动静,就拍打胎儿,干扰胎儿的睡眠。

准妈妈行动更加艰难

孕龄 35 周,胎龄 33 周。由于胎儿增大迅速,并且逐渐下降,准妈妈会觉得腹坠腰酸,骨盆后部附近的肌肉和韧带甚至会有一种牵拉式的疼痛,使行动变得艰难。

※本周要事※　坚持胎动计数和胎心监护,及时发现胎儿异常;日益临近的分娩会使准妈妈感到忐忑不安,或忧虑紧张,控制能力差,易怒,失眠,此时应注意做好孕晚期的心理保健,以向上的精神状态、冷静的态度迎接分娩。

第 240 天　科学对待分娩，消除分娩恐惧

了解分娩常识

孕晚期，准妈妈应该了解分娩的医学知识、全过程以及可能出现的情况。可以通过书籍或一些孕妇学校获得这方面的信息。不要听信一些过来人的体验，特别是一些夸张的、近乎恐怖的描述。每个孕妇的分娩过程、经历、体验都不会是一模一样的。过分的想象和恐惧会加重对疼痛的敏感性，减低耐受力。所以，需要孕妈妈做的就是科学地认识分娩，正确地对待分娩，相信自己和宝宝一定能够闯过这一关。

做好分娩的一切准备

包括孕晚期的健康检查而分娩、迎接新生儿的物质准备。如果孕妈妈指导家人以及医生为自己做了大量的工作，对意外情况也有所考虑，妈妈宝宝的一切用品都准备停当，那么，她的心里就应该有底了。

家人的关心及陪伴

孕晚期以后，特别是临近预产期时，孕妈妈的家人特别是准爸爸最好常留家中，使孕妈妈心中有所依托。如果有双方老人在就更好了，"过来人"的陪伴会让准妈妈更有安全感。

第 241 天　看点图画书，消除紧张情绪吧

图画书发展有着大背景呢

图画书的诞生，要归功于 19 世纪彩色印刷技术的发明和英国出版家爱德蒙·埃文斯的开拓。20 世纪初，英国出现了以比阿特里克斯·波特为代表的图画书作家，出版了《彼得兔》系列的经典作品。30 年代，图画书的主流渐渐移到美国，一批天才画家在图画书舞台上崭露头角，图画书终于迎来了黄金时代。

历史进行到今天，世界上图画书的发展方兴未艾，优秀的图画书层出不穷、

浩如烟海。继西方国家之后，日本、韩国等亚洲国家的图画书事业也取得了蓬勃发展。近年来在我国，图书出版行业对外合作增多，儿童早期阅读理念的推广和开展使越来越多的家长对优秀童书逐渐重视，以及本土图画书事业的发展使我国的图画书市场日渐繁荣。

关注优秀图画书

优秀的图画书风格各异，给人以美的享受，在童真的美好世界里，您的紧张情绪可以得到放松。建议孕妈妈利用孕期阅读、筛选出一些精品，现在自己阅读，有了宝宝后可以和宝宝一起翻阅。

这些优秀童书有时候在书店难以买到，现在国内有一些推广儿童早期阅读的网站，专门推荐和销售国内外的优秀童书，上面都有很详细的介绍和书评，选择起来很方便。另外少儿图书馆也是一个不错的选择。

※贴心提醒※　如果您没有把握，那么最好的方法就是选择国内外著名出版社出版的经久不衰的童书产品。

第242~243天　临产细节，考虑周全

计划周密，才能万无一失

（1）应该什么时候去医院或给医生打电话。

（2）是直接去医院还是先给医生打电话，夜间或节假日该如何找到他们。

（3）乘坐什么交通工具去医院，是私家车、出租车，还是朋友的车、单位的车。如果是朋友或单位的车，是否能随叫随到，到家里需要多长时间。

（4）从家到医院有多远，在上下班高峰时需要多长时间到医院。

（5）可以预先演练一下去医院的路程和时间。

（6）寻找一条备用的路，当第一条路堵塞时能有另外一条路供选择。

（7）家里人怎么安排。谁陪产，谁留在家里料理家务、做饭。如果是老公陪产，他是否能随时可以去医院。如果临时有情况，谁可以替补。

（8）住院用品准备好了吗。医疗手册、换洗衣物、洗漱用具、卫生用品、婴儿用品、身份证、现金、食品和读物等。

（9）住院时谁来陪护，是否需要请月嫂，月嫂直接去医院还是出院后去家里。

(10)工作的事情是否安排好了,单位是否知道你的预产期和计划休假的时间。

(11)分娩后谁来照顾宝宝,一旦发生特殊情况如何和医院及医生取得联系。

第 244 天 　隔辈老人育儿，加强沟通

隔辈老人带孩子,有利有弊

在当今日趋激烈的社会竞争中,年轻父母往往正处于事业拼搏时期,越来越多的老人承担起了照顾隔辈宝宝的义务。祖孙的血缘关系使老人本能地对宝宝产生慈爱之心,可使宝宝获得更多的爱抚;而且老人们还有着丰富的育儿经验,有充裕的时间和耐心,可以使宝宝得到很好的照料,但也容易有溺爱和迁就宝宝、凡事包办、过分要求"听话"等弊端。接受了现代育儿观念的父母,有时不可避免地会在育儿问题上和隔辈老人产生分歧。

首先要感谢老人

爸爸妈妈首先要理解老人,应该说,看护宝宝非常辛苦,隔辈老人并没有责任一定要承担义务,但我国的传统文化、观念和习俗使得老人们放弃了自己悠闲自在的退休时光,纷纷加入到这一行列中来,这体现了一种奉献精神,并且免除了爸妈的后顾之忧,这本身就令人肃然起敬。

巧妙处理分歧

可以和老人讲讲科学育儿经验,并虚心接受老人的指点;或者买一些科学育儿读物,与老人交流,共同体会,帮助老人接受新的事物;对老人限制宝宝等一些做法,爸爸妈妈要以宝宝的健康成长为出发点,既要坚决表明自己的态度,又要耐心和老人商量,减少正面冲突,积极解决矛盾。

※贴心提醒※　只要一切都建立在爱宝宝的基础上,以尊重老人为前提,好好沟通,相信会使隔辈育儿取得最佳的效果。

第 245 天　请月嫂，不要一味追求价格

综合考虑，聘请月嫂

月嫂按照级别及其费用在每月一两千元、三四千元到八九千元不等。选择月嫂时不要一味追求高价格，而要综合考虑各项条件。

正规的家政服务公司：可以事先打听一下公司的口碑如何。

身心健康：这是最基本的要求。正规的月嫂必须进行全面的体检，包括乙肝、肝功能、胸部 X 线、妇科检查等，合格者才有资格做月嫂。

专业资格：月嫂应该是经过护理专业知识和基本医学知识的学习，或经过专业的月子护理机构培训的。此外，月嫂最好是在 35～45 岁，并有生育及养育经验的。

雇佣月嫂的步骤

要注意家政中心是否有营业资格，并保证其从业人员的资格。签订合同时要写清楚具体内容、收费标准、违约及事故责任处理等。付费时要索取正规发票。其次，要验看月嫂本人的培训证书、健康证书或最近的体检证。要求其提供身份证，并复印一份。

与月嫂相处首先要尊重

月嫂虽说主要是为了挣钱，但其工作确实十分辛苦。不要因为花了钱就不注意尊重月嫂的人格。在相处过程中，要注意与月嫂的感情互动。作为雇主，可以对月嫂多一些人性化的关心，哪怕只是一句问寒问暖的话语也是一份温暖，或是满足一下她的一个小小愿望。月嫂多是离家在外，这些近似家人的关怀会激励她们更好地做好服务工作。显而易见，最终受益的还是宝宝和产妇。

※ 贴心提醒 ※　最忌讳频繁地换月嫂或保姆，这对妈妈宝宝都不利。

第36周

肾脏发育完全了

免疫系统初步建立

胎儿的免疫系统已经初步建立。胸腺在免疫系统中发挥着关键作用，T细胞将在这里成熟。骨髓，也会产生免疫细胞，特别是B细胞。脾是重要的免疫器官，也是身体里免疫细胞的活动中心。淋巴系统，在全身都有分布。

更像一个小婴儿

胎儿的皮下脂肪增加很多了，皮肤皱纹减少了，皮肤红润起来，身体开始变得圆润，更像一个婴儿了。胎儿两个肾脏已经发育完全，每天都在产生尿液；肝脏也能够处理一些代谢废物；胰岛素、甲状腺素、胆汁、消化液都在分泌。一切工作运转正常。

公主还是王子

现在，胎儿头臀长34厘米，身长46厘米，重约2750克。胎儿的皮肤粉红光滑，胎毛基本消失。手指甲和脚趾甲已经和指尖（趾尖）齐平，手会张开和握起，脚趾会屈曲。男宝宝的睾丸已经完全下降到了阴囊，女宝宝的大阴唇已经完全合拢，外生殖器发育彻底完成。

注意临产先兆

已满孕9个月，胎龄34周，产前检查增为每周1次。子宫颈口及阴道变软，为分娩做好准备。如果每间隔15分钟出现有规律的子宫收缩，那就是临产先兆了。

※本周要事※　子宫位置整体下降，使准妈妈胸部、胃部的憋闷感减轻，但同时膀胱受到的压迫增加，尿频明显，阴道分泌物增多。准妈妈应格外注意安全，特别是上下楼梯和洗澡时，要防止滑倒、绊倒，其他时候也要注意动作不要过猛，不要做危险动作，以预防早产。

第 247 天　"不自己带孩子就是渎职"

父母是孩子第一任老师

"不自己带孩子就是渎职"是一位从事教育工作的妈妈的话。的确，父母是最好的和时间最久的老师。隔辈老人、亲属、保姆对宝宝再好，也代替不了父母的作用。如果做妈妈的生完孩子，休完产假，上班以后，就把孩子丢给老人，顶多下班以后陪孩子玩玩，甚至明明可以自己带孩子，却为图省事，就将孩子送回老家照看。这的确是没有承担起"养育"的天职。所以，父母才是教育宝宝的主体，要尽量让宝宝跟着父母，不要以工作忙为借口，放弃对宝宝培养和教育的责任。

"喂养"是基础

在孩子的培养问题上，"养"和"育"是相辅相成、密不可分的，哪个方面都很重要，都不可偏废。养育孩子，应该有思考、有计划、有安排、有行动。从生理来讲，小孩的生长发育有一定的规律，做妈妈的要了解宝宝发育过程中的各项生理指标、喂养方面的常识、常见病的处理、精细动作和大运动能力的进展和训练等，懂得如何保证孩子的营养与健康、如何保证孩子的安全，如何锻炼孩子的各项能力。

"教育"需要更大的投入

从心理来讲，这方面的问题更为复杂、更为重要。孩子的成长是连续性、阶段性的，在每个阶段都有每个阶段的特点。有时出现的一些行为往往并不被大人所理解。如果不懂得这一时期小孩的心理特点，就会产生误解，采取不恰当的方式，扼杀宝宝的天性，剥夺其学习的机会。因此，爸爸妈妈应该提前学习心理养育方面的知识,对宝宝下一阶段的发展有所准备,帮助宝宝不断地成长。

陪孩子时要全神贯注

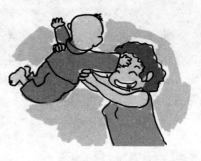

工作再忙妈妈也要抽出时间陪陪宝宝

陪孩子也要讲求质量,不能只看时间多少。和孩子在一起的时候,不要还想着其他的事情,随意敷衍孩子。要认真对待和孩子相处这回事,全心全意地陪孩子哪怕 10 分钟,也比漫不经心地和孩子呆一个上午强。如果您实在很忙,每天抽出一小会儿时间,全神贯注地给孩子念一本书,或者做一个小游戏也好。

※贴心提醒※· 不要以为孩子的失落可以用金钱弥补,精美、昂贵的玩具弥补的只是父母的歉疚。

第 248~249 天　抓紧时间,选择好分娩医院

综合考虑产科和儿科

其实,分娩的医院应该在孕早期就确定了。孕前检查和分娩最好在同一家医院,没有特殊情况最好不要转院。选择分娩医院主要考虑其产科力量的强弱,医疗设备的完善程度,同时也要看一下儿科技术力量的强弱,是否有健全的新生儿转诊机制。如果宝宝发生了某些状况,便于处理。这对于有妊娠合并症,或者高危妊娠的孕妈妈很重要。

不能不考虑距离

如果突然出现临产征兆,而医院离家较远,就可能出现麻烦。比如堵车、打不到出租车等。为了避免意外,可以考虑在临近预产期时,到医院附近找一家干净、安全的宾馆住几天,等待分娩。

母婴同室还是母婴分开

根据医院的模式不同有母婴同室和母婴分开两种形式。母婴同室有利于母乳喂养,较快增进母子感情;但新妈妈往往休息不好。母婴分开则有利于母

亲充分休息,恢复体力。

"贵族服务"的特点是每次检查都由同一个医生负责,保证诊断的连续性。在需要的时候可以随时打电话给医生询问任何生理或心理方面的问题,产后可以享受周到的护理,任何要求都将得到尊重和满足。从条件看,房间是标准房,有独立、提供 24 小时热水的卫浴间,以及家属陪夜的床或沙发,此外还有更为高级的是套房。当然价格也不菲。

普通间还是双人间

普通房间多人同室,条件一般,不利于产妇和新生儿休息,但费用较低。双人间条件相对好一些。高级单间条件较好,家人可以自由进出,方便照顾产妇。

※贴心提醒※ 选择哪家医院、普通间还是单间,需要结合自家情况、经济条件等,综合考虑。

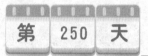

第 250 天　该准备好分娩物品了

母子健康手册

包括孕期保健和产前检查的所有资料。

洗漱用品和餐具

棉质毛巾、浴巾、洗面奶、刷牙用具。保温饭盒或保温桶、保温水杯、勺子、筷子、碗碟等。

衣物和鞋

前面开襟的内衣、外衣 2～3 件。棉质内裤 5～6 条,住院期间如果不方便洗涤,可以一天换一条,也可以购买一次性内裤,但要买尺码足够大的。

方便哺乳的内衣、胸罩 2～3 件。宽大的前开襟棉质睡衣 2～3 件。宽大的棉质长裤 2～3 条。

柔软舒适、穿脱方便的平跟鞋,保暖性能要好。

厚棉袜 5～6 双。帽子或头巾。寒冷季节还要准备围巾、手套、保暖棉衣等。

乳罩、胸垫、吸奶器

3个纯棉柔软、松紧适中、前面能拉开的乳罩。几个胸垫,可以塞进乳罩内吸收渗漏的乳汁。吸奶器协助早期泌乳。

婴儿用品

婴儿内衣、外衣、裤子、背心、短袜、帽子、包被。

尿布:一般医院里都用尿不湿。

婴儿护臀膏、沐浴露、婴儿油、消毒棉签等。

奶具:奶瓶、奶嘴、奶瓶刷、奶嘴刷。

卫生用品

卫生巾、卫生纸若干。消毒棉球或纱布块,虽然医院会按时进行会阴消毒,但一天只有固定时间两三次,自带消毒用品更方便些。

其他

巧克力、高热量的面包、饼干等。可以在分娩前、分娩过程中和产后补充体力。书刊、随身听、光盘:翻翻书或听听喜欢的音乐可以消除分娩前的紧张情绪。

※贴心提醒※ 这些东西不要动产了再现抓,一定要早早准备好,包一个包,放在家人都知道的固定位置。一旦动产,拿起就走。如果不是从家里去的医院,则让家人拿来就可以。

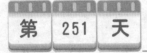

第 251 天 职场妈妈产后的长远打算

如何坚持母乳喂养

上班以后,宝宝怎样吃母乳?是否有固定时间可以回家给孩子喂奶?如果选择回家哺乳,每天需要往返几次?往返路上是开私家车,还是打车,还是乘坐公交?如果没有回家哺乳的条件,上班的时候溢乳了怎么办?是否需要准备吸奶器、冷藏箱或保温冰桶,以便定时吸奶,将吸出的奶水保存在冷藏箱里?

确保有牢固的后备力量

上班以后宝宝由谁来看管？由隔辈老人，还是由信任的保姆？或者两者共同看管？在我国，由隔辈老人带孩子的情况非常多见。这对年轻父母来说是比较好的选择，但是应该对两辈人在育儿观念上可能存在的差异有心理准备。

工作与家庭的轻重平衡

一边是繁忙的工作，一边是与孩子相处的渴望。想一想自己应该如何处理这种关系，如何兼顾两方面的平衡，既不要为了工作而忽略了父母的角色，也不要为了家庭而完全放弃自我的发展。而对职场妈妈来说，陪伴孩子的时间固然重要，但也不能忽略这种陪伴的质量。与其心不在焉地陪宝宝半天，不如全身心投入地和他玩耍1小时。只有真心的付出，才会让宝宝感受到你的爱。

是否需要调换时间有保障的岗位

如果工作性质不稳定，比如经常出差或加班、随叫随到，是否可以考虑换一个工作呢？或者调整到时间较为固定的岗位，哪怕经济上受一点小损失。要知道，不是所有的事情都能够在将来得到补偿。

※贴心提醒※ 事业上、经济上的损失都可能有机会得到挽回，宝宝却在一天天长大，幼年的宝贵时光只有一次，成长的历程也只有一次。

第 252 天 过期妊娠

超过预产期2周称过期妊娠

预产期并不是胎儿出生的准确时间，只有不到1/4的孩子会遵守这个约定，如期降临，还有1/4的孩子会比预产期出生得晚，锻炼家里人的耐性。而且，预产期只是一个粗略的估计，早两天或晚两天出生没有多大关系，但是如果超过预产期2周了还不生，就会引起一些问题，医学上称之为过期妊娠。如果是不知原因而不能启动分娩，那就是真的"过期"了。

过期妊娠的危险

(1)羊水过少导致胎儿宫内窘迫：羊水是胎儿的最佳保护环境，37周左右羊水开始减少。超过 42 周,羊水会显著减少,胎儿容易缺氧而导致宫内窘迫。

(2)胎盘老化、功能减退:这时胎儿得不到充足的氧气和营养,再待下去就只有坏处了。

(3)胎儿过大:虽然是过期妊娠,但胎盘功能正常,胎儿持续生长,造成胎儿过大,易引起难产。

对于这些不着急的宝宝,家人可不要抱着"瓜熟蒂落"的观念不放,或者手足无措地等待。医生会想办法让过期妊娠的胎儿尽量分娩。一般情况下,不会等到 42 周,医生就该想办法了。

※贴心提醒※ 有时,过期妊娠是某些因素造成的,并不是真的"过期"了。比如,妈妈的月经周期不准确,或者妈妈没有记清楚末次月经的确切时间,这样"预产期"就有了误差。

第10个月

关键词

胎头衔接;胎动、宫缩减慢

在这个月,胎儿会经常练习用肺呼吸。肺脏已经完全做好准备,随时待命。一旦出生就立即启动自己独立的肺循环,终止依赖妈妈的胎儿循环。妈妈要坚强地面对分娩,分娩过程中妈妈是胎儿唯一的伙伴。

要点提示

※准备好分娩物品,待产包能随时拿走。
※花销预算、财力准备。
※事先安排好月子里的诸多事宜。
※了解分娩常识,消除对分娩的恐惧心理。
※了解自然分娩和剖宫产的利弊,科学选择分娩方式。
※了解新生儿的特点和护理常识。
※了解两种分娩方式的产后护理要点。

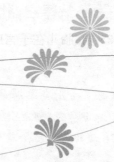

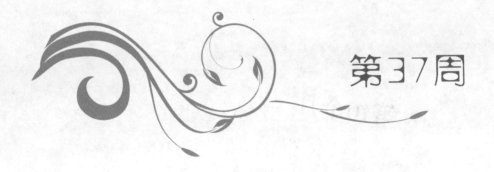

第37周

第 253 天　随时启动自己的呼吸机制

肺脏功能成熟了

胎儿已经有了充足的肺表面活性物质,肺脏功能已经成熟。他会常常学习用肺部呼吸,做呼吸功能的调试和练习,以便随时待命,一旦出生就立即启动他自己独立的肺循环,形成与成年人一样的循环系统,而终止依赖于准妈妈的胎儿循环。肺脏的成熟标志着我已经完全长成,能够在妈妈体外独立存活了。

抓紧时间,储备脂肪

从现在开始,胎儿每在子宫里待一天,便会获得 14 克的脂肪。有如一小块点心那么重。在这最后几周里,胎儿还要不断地从妈妈的血液里、从脐带里、羊水里吸收生存重要的物质——抗体,它能够帮助胎儿对付许多疾病。到本周末(第 259 天),胎儿 2950 克体重,头臀长 35 厘米,身长 47 厘米。

准妈妈——不规律宫缩增加

此时胎龄 35 周,胎儿在子宫中的不断下降使得准妈妈下腹坠胀,不规则宫缩增加。

※本周要事※　此时期准妈妈不要进食过多高热量食物,以免造成胎儿过大。现在最重要的是充分休息,储存体力,以迎接随时到来的分娩;如果此时胎位仍不正常,那么胎儿自动转位的机会就很少了。如果医生无法纠正,那么很可能建议剖宫产,以保证母婴安全。

第 254 天 最后一个月，准妈妈要密切关注胎儿状况

胎动开始减弱

到了最后一个月,孕妈妈应该密切注意胎儿状况,包括胎动情况和胎心情况以及你能够感觉到的一切情况。此时,当胎儿的头部钻入产道入口,并继续向产道出口移动时,胎动的频率、幅度和强度都开始减弱。这是正常的,孕妈妈不必担心。但如果胎动次数明显减少,12 小时小于 10 次,或较以往减少了50%,或你凭其他征兆预感胎儿有异样,就要果断去看医生。

胎心的变化

由于胎儿的移动,胎心最明显的位置也降低了。当出现无痛性子宫收缩时,胎心率会减慢,宫缩停止后胎心率即恢复。如果胎心率持续不恢复,或低于每分钟 120 次,或高于每分钟 180 次,就要去看医生。

妈妈要静心养性

胎头已经下降到骨盆里了,孕妈妈会感觉胃口好了,呼吸也畅快了,可骨盆部位却出现疼痛,腰骶部也酸胀起来。腿痛、尿频也会出现。此时孕妈妈要静下心来,继续吃好、喝好、休息好,继续和胎儿交流、说话。

※贴心提醒※ 胎儿的感觉系统已经发育齐备,和新生儿没什么两样了,所以,这最后的几周对胎儿来说特别重要,孕妈妈的情绪将影响胎儿出生后的性格。如果孕妈妈自始至终快快乐乐的,那么,新生宝宝将来一定是一个开朗乐观的孩子。

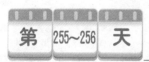

第 255~256 天 分娩前的体格检查

手摸宫缩

即医生将手放在准妈妈腹部,感受子宫变化,确定是否临产。整个子宫肌

肉从松弛到紧张再到松弛的过程,成为一阵宫缩。通常临产时,宫缩至少为5～6分钟一次,每次持续不少于 30 秒。一般手摸宫缩的时间为 20 分钟。即使没有临产,手摸宫缩也是必要的检查项目,尤其在怀疑先兆早产,或者人工引产需要调整宫缩时间的时候,宫缩的频率和强度是指导医生进行相应处理的依据。

手摸宫缩时准妈妈可以侧卧或仰卧,不要坐着或站立,因为站立或坐着可导致腹部肌肉紧张,影响医生判断。

阴道检查

阴道检查的目的是确认准妈妈是否临产,产程进展如何,胎位是否正常,有无难产可能,骨盆是否足够宽大等。方法是充分消毒外阴后,用窥器打开阴道,观察宫颈变化,然后用示指和中指放入阴道内,感受宫颈长度和柔软度,判断是否临产。因为每次检查都有充分的消毒措施,所以准妈妈不必担心会导致感染。

腹部触诊

目的是了解胎儿在子宫中的位置是否正常,胎头是否顺利进入产道。

血压、心率、体重测量

在分娩期间,定时测量血压、心率,及时发现两者变化,具有重要意义。有的准妈妈血压一直正常,进入分娩才出现血压和蛋白尿的问题。

※贴心提醒※　分娩前的体格检查时确认是否临产、确认分娩方式的重要检查,孕妈妈要放松,配合好医生。

第 257 天　你的宝宝健康吧——解读新生儿

几个数值

体重:2500～4000 克。身长:47～53 厘米,平均 50 厘米。头围:33～35 厘米。正常体温:36～37℃。但其体温中枢功能还不完善,汗腺、肌肉不发达,受外界温度环境影响变化较大,怕冷也怕热。因此,要为宝宝采取必要的保暖措施。初生数天内由于丢失较多水分,而发生"生理性体重下降"。

皮肤

红润,肩背部残余少量胎毛,全身皮肤覆盖着胎脂,2～3天后可出现暂时性黄疸。一般在生后7～10天生理性黄疸会逐渐消退。指(趾)甲长至或超过指(趾)端。

五官

眼结膜处可见微小的出血点,这是分娩过程中产道挤压造成的,几日内可自行消退。耳朵软骨发育良好,耳郭形成。鼻尖部可见粟粒疹,鼻黏膜柔软而富有血管,容易充血、水肿而发生鼻塞,导致呼吸困难。口腔内的牙龈和硬腭上有小白点,俗称"马牙",属于正常现象,不必处理,生后2～3周会逐渐消失。

呼吸系统

呼吸频率较快,每分钟约40次。出生后头2周呼吸频率波动较大,这是新生儿正常的生理现象。如果新生宝宝每分钟呼吸次数超过80次,或者少于20次,就要及时看医生。

循环系统

新生儿心率波动较大,从140～160次/分逐渐下降,直至120次/分。新生宝宝血流的分布多集中于躯干及内脏,因此皮肤很容易发凉,手足容易出现青紫,所以要注意新生宝宝的保暖。

消化系统

出生后10～12小时开始排出墨绿色胎粪,但如果出生后24小时未见胎粪要去医院检查是否有消化道畸形。因胃呈水平位,贲门括约肌发育弱,幽门括约肌较强,所以很容易发生溢乳。

泌尿系统

多在生后6小时排尿,也有部分宝宝会在24小时后排尿。同时,新生宝宝在最初几天由于入量不足,每天排尿4～5次,1周后每天排尿可达20次左右,满月前尿量增至每日250～450毫升。如果新生宝宝在48小时仍未排尿,就应该到医院做进一步检查。

神经系统

新生宝宝神经系统的特点是:脑体积相对较大,重量占出生体重的10％～12％;但脑沟、脑回等尚未完全形成,对下级中枢的抑制能力较弱,容易出现不自主或不协调的动作。宝宝出生后有吞咽、吸吮、拥抱、握持等颈肢反射。除吞咽反射外,其他反射都会随年龄增长而消失。通常来讲,触觉及温度觉灵敏,疼痛反应比较迟钝。

血液系统

新生儿血液中的红细胞及白细胞相对较多,不久会逐渐下降,但一些指标仍与成年人相差较大。

免疫系统

免疫功能还没有发育完善,抵抗力低,而容易患多种感染性疾病。因此,新生儿的居室和用具要清洁、消毒。母乳中含有某些抗体,母乳喂养的宝宝其免疫系统的发育要优于人工喂养的宝宝。

※贴心提醒※ 新生儿的眼发育尚不成熟,伴随生理性远视和斜视,一般在出生后2～4周消失,所以此时最好不要在婴儿床上方挂固定的玩具,否则会有内斜的可能。

第 258 天 新妈妈,不要手忙脚乱——新生儿的喂养和护理

母乳喂养的姿势

坐姿:妈妈坐着,手抱住宝宝的背部及头部,使宝宝的脸正对着乳房,但不要抱得太紧或太低,以免婴儿呼吸困难,妈妈腰酸背痛。

躺姿:妈妈侧躺在床上,可以枕头支撑身体。宝宝也侧躺,脸部对着乳房。适合于剖宫产妈妈及夜间喂奶,妈妈可以一边喂奶一边休息,但需要警惕夜间妈妈睡着了压着宝宝,导致意外。

橄榄球抱姿:将宝宝夹在腋下,用枕头整个架高以接近妈妈,使其头部靠着乳房。此种姿势较少采用,剖宫产后可以使用,避免压迫刀口。

现在,有一些专门用于哺乳的枕头,可以使妈妈哺乳时更为舒适,可选择使用。

调配及哺喂配方奶

调配配方奶的时候,应该按照厂家的调配说明来进行。奶水过浓,会给宝宝的肾脏增加负担;奶水过稀则满足不了宝宝的生长需要。准备好调配所需要的一切工具:消毒过的奶瓶、奶嘴,水壶、配方奶及奶粉勺。

1. 用肥皂洗净双手,确保卫生。

2. 将预定量的温水倒入奶瓶。不要先倒入奶粉再加水,以免奶粉附着在瓶底散不开。

3. 将适量奶粉用奶粉匙倒入奶瓶。量取时奶粉表面一定要与勺平齐。

4. 盖上奶嘴,左右摇晃,使奶粉充分融化。切忌上下摇晃奶瓶,以免起泡。

5. 滴一滴奶粉在手腕上测试温度。

6. 奶粉调配好之后,妈妈要将宝宝轻轻抱起,选择一个舒服的姿势,在宝宝的颈部垫一条棉毛巾。可摸摸宝宝的脸颊,唤起吸吮反射。

7. 让宝宝在妈妈的怀抱里稍稍倾斜。不可让宝宝平躺在床上,这样宝宝可能被呛着,也有奶水入耳导致中耳炎的可能。

8. 喂奶时奶瓶应保持倾斜成45度,让奶嘴中充满奶水,否则宝宝会吸入空气。

9. 宝宝吃饱后要将其轻轻竖起,轻拍背部,帮助宝宝排出胃内的空气。

※贴心提醒※ 在本月医师会给准妈妈做临近分娩的检查,包括手摸宫缩、阴道检查、腹部触诊等,确定胎儿状况及分娩方式。

第 259 天 新妈妈,不要手忙脚乱——新生儿的洗澡和穿衣

洗澡

选择一天中阳光最好的时候,吃奶前1个小时到一个半小时,觉醒状态。洗澡时房间里不能有对流风,关上门窗。室温25℃左右。夏天每天可至少洗1次,冬季可每周洗1次,如果大便后特别脏也可相应增加次数。

先倒凉水,再倒热水,水温和宝宝体温大致一样,36℃。用手背、手腕试试水温,感觉热而不烫就可以。先洗头和洗脸(这可以在浴盆外洗),再洗身体。

浴液和洗发露不必每天使用,一周用一两次即可。

用手洗而不是用毛巾。

不要将水弄到宝宝耳朵里,防止发生中耳炎。

新生儿不要使用护肤液、护肤油、爽身粉。

如果洗澡间和室内有一定温差,洗完后不要马上将宝宝抱出去,应先打开洗澡间的门,等温度相近了再裹好抱出去。

要注意将脖子、臀部、大腿、腋下的皱褶处擦干,等全身彻底干了再穿衣服。

穿对襟内服

将内衣平铺在床上,再将宝宝放在上面→一只手伸入内衣袖口,另一只手将袖子卷起来→用撑开袖口的那只手,穿过袖口,轻轻拉起宝宝的手→顺着袖口将宝宝手拉出来,另一手松开袖子→将衣服内侧和外侧的带子系好即可。

穿套头衣服

将衣服先卷起来,再将上面开口的套头部分撑开→将宝宝的头抬起,将套头部分套入→如穿对襟衣服的方法穿上袖子→稍稍抬高宝宝的身体,将衣服拉平→扣好裤底的扣子。

给新生儿包巾

将包巾铺平,将宝宝放于中间→将宝宝放在帽内,如帽太长,可将帽缘反折,以免遮住宝宝眼睛→将宝宝手臂拉直,贴近身体→将包巾沿着宝宝身体包裹起来,将多余的包巾塞在宝宝身后→将下方的包巾向上折起,宝宝的脚底部分留出约一个手掌宽的长度,使宝宝可以自由地伸脚。

※贴心提醒※ 现在市场上有一些婴幼儿洗澡的辅助用具,比如浴床、浴网、浴椅等,还有带有可调式靠背的感温浴盆,使用起来很方便,适合新手父母选用。

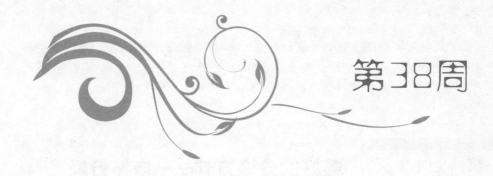

第38周

第 260 天　"出厂"条形码打好了

独一无二的纹理增多

脂肪的不断增厚使胎儿的四肢和身体变得圆滚滚的,皮肤出现美丽的光泽。指甲已经超过指尖,手掌和脚掌出现较多的纹理,足底纹理越多,标志着胎儿越成熟,胎儿已经完成了所有工序,可以出厂了。

胎儿不一定什么时候出生

胎儿改名叫足月儿了,这意味着胎儿随时都可能降临人间。其实,胎儿并不是一定要等到孕40周才出生,也不是一到40周都必须出生。分娩的日期是根据末次月经来推算的,只是一个估计数字。一般来说,在预产期前后两周(孕38周后,孕42周前)分娩都属于正常。

准妈妈紧张又焦急

子宫底到耻骨联合距离为36~38厘米,肚脐到子宫底16~18厘米。已经是孕10个月的第2周了,准妈妈既紧张又焦急,既盼望宝宝早日出生,又对分娩的痛苦有些恐惧。现在,准妈妈除了要注意安全、充分休息外,还要密切关注胎儿状况,同时婴儿用品和准妈妈的住院用品都应该准备齐全,随时可以

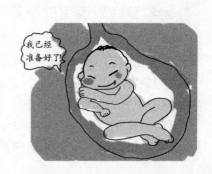

我已经准备好了!

拿走。

※贴心提醒※　了解自然分娩和剖宫产的利弊；做好分娩前检查；准妈妈要将准备分娩的物品收拾好，安排好产后的事情；坐月子的4周时间也很重要，关系到胎儿最初2个月喂养和新妈妈身体、体力各方面的恢复与调整。

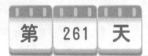 第 261 天　**最好的分娩方式——自然分娩**

准妈妈身体已经做好了自然分娩的准备

在妊娠期间为了适应胎儿不断生长发育的需要以及迎接分娩的到来，母亲体内的各个系统和器官，尤其是生殖器官都发生了很大的变化，这些变化都是生理性的。妊娠足月后，子宫肌肉出现有规律地收缩，随之子宫颈口开大，胎儿通过产道从子宫里娩出，来到人间。产后母亲身体各个系统和生殖器官又相继恢复到原来的状况，这个复杂的过程，也是一个自然规律。

自然分娩对新妈妈的益处

(1)分娩是一个自然的生理过程，对产妇来说，分娩阵痛时子宫下段变薄，上段变厚，宫口扩张。这种变化使产妇产后子宫收缩力加强，有利于产后恶露排出，促进子宫复原，减少产后出血。

(2)自然分娩出血少、损伤小，产后恢复快，饮食、活动很快就会恢复正常，有利于产后精力和体力的恢复。

(3)经过自然分娩，准妈妈体会到了分娩的阵痛，了解到了分娩的不易，可促进母爱的升华，增进母儿感情。

自然分娩对宝宝的益处

(1)自然分娩可促进宝宝肺的成熟，分娩时宫缩和产道的挤压作用可促进胎儿呼吸道内的羊水和黏液排挤出来，发生吸入性肺炎的概率大大减少。

(2)免疫球蛋白在自然分娩过程中，可由母体传给胎儿，因而自然分娩的新生儿具有更强的抵抗力。

(3)胎儿在经过产道时的一系列转动，以及产道的挤压，会增强其皮肤及神经末梢的敏感性，对今后的情感及智力发育有利。

※贴心提醒※ 专家建议,自然分娩是对产妇和孩子最好的分娩方式,这毕竟是人类进化中最本能、最自然的方式。但同时,由于阴道分娩要经历完整的产程过程,在此过程中可能会发生一些不可预料的情况,因此,准妈妈一定要听取医生的指导。

第 262 天　每个人都需要做会阴侧切吗

会阴侧切是一个很小的手术

会阴侧切是顺产当中一个很小的手术。目的是避免会阴过度扩展,减少可能导致的软产道严重裂伤;减少会阴阻力对胎头过久的挤压,导致胎儿颅脑损伤(尤其是早产儿、低体重儿等)。最常采用的有会阴正中切开,沿会阴后联合中央向直肠方向剪开。此法缝合容易、恢复快,但有损伤直肠、直肠括约肌的危险。另一型的会阴切开为会阴左侧切开术,切口从会阴后联合中点向左侧45度切开。切口不易延长累及直肠或直肠括约肌,但术后疼痛、愈合时间较正中切口长。

哪些孕妈妈适合做会阴侧切

(1)初产妇阴道助产手术(产钳、吸引器);初产臀位分娩。

(2)会阴过紧、弹力差,胎儿过大的初产妇。女性生殖道瘢痕或愈合不良的Ⅲ度裂伤。

(3)35岁以上高龄产妇,或合并有心脏病、妊娠期高血压综合征等高危妊娠。

(4)子宫口已开全,胎头较低,但是胎儿有明显缺氧现象,胎儿的心率发生异常变化,或心跳不匀,并且羊水浑浊或混有胎便。

会阴侧切的产后护理

(1)产后用低浓度消毒液冲洗外阴,每日2次,排便后及时冲洗。

(2)会阴部有水肿者,可用50％硫酸镁湿热敷,24小时后可用红外线照射,利于炎症的消退。若缝合后1～2小时,切口部位出现严重疼痛,肛门有坠胀感,应立即告知医护人员,这种情况很可能是缝合时止血不足引起的。此时应及时拆除缝线,清除血肿,缝扎止住出血点,重新缝合伤口。

(3)伤口感染。产后2~3天,伤口局部有红、肿、热、痛等表现,并可有硬结,挤压时有脓性分泌物。此时应服用抗生素,并拆除缝线,使脓液流出。用1:5 000高锰酸钾温水浴液坐浴。一般1~2周即可好转或愈合。

(4)会阴部伤口缝线者,应每日检查伤口周围有无红肿、硬结、渗血及分泌物,嘱其向伤口对侧卧位,可于产后3~5天拆线。

产钳和胎头吸引术

产钳和胎头吸引常用于分娩末期不能进行剖宫产的紧急情况,需要有经验的医师互相配合操作。大部分情况下,正确运用产钳是相对安全的。胎儿吸引器是利用负压吸住胎头进行牵引和旋转,以扩张产道加速分娩。这两种器械用于以下情况:第二产程延长;妊娠期高血压综合征或心脏病等患者需缩短第二产程;胎儿宫内窘迫需迅速娩出胎儿;瘢痕子宫,预防子宫破裂。一般在进行产钳助产和胎头吸引术时,会进行会阴侧切术。

※贴心提醒※　和分娩时的疼痛比起来,会阴侧切的疼痛算不了什么,准妈妈不必为此紧张。

第 263~264 天　无痛分娩

无痛分娩并不是绝对"无痛"

无痛分娩应称作分娩镇痛,目的是减轻分娩时的疼痛,并不是绝对的无痛。目前应用最广泛的是麻醉医师在孕妇脊椎的硬膜外腔放置导管,注入麻醉药,阻断产妇腰部以下的痛觉传导,减轻产痛。虽然减轻了疼痛,但产妇头脑清醒,能够感知到宫缩,完成分娩,并不影响生产。在产程不顺利的情况下,也可通过外置导管注入麻醉药,进行剖宫产。

无痛分娩开始的时间

一般是在宫缩最剧烈的第一产程活跃期实施麻醉镇痛。当出现规律宫缩、宫口开大3厘米时开始麻醉,持续到宫口开全,进入到第二产程后调整剂量或停止。

无痛分娩应由实力强的医院进行

无痛分娩时的硬膜外麻醉的麻醉药物剂量只有剖宫产手术麻醉剂量的1/10，或者更少，所以其麻醉风险比剖宫产要小，经研究证实对母儿是安全的。但是，硬膜外麻醉毕竟属于复杂的治疗方法，仍有可能发生麻醉意外，所以，无痛麻醉不是没有任何风险。而且，实施无痛分娩需要准确的判断、特殊的技术、相应的预防措施和治疗手段，需要有经验、有资格的麻醉医生来操作。在整个分娩过程中，需要产科医生和麻醉科医生共同监测母儿情况，所以目前只有有实力的医院开展这项技术。

哪些孕妈妈不适合无痛分娩

存在下列情况的孕妈妈不适合做无痛分娩：患有凝血功能障碍；有腰部等穿刺局部或全身的感染；使用抗凝药；有胎盘早剥、前置胎盘、胎儿宫内窘迫等。

※贴心提醒※　硬膜外分娩镇痛的并发症有低血压、头痛等，一般比较轻微，发生概率也非常低。

第 265 天　不得已的选择——剖宫产

剖宫产的优点

(1)由于某种原因，绝对不可能从阴道分娩时，剖宫产可以挽救母婴生命。

(2)腹腔有其他疾病时，可以一并处理。一般情况下，妊娠期的子宫处于充血状态，如果同时进行子宫的其他手术，往往造成出血过多，产科医生会根据术中的具体情况来决定是否同时进行子宫肌瘤剔除手术。

(3)随着近年来剖宫产术安全性的提高，许多难以控制的妊娠期并发症和合并症可以通过及时终止妊娠来得到极大的改善，减少了母儿围生期的发病率和病死率。

(4)在子宫收缩尚未开始前手术，免去了阵痛之苦。

剖宫产的弊端

(1)剖宫产的病死率是自然产的3倍。手术创伤面大，产妇易患羊水栓塞，这是近年来产妇的一大死因。

（2）剖宫产的术后并发症是自然产的 2～3 倍。手术增加了产妇大出血和感染的可能性，疼痛和恢复时间也较长。

（3）剖宫产给再孕带来了困难。即使 3 年后再次怀孕，子宫也存在着破裂的可能。

（4）剖宫产儿未经阴道挤压，可有肺液不能排出，湿肺的发生率高于自然分娩，并且容易导致新生儿窒息。

（5）新生儿中枢神经系统抑制、喂养困难、机械通气等，在剖宫产时更为常见。

（6）剖宫产也可因未仔细核对预产期而导致医源性早产，引发一系列早产儿并发症。

※贴心提醒※　剖宫产实际上就是一次腹部外科手术，虽然避免了阴道分娩之痛，但术后会有刀口疼痛、行动不便，所以，准妈妈不要因为怕痛而轻易选择剖宫产。

第 266 天　剖宫产的适应证和注意事项

哪些准妈需要剖宫产

（1）自然分娩过程中发生了特殊情况，必须紧急取出胎儿。包括产道、胎儿、产妇状态等的任何一个分娩环节出了问题，都可考虑行剖宫产手术取出胎儿。

（2）孕妇在某一孕期出现问题，必须取出胎儿。比如危及母婴安全的胎盘早剥、脐带脱出、子宫破裂等妊娠并发症。

（3）预知自然分娩对母婴可能有危险时。比如：胎儿臀位、横位，胎儿过大，头盆不称，前置胎盘，妈妈骨盆狭窄或畸形，高龄初产妇软产道坚韧，妈妈患有严重的合并症无法承受自然分娩等情况。

剖宫产有哪些注意事项

（1）出现临产前兆应立即去医院。

（2）签手术同意书。剖宫产是外科手术，医护人员会告诉产妇及家属需要注意什么,并交代手术的相关问题,会让准爸爸在手术协议书上签字。

(3)术前禁食。和其他手术一样,术前 6～8 小时应禁食。也就是说,如果是第二天早上手术,就不能吃早餐;如果是午后手术,就不要吃午餐。

(4)术后早活动。通常剖宫产后 24 小时可在床边走动,排气后可进食。

(5)一定要避孕。剖宫产后至少半年后再行人工流产才较为安全。如果还准备要孩子,最好距本次剖宫产 1 年以上。如果希望下一次自然分娩,则要 2 年后再怀孕。

(6)剖宫产后仍需要做骨盆底肌肉和韧带的锻炼。

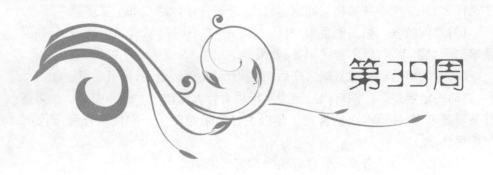

第39周

第 267 天　胎儿完全成熟了

胎毛脱落

胎儿身上覆盖的绒毛和大部分胎脂逐渐脱落,它们和其他的分泌物一起连同羊水被胎儿吞下去,变成胎粪积聚在肠内,在出生后的2天它们会被排出去。胎儿的四肢和身体变得圆滚滚的,皮肤出现美丽的光泽。胎儿已经有3100克重了,新的家庭成员很快就要来到你们身边了。

准妈妈可能有产兆

本周胎龄37周,子宫底距离耻骨联合35～40厘米,距离肚脐16～20厘米。没有产兆的准妈妈不要着急,要耐心地等待这一时刻的来临。

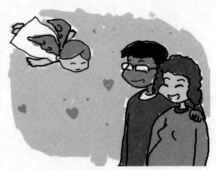

新的家庭成员就要来报道了

※本周要事※　胎儿的出生会让没有经验的妈妈手忙脚乱,特别是在月子里,妈妈体质还虚弱的时候,哺乳、换尿布、洗澡,很多事情妈妈都不放心让别人去做。并且,刚出生的宝宝不能像大人那样昼醒夜眠,而是睡一会,醒一会,所以会把妈妈拖得很疲劳。因此,此时妈妈要抓紧时间多多休息,储存体力。

第 268 天　注意三大临产信号

宫缩

推挤胎儿通过产道:不是所有的宫缩都预示着胎儿就要娩出,无痛性宫缩可能很早就会出现。初产妇每10～15分钟一次,经产妇每15～20分钟一次的规律宫缩才是分娩征兆。此时的宫缩有以下特点:宫缩间歇期逐渐缩短,程度一阵比一阵强,即使改变姿势,宫缩依然活跃;疼痛从子宫上部到后下腰,一直延伸到下腹部,有时腿部也会疼痛。此时应及时去医院,每个孕妇对疼痛的感觉不同,耐受性也不同,应该请医生来判断是否需要住院。

见红

胎儿离开母体的信号:鲜红色或褐色血丝状的液体从阴道排出,多发生在规律宫缩和破水的前一两天。这是子宫颈正在扩张的征兆。胎儿就要离开母体,胎头不断向子宫颈口移动,包着胎儿的包膜与子宫开始有小的剥落而流出血液。这是规律宫缩的前兆,也是该去医院的时候了。要注意出血量太多时,可能有胎盘早剥,应马上就医。

破水

破水就是包裹胎儿的胎膜破了,羊水流出。出现破水必须立即住院。孕妇突然感觉到有较多液体从阴道排出,然后会有少量液体不断流出。此时应停止活动,立即平躺;尽量减少去卫生间的次数;无论有无宫缩,都马上去医院;在去医院途中,应该是平卧,而不是坐着。

※贴心提醒※　在最后一个月,准妈妈外出时,无论时间长短,都要有人陪同。

第 269 天　注意容易忽视的产前征兆

阴道流出物增加

临产时,子宫颈胀大,孕期积累在颈口的黏稠分泌物就到了阴道,这多发生在分娩前数日或分娩即将发生时。

破水

即羊膜破裂,有发黄的水样液体从阴道涓涓流出,或呈喷射状。多发生在分娩前数小时或临近分娩时。

感觉胎儿不断下坠

好像要从身体下部掉下来。这是胎头已经降落到骨盆所致。这多发生于分娩前1周或数小时。

有规律的腹肌痉挛

背部、腰部、腹部、盆部酸胀疼痛,这是子宫交替收缩和松弛所致,随着分娩的临近,这种收缩会加剧。

※贴心提醒※ 临产前,如果你有了任何与往日不同的异常感觉,都不要掉以轻心,及时去医院。

第 270~271 天　决定分娩顺利进行的四大要素

推动胎儿的原动力——产力

产力是将胎儿及其附属物从子宫内逼出的力量,包括子宫收缩力、腹部肌肉的收缩力和肛门部肌肉的收缩力。其中,子宫收缩力是主要产力。它会挤压胎儿向宫颈口前行。宫缩间隔时间无论多短,都有一定的间隔时间,这对胎儿是很重要的。宫缩不休止,子宫和胎盘循环就不能恢复,胎儿就会缺血缺氧。宫缩乏力,会导致产程延长。宫缩过强,对孕妈妈来说,可导致阴道、子宫颈撕裂,胎盘滞留,产后出血;对胎儿来说,则可导致缺氧、颅内血管破裂。

腹肌和膈肌收缩力是第二产程中辅助胎儿娩出的重要力量,对孕妈妈来说是一种控制不住的排便感。在第二产程末期合理使用腹压,促进胎儿娩出最为有效,过早运用腹压会导致疲劳和宫颈水肿,孕妈妈应该听从医生的指导。

胎儿的必经之路——产道

产道是胎儿娩出的通道,分为骨产道和软产道两部分。这条通道可不是一条光滑笔直的大道,而是一条弯弯曲曲的小径。骨盆构成了骨产道;子宫口、阴道、外阴构成了软产道。骨产道不仅坚硬,而且大小和形状不规则,是一条椭圆形的通道,最窄的地方直径是 10 厘米,和胎儿头部直径差不多。所以胎儿要不断旋转,找到一个最佳角度,并且让头骨稍稍改变一下形状才能通过。软产道中最艰难的部分是子宫颈口。分娩前,宫颈口只有 1 厘米宽,随着产程进展,宫颈口会最后扩大到 10 厘米,这样胎儿的头部才能够通过。胎儿在母体内生长时,骨产道和软产道都是严密封锁的,阻止胎儿出来。分娩发动后,软产道周围的肌肉和韧带变得柔软伸展。骨产道和软产道都努力扩张以使胎儿通过。

胎儿本身的因素

胎位对于能否顺利分娩很重要。一般情况下,胎头向下,通过产道时胎头会不断旋转以取得最佳角度,头骨也会发生变形,以适应弯曲的产道。臀位顺产的难度很大,横位的胎儿则无法通过产道。胎头相对于妈妈的骨产道是大是小,也很重要。胎儿的头不大,但妈妈的骨产道狭窄,所以胎头还是难以通过。

产妇的精神状况

产妇的精神状态对能否顺利分娩起着重要作用。越来越强烈的疼痛、恐惧和担忧、对环境的不适应、缺乏饮食和休息导致的焦躁,很容易引起大脑皮质功能紊乱,导致宫缩乏力,使本来可以顺利的分娩变成了难产,甚至要实施剖宫产。所以,孕妈妈要对自然分娩的不适和疼痛有充分的思想准备,相信自己一定可以顺利生出宝宝。

※贴心提醒※　宫缩来临时,孕妈妈要想到,对自己来说是疼痛难忍,对宝宝来说,更意味着巨大的艰难和考验。

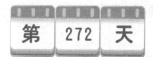

第 272 天　什么时候需要人工破膜

人工破膜术

人工破膜术是指用器械或针头刺破胎膜,使羊水流出,宫腔容积改变,而启动宫缩的方法。破膜后宫缩加强,胎头下降加速,胎头对宫颈压力增加又反射性使前列腺素增加,同时刺激宫颈旁的神经丛,缩宫素释放增加,进一步加强宫缩,使产程缩短。

人工破膜时机的选择

(1)准妈妈已经满孕41周但仍然没有临产,需要医生帮助发动宫缩,促进临产。

(2)准妈妈已经临产但产程进展缓慢。

(3)准妈妈满孕35周合并高血压、心脏病等不能继续妊娠。

(4)分娩过程中,胎心过快或过慢,需要通过观察羊水性状了解有无胎儿宫内窘迫,而决定分娩方式。

(5)妊娠合并羊水过多时,人工破膜可以减低宫腔压力。

(6)双胎的第一个胎儿娩出后半小时以上无宫缩,或第二个胎儿在宫内胎心音不正常,可采用人工破膜,使胎儿尽快娩出。

人工破膜注意事项

(1)破膜应由有经验的医生进行,破膜前要进行阴道检查,了解有无脐带先露。脐带先露是指脐带位于胎头前,一旦破膜,脐带就会有先掉下来的危险情况。

(2)准妈妈宫颈扩张3厘米或以上,无头盆不称,胎头已衔接,或临产时分娩进展不好,胎头位置又较低时,可进行人工破膜。破膜应在宫缩间歇、下次宫缩开始时进行。

(3)破膜后医生的手指会留在阴道内一段时间,可用针头刺破胎膜,让羊水缓缓流出。经过1～2次宫缩待胎头入盆后,医生才会将手指取出。

(4)破膜后应用胎心监护仪立即监测胎心。

第 273 天 新生儿的睡姿和四季护理

春季

室内保湿;维持室温恒定;扬沙天气不要开窗。

夏季

人工喂养要注意奶具卫生,不吃剩奶;妈妈和乳儿都要多饮水;保持皮肤干

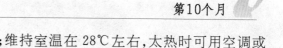

爽,可以不使用尿布而换成尿布垫;维持室温在 28℃ 左右,太热时可用空调或电扇降室温,防止新生儿脱水热;注意饮食或腹部受凉引起的腹泻。

可以给新生儿选择做工精良的草制凉席,不要用竹制或其他材质的,在凉席上铺一层纯棉床单。此外,不要给新生儿睡水枕、水褥。水枕、水褥都比较凉,会刺激新生儿头部和外周血管收缩,导致缺氧,这是非常有害的。同时,不要用蚊香驱蚊,以防引起过敏反应,应用薄蚊帐驱蚊。

秋季

预防腹泻;及时补充维生素 D,出生后半个月即开始补充。

冬季

注意保暖;注意室内空气的流通,房间应轮流开窗换气。

新生儿睡眠姿势的选择

仰卧是新生儿普遍采用的睡眠姿势,这种睡姿下新生儿呼吸顺畅,头部可自由转动。但仰卧时间久了宝宝的头颅易变形,几个月后枕后部可能发扁,而且吐奶时容易呛到气管。

欧美国家喜欢用俯卧姿势,但这种睡姿容易堵住口鼻,影响呼吸功能,导致窒息。

建议侧卧和仰卧睡姿相结合,经常变换姿势,可避免头颅变形。

※贴心提醒※ 喂奶后可先用侧卧姿势。在有人看护的情况下每天也可以让宝宝俯卧睡一会,注意不要堵住口鼻。等宝宝会翻身时就会自己找到最舒适的姿势睡觉了。

第40周

第 274 天　准备冲刺

胎儿完全成熟了

清澈透明的羊水变得有些浑浊了,胎盘功能已逐渐退化,它们就要完成使命了。来看看现在的胎儿,体型圆润,皮肤没有皱纹,呈有光泽的淡红色。骨骼结实,头盖骨变硬,指甲越过指尖继续生长,头发已长出 2～3 厘米。内脏、肌肉、神经非常发达,胎儿已经完全具备生活在母体之外的条件了!从受精卵到现在,266 天,胎儿的体重足足增长了 10 亿倍!成熟的胎儿,身长有 50～51 厘米,重 2900～3400 克。

准妈妈身体也准备好了

此时胎龄 38 周,宝宝已经是个圆润可爱的小孩了。子宫底高度距离肚脐16～20 厘米,距离耻骨联合 36～40 厘米。身体的分娩准备已经成熟,子宫和阴道趋于软化,容易伸缩,分泌物增加,以方便胎儿通过产道。子宫收缩频繁,开始出现分娩的症候,此时准妈妈已经不再关心自己的体重、外形、胃口了,而是一门心思地等待宝宝的到来。

※本周要事※　如果没有临产征兆,准妈妈不要急于去医院;抓紧时间,多休息,多睡觉,储存体力。

第 275 天　进入产房了，我该怎么做?

及时补充热量

记住带一些高热量食物进产房,如巧克力、饼干,还要带一些水。随时补充体力,防止脱水。

切忌浪费体力

初产妇从出现宫缩到宫口打开可能需要较长时间,当宫缩刚开始时,准妈妈一定要对疼痛有耐受力。如果此时大喊大叫,不但于事无补,还会消耗宝贵的体力,等到需要加腹压、用力协助胎儿娩出时,反而没有足够的力气了。

不要胡乱用力

分娩时准妈妈不要一直用力,这样不但浪费体力,还起不到好的效果。应该听从医生的指挥,在宫缩来临时,腹部向下用力协助胎儿娩出。此时准妈妈一定要坚持,否则胎头时进时退,胎儿容易缺氧。

※贴心提醒※　孕妈妈进入产房,不要过于紧张,如果家属陪产,要多鼓励准妈妈,不要说泄气话。

第 276 天　产后饮食，产前了解

摄入足够热量

乳母除要满足自身热能需要外,还要供应乳汁所含的热能及分泌乳汁过程中需要的热能。一般来说妊娠后的脂肪储备可为分泌乳汁提供约 1/3 的能量,另外 2/3 就需要从膳食提供。衡量乳母摄入的热量是否充足,可根据母乳量和乳母体重来判断。泌乳量应能使婴儿吃饱,母亲则逐步恢复至孕前体重。

保证蛋白质的摄入

乳母摄入蛋白质多少,对乳汁的质和量都有影响。正常情况下,每天从乳

汁中排出的蛋白质约为 10 克,母亲摄入的蛋白质变成乳汁中的蛋白质的转换率仅为 40%,因此,至少应额外补充 25 克蛋白质才能满足需要,动物性优质蛋白质应不低于蛋白质总量的 50%。

摄入足够脂肪

脂类与婴儿脑部发育关系密切,尤其是其中的不饱和脂肪酸,对中枢神经系统发育极为重要;脂溶性维生素的吸收也需要脂类的参与,所以乳母膳食中要有适量的脂类,以植物油为主,动物脂肪适当搭配。乳母摄入脂肪的量应占其总热量的 25% 左右。

增加各种矿物质、维生素的摄取

正常情况下,母乳中钙的含量较为稳定,大约每日的乳汁中含钙 300 毫克。乳母膳食中钙供给不足时,就要动用母体中的钙,导致乳母缺钙。我国规定哺乳期母钙的供应量不应少于每日 1500 毫克。乳母膳食中铁的适宜摄入量为每日 25 毫克,虽然通过日常饮食可以达到该量,但由于铁的利用率较低,所以还需要补铁以防止贫血的发生。此外锌、碘、各种脂溶性维生素和水溶性维生素的需要量都要增加。

饮食多样化

月子里不要吃冷食,过热的饭菜也要避免,比如滚开的火锅,这对牙齿不利。红糖水、小米粥、鱼汤、母鸡汤的传统月子饮食都是好的,但也不必仅限于这几种。实际上,产后饮食并没有什么严格的规定和限制,营养丰富、搭配合理、容易消化、口味适合的食物都可以吃,最主要的是妈妈喜欢吃,不要有太多的禁忌,但要避免食用过多的高脂肪食品。

※贴心提醒※　认为产后应该只吃一种或几种食物的做法是错误的。产后低盐饮食也并不是完全限制食盐。不必强迫自己吃不喜欢的食物。

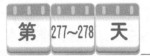

第 277~278 天　准备好最适合于产妇的食物

红糖

红糖是未经提纯的粗制糖,保存了很多有益于产妇的成分,含有钙、铁、锰、锌、胡萝卜素、维生素 B₂ 等物质,性温,具有益气活血、健脾暖胃、缓解疼痛等作用。服用红糖时应注意以下几点。

(1)一般来说,在产后 10 天内每天饮用 1～2 次红糖水比较适宜,此后偶尔喝 1～2 次即可,经常饮用反而会使恶露量增多,造成失血,并发胖。

(2)服用红糖时要注意清洁,因为红糖含杂质较多,要将其放在容器中隔水蒸 45 分钟,消毒后才可以服用。

(3)红糖不宜放置时间过长,因为红糖含糖蜜较多,容易受乳酸菌的侵害,如封闭不严而受潮时,乳酸菌就会繁殖,使红糖变质。因此,应将红糖密封放在干燥通风处,避免日光直射。

(4)红糖水应该煮开后饮用,不要用开水一冲即饮。牛奶中不宜加入红糖,否则会引起牛奶变性沉淀。

小米

小米是我国传统的月子饮食,这是有一定道理的。小米的营养价值比大米多一倍,维生素、纤维素的含量都高出很多,所以产妇应有意识地多吃些小米粥或大米小米粥。

鸡蛋

含有很高的蛋白质、脂肪、卵磷脂等,所含脂肪存在于蛋黄中,极易被人体消化吸收,产妇可以在挂面汤里放 1～2 个鸡蛋,这样易消化,营养又丰富。

鱼

其中鲫鱼和鲤鱼是首选,可清蒸、红烧或炖汤,汤肉一起吃。

汤汁

鸡、鱼炖汤吃,既有营养,又可补奶。炖公鸡汤可增乳、增进食欲,又不会发胖,是产褥期理想的食品;猪蹄黄豆汤是很好的增乳食品。此外排骨汤、牛肉汤、鱼汤、瘦肉汤对产后身体恢复都大有好处。

红豆

具有催乳功效,产后宜多吃红豆。红豆汤对产后水肿、小便困难都有食疗作用。

花生

属于高热量食品,能养血止血,可治疗贫血出血症,有滋养作用。可以将桂圆、莲子、黑米、花生、大枣、赤豆、绿豆和大米一起煮粥,可以补身,调节胃口。

红枣

产后喝红枣水补身,对产后贫血、气血虚弱都有好处,并可以帮助新妈妈恢复体力与精力。

※贴心提醒※ 产后饮食一定要容易消化且富有营养,家人可以先将材料准备好,或者想好食谱,很多分娩是在夜里,第二天一早需要给产妇送饭,提前准备免得到时手忙脚乱。

第 279 天 产程

第一产程

第一产程又称宫颈扩张期。从开始出现间歇 5～6 分钟的规律宫缩,到宫口开全。初产妇需 11～12 小时,经产妇需 6～8 小时。

从有规律的宫缩到宫颈口开全,准妈妈会感到一阵阵越来越剧烈的疼痛,到了阶段的末期,子宫收缩达到最强,收缩能持续 1 分钟,间隔时间可能还不到 1 分钟,这也是准妈妈最痛苦的阶段。在第一产程的宫缩间歇期,准妈妈要坚定信心,努力使自己放松,抓紧时间休息或吃东西。第一产程中妈妈消耗的热量可达 6000 千卡,相当于 1 万米长跑。妈妈要是没有足够体力,很难支持下来。吃桂圆、喝鸡汤的风俗并不科学,难以起到立竿见影的作用,桂圆还可能导致宫缩乏力。巧克力是产时最佳补充体力的食物,它含有脂肪、大量糖类和蛋白质以及很多微量元素。巧克力吸收快,利用速度是鸡蛋的 5 倍左右,可以迅速补充体力。

第二产程

第二产程又称胎儿娩出期。从宫口开全到胎儿娩出。初产妇需 1～2 小时,经产妇数分钟即可完成,但也有长达 1 小时者。

在第二产程,对准妈妈来说,剧烈的疼痛已经感觉不到间歇了,宫缩似乎一直在继续。这也正是宝宝的头部逐渐脱出骨盆的过程。此时,准妈妈一定要听从医生的指挥,在宫缩来临时深吸一口气,然后憋住气,随着宫缩开始用力,就

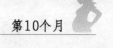

像在拉干硬的大便。宫缩消失时,妈妈一定要放松。一直用力是不对的,不仅会使准妈妈异常疲劳,还可能导致会阴部的撕裂。

随着胎儿身体的相继娩出后羊水流尽,子宫迅速缩小,宫底降至平脐。

胎儿娩出后,医生会给宝宝进行清理气道、剪断脐带、清洁身体、称量体重、戴手镯标记等护理工作。并进行阿普达评分,评估宝宝对子宫外环境的适应程度。72小时内,会为其进行足底采血,目的是筛查宝宝是否有遗传疾病。

第三产程

第三产程又称胎盘娩出期。从胎儿娩出到胎盘娩出,需5～15分钟,不超过30分钟。

※贴心提醒※ 在第一产程,如果准妈妈能够坚持走动,则有助于产程加速。

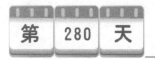 **了解新生宝宝评分**

阿普加评分

给新生儿评分就是对新生儿从母体内生活到外环境中生活的生存能力和适应程度进行判断,也为小儿今后神经系统的发育提供了一定的预测性。目前,在我国绝大部分医院均采用了新生儿阿普加评分,阿普加评分是测试需要在出生后1分钟、5分钟及10分钟这三个特殊的时间段进行。是根据新生儿出生时的心率、呼吸、皮肤颜色、四肢活动情况(肌张力)、反射(包括手弹足底或吸痰管刺激喉部反射情况),按这五项指标分别用0分、1分、2分表示,然后按总分多少来判断新生儿良好程度或窒息程度。

新生儿阿普加评分

	0分	1分	2分
皮肤颜色	青紫或苍白	身体红,四肢青紫	全身红
心率(次/分)	无	<100	>100
对刺激的反应	无	有些动作,如皱眉	哭,喷嚏
肌肉张力	松弛	四肢略屈曲	四肢能活动
呼吸情况	无	慢,不规则	正常,哭声响

正常满分为10分。0～3分,为重度窒息,必须立即复苏抢救。4～7分为轻度窒息,羊水如有胎粪污染仍需气管插管吸净气管分泌物及胎粪,才能保证正常的呼吸道的通畅。8～10分为无窒息,不需特殊处理。

出生 5 分钟评分仍低者预后差,需 10 分钟继续评分,10 分钟评分仍低者即使幸存下来,由于长时间缺氧,大脑细胞会受到不可逆的损伤,日后会出现智力低下及运动障碍等后遗症。所以对出生后评分是很重要的,它决定孩子是否需要复苏抢救乃至日后的生长发育。

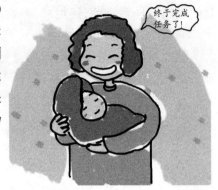

终于完成任务了!

附录 A 生殖毒物类别及来源

生殖毒物分类	来源
化学生殖毒物	
镉	电镀、染料、油漆、搪瓷、电子元件、工业区大气、工业废水
铅	制造蓄电池、油漆、合金、冶炼、印刷、陶瓷、塑料、铅金属开采等行业
汞	制造含汞温度计、血压计、荧光灯等;或由被污染的食物经口摄入
砷	微生物污染;铅、汞、砷超标是化妆品危害的主要原因
甲醛	交通工具排出的废气、吸烟、家庭燃气灶燃烧;广泛存在于农药、皮革、造纸、橡胶、制药和建筑材料等
苯并芘	废气、废水、废渣、室内燃料燃烧;高温热油烹饪食品的油烟;吸烟
有机溶剂	苯、甲苯、二甲苯用于做溶剂及化工原料,橡胶、油漆、制药、染料、农药、印刷、人造革生产
多氯联苯	化学品添加剂,化工厂载体,变压器、电容器的绝缘油。二恶英是其中毒性较强的物质
一氧化氮	汽车尾气、燃料燃烧、家庭炉灶和煤烟
氮氧化物	工业生产、汽车尾气、燃料燃烧
黄曲霉素	粮油污染
亚硝酸盐	添加亚硝酸盐的保存食品,肉、鱼、豆、腌菜、酸菜;不新鲜食品
药物	镇静药、激素类药、抗惊厥药等
农药	六六六、滴滴涕、有机汞农药、二溴氯丙烷农药等
物理生殖毒物	
医源性污染	医疗废弃物、被病毒污染的血
电离辐射	X 线、放射性废弃物
非电离辐射	环境噪声,微波辐射
生物生殖毒物	
病毒	风疹病毒、巨细胞病毒、疱疹病毒、艾滋病病毒等
细菌和原虫	淋球菌、链球菌、弓形虫、滴虫、梅毒螺旋体

(生殖毒性是指对整个生殖过程有影响的毒物,包括对生殖细胞、生殖器官、生殖激素、哺乳期器官、胚胎等均有毒性作用)

附录 B　自然分娩的护理

产后 2 小时严密观察

产后 2 小时内极易发生产科严重并发症,故医生会密切观察阴道流血量,并注意子宫收缩、宫底高度和膀胱充盈等情况,测量血压、脉搏。

衣食住行

产后 1 小时可进流食或半流食,食物应富有营养、易消化、富含纤维素,并补充适当的维生素、铁剂和钙剂。产后 4 小时,新妈妈应自行排尿。若排尿困难,医护人员会鼓励您坐起排尿,在您的下腹部放置热水袋刺激膀胱收缩,或用热水熏洗外阴,用温开水冲洗尿道外口周围诱导排尿,也可采取针刺等辅助措施,必要时会留置导尿管。新妈妈应多吃蔬菜水果及早下床活动,以促进肠蠕动恢复,防止便秘。便秘时可口服缓泻药、开塞露塞肛或肥皂水灌肠。

休息和活动

新妈妈既要有充足的睡眠,又应当适量活动,第 1 天可卧床休息,第 2 天便可下床活动,可做产后健身操,促进骨盆底及腹部肌肉的恢复。应避免增加腹压、过久下蹲的动作及重体力劳动,预防子宫脱垂。应该注意的是:不要着凉或过度疲劳,要量力而为,开始每天出屋 1～2 次,每次不超过半小时,以后再逐渐增多。

乳房护理

产后半小时即开始哺乳,按需哺乳。最初哺乳时间只需 3～5 分钟,以后逐渐延长至 15～20 分钟。每次哺乳前均应洗净双手并用温开水擦净乳头。

产褥期禁止性生活,产褥期后应采取避孕措施。

附录 C　剖宫产的护理

产后第一天

术后,回到病房的新妈妈应去枕平卧,原因是大多数剖宫产选用硬脊膜外腔麻醉方式,术后去枕平卧可以预防头痛;产妇平卧 6 小时以后可以枕枕头。此时特别需要注意保暖以及引流管的畅通情况;禁食禁水 12 小时,包括牛奶;勤换卫生巾,保持清洁;腹部的沙袋需放置 8 小时;12 小时后,产妇在家人或护士的帮助下可以改变体位,翻翻身、动动腿。

产后第 2 天

新妈妈可以在丈夫的帮助下靠坐起来。有条件的医院也可以把床头摇起来,使产妇呈半坐卧位。

饮食:可以喝一些米汤、细软的面条汤。但在未排气之前还不能喝牛奶、吃含糖的胀气食物。

身体状况:尿管拔除,可以穿好内裤,以利于清理恶露,并能保持外阴的清洁。尿管拔除后 2～4 小时应自解小便。恶露是红色的,有时伴有一些小血块、黏膜状的东西。

活动:可以在床上慢慢地活动下肢,试着把腿抬起来,再轻轻放下,只做2～3 下就可以了。

产后第 3 天

清洁:刷牙、洗脸、梳理头发。

恶露:依然是红色,量较前 1 天减少一点。

喂养宝宝的体位:坐位时可以在后背放一个大枕头支撑,以减少疼痛;也可以在腹部放一个枕头将宝宝放在枕头上,以减少双臂的酸痛以及对腹部伤口的压迫。

饮食:保证汤水足够,这样奶量才足。记住肉蛋果蔬均衡,奶水的质量才高。

活动:试着在床上活动下肢每次 5～6 下,每日 2 次,这样可以防止下肢静脉血栓的形成;开始进行下地前的准备,并让自己坐起来,把双腿垂于床边,适应一会儿再站立,防止头晕。并且用双手按压腹部伤口,减轻由于震动引起的疼痛。每次下地活动的时间由 1 分钟开始,逐渐增加,家人可以在旁协助。

产后第 4 天

活动：下地活动渐渐不再需要过多的扶持，也可以做做胳膊和腿以外的运动，如收缩肛门等。

出汗、尿液增多：这是由于怀孕时体内堆积的过量水分要通过汗液和尿液的形式排出。

恶露：已经变成了粉红色，有血腥味。

饮食：可以多吃些蔬菜、水果，以利于大便的排出。

产后第 5 天

新妈妈的体温正常，子宫收缩良好，腹部伤口没有渗出物。大多数新妈妈都已开始树立信心，喂哺宝宝。

产后第 6 天

腹部伤口使用无损伤线缝合的产妇今天可以出院。出院前需要了解如何避孕、如何运动以及如何均衡营养等知识，还要记住何时复诊。对于宝宝，为他（她）完成第一次接种，保存好注射卡。

附录 D　新妈妈护理常识

四季休养

1. **春季**　防止遭受春寒侵袭,防止导致感冒、头痛、关节疼痛。衣被应较平常人稍厚,感觉不冷不热即可。

2. **夏季**　如果室内温度过高,产妇和婴儿都可以适当使用空调。空调的温度一般以 28℃以上为宜,坐月子时应该穿长袖衣和长裤。如果感觉脚上有凉意,还可以穿上一双薄袜子。婴儿可以盖上小夹被。同时,室内应凉爽通风,但不可有穿堂风。烦躁闷热时可用电扇或空调,但不要直接吹风,且熟睡时关闭;棉布单衣裤、棉袜,被褥可选择毛巾制品。

3. **秋季**　防燥防尘,室内应经常洒扫清洁,可用加湿器保湿。

4. **冬季**　注意保暖防寒。可适时开窗通风,平时关闭门窗。衣被应柔软暖和,以棉花、羽绒为好;棉布鞋;尤其注意背心和下体保暖。下腹冷痛时,可用暖水袋,或用艾叶、小茴香、生姜炒热布包热熨。饮食宜热,宜消化。

洗澡

月子里可以洗澡,但要注意不要坐浴,时间不要太长,每次 5～10 分钟即可。空腹或饱食后不要洗澡。沐浴后要及时用暖风吹干头发,喝一杯温开水或热果汁,吃些小食品。冬季洗澡要注意防寒,浴室温度在 22～24℃。浴室内不要太密闭,以防产妇大汗淋漓,以免头晕、摔倒。有会阴切口或剖宫产的产妇,需要待伤口愈合后洗澡。分娩中出血或多或平素体质较差的妈妈不宜过早淋浴。

刷牙

产妇应与平时一样,养成天天刷牙的习惯,但要注意方法:刷牙时要将牙刷用温水泡软;忌横刷,要用竖刷法,即上牙从上往下刷,下牙从下往上刷,咬合面上下来回刷,并且里里外外都要刷到,这样才能保持牙齿彻底清洁;牙刷应选用小头、软毛、刷柄长短适宜的保健牙刷;早上起床后和晚上入睡前都要认真刷 1次牙,平时吃完食物后要用温水或漱口液漱口。

用眼卫生

新妈妈要经常闭目养神。这样视力才不会感到疲劳;长时间看东西,会损伤眼睛,一般目视 1 小时左右,就应该闭目休息一会儿,或远眺一下,以缓解眼睛的疲劳,使眼睛的血气通畅;多吃富含维生素 A 的食品,如胡萝卜、瘦肉、扁豆、绿叶蔬菜。可防止角膜干燥、退化和增强眼睛在无光中看物体的能力;对眼睛不利的食物,如辛热食物,葱、蒜、韭菜、胡椒、辣椒等要尽量少吃;看书时眼睛与书的距离保持 33.3 厘米,不要在光线暗弱及阳光直射下看书、写字;平时不用脏手揉眼,不要与家人合用洗漱用品。

衣物

产后出汗多,应该穿纯棉内衣,外衣也要柔软,散热性好。乳罩、内衣裤应该每天换洗。月子里穿什么样的鞋子也很重要。认为产妇月子期间不出门,穿双拖鞋就可以的想法是错误的。应该穿柔软舒适的鞋子,一定要带脚后跟,否则会引起脚部受凉引发足跟痛或腹部不适。不要穿拖鞋,高跟鞋也应该避免,可以穿 2.5 厘米左右的半高跟鞋。